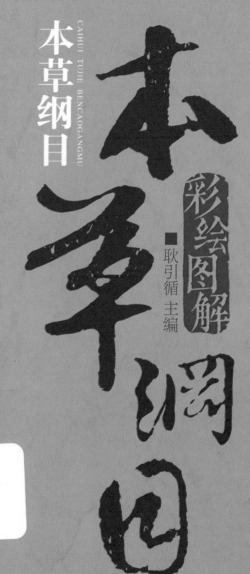

彩绘图解

本草纲目
CAIHUI TUJIE BENCAOGANGMU

本草纲目

彩绘图解

■ 耿引循 主编

李时珍，字东璧，号濒湖，自幼热爱医药，二十三岁随其父学医，医名日盛。后于一五五二年开始，以《证类本草》为蓝本，参考了八百多部书籍，经过二十七年的努力，终于于一五七八年完成《本草纲目》的初稿，时年六十一岁。以后又做了三次修改，直到一五九六年，《本草纲目》才出版，前后共计四十多年。《本草纲目》共五十二卷，以十六部为纲，六十二类为目，共计载药一千八百九十二种（李氏新增的有三百七十一种），其中植物一千零九十四种，动物四百四十三种，矿物三百五十五种。每味药物的介绍分「正名」、「释名」，句

江西科学技术出版社
江西·南昌

图书在版编目（CIP）数据

彩绘图解本草纲目 / 耿引循主编. -- 南昌：江西
科学技术出版社, 2021.12
　　ISBN 978-7-5390-7725-3

　　Ⅰ.①彩… Ⅱ.①耿… Ⅲ.①《本草纲目》–图解
Ⅳ.①R281.3-64

中国版本图书馆CIP数据核字(2021)第072242号
选题序号：ZK2021048
图书代码：B21072-101
责任编辑：王凯勋

彩绘图解本草纲目
CAIHUI TUJIE BENCAOGANGMU

耿引循 主编

出版发行　江西科学技术出版社
社　　址　南昌市蓼洲街2号附1号
　　　　　邮编：330009　　电话：（0791）86623491　86639342（传真）
印　　刷　德富泰（唐山）印务有限公司
经　　销　各地新华书店
开　　本　787mm×1092mm　1/12
字　　数　300千字
印　　张　20
版　　次　2021年12月第1版　　2021年12月第1次印刷
书　　号　ISBN 978-7-5390-7725-3
定　　价　68.00元

赣版权登字号：-03-2021-108

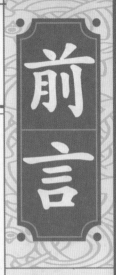

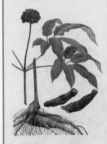

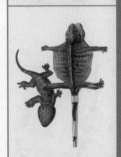

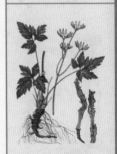

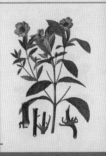

前言

成书于我国明代的杰出药物学著作《本草纲目》，是一部集16世纪以前我国本草学研究大成的药典，对我国近代药物学的发展有着不可估量的推动作用，在世界范围内也有着极佳的声誉，被誉为"东方药物巨典"。它的作者是明代最优秀的医药学家之一——李时珍。

李时珍，字东璧，晚年自号濒湖山人，公元1518年生于蕲州瓦硝坝（今湖北蕲春县蕲州镇）。李家世代行医，李时珍的祖父和父亲均是当地名医。李时珍天资聪颖，自幼熟读儒家经典，14岁即考中秀才。当时，蕲州官府辖下的"药局"不为穷人看病，贫苦百姓生了病都来找李时珍的父亲李言闻。出于对父亲的敬仰和对底层百姓的同情，李时珍渐渐有了放弃科举考试、专心学医的打算，他向父亲表示："身如逆流船，心比铁石坚。望父全儿志，至死不怕难。"李言闻深受触动，开始精心教授儿子医术。

李时珍白天随父亲坐诊，晚上在油灯下苦读《黄帝内经》《本草经》《伤寒杂病论》《千金方》等经典医学著作。在这个过程中，李时珍逐渐发现古代医书存在不少问题。他深知，医书中如果出现错误，尤其是药物的形态和性能混淆，极有可能闹出人命。因此，他认为很有必要在前人医书的基础上进行修改和补充，于是决心重新编纂一部医书。

为了完成这个艰巨的任务，李时珍阅读了大量本草典籍，还仔细观察了当时能够接触到的各种药材，并详细记录了它们的形态、特性和产地。同时，他也进行实地考察，几乎走遍了湖北、湖南、江西、安徽、江苏等地的名川大山。在30余年的时间里，李时珍行程不下万里，三次大修书稿，终于在花甲之年完成了医学巨著《本草纲目》。"本草"在古代即指中

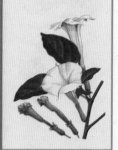

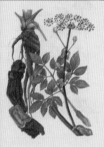

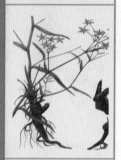

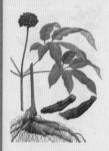

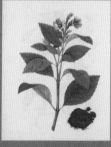

药，因中药中的草药最多而得名。

　　《本草纲目》共52卷，190多万字，记载了1 892种药物（其中374种是李时珍新加的）、11 096个药方（其中8 100多个是李时珍自己收集和拟定的）、1 160多幅图。它是到16世纪为止我国最系统、最完整、最科学的一部药物学专著，书中不仅吸收了历代医学典籍的精华，尽可能地纠正了其中错误，完善了其不足之处，还有很多重要发现和突破。

　　面对浩瀚的药材宝库，李时珍创造性地提出了自己对药物分类的新见解，打破了自《神农本草经》成书以来的近2 000年间医学界使用的上、中、下三品分类法，将药物分为水、火、土、金石、草、谷、菜、果、木、服器、虫、鳞、介、禽、兽、人共16部60类。每部药材标正名为纲，纲下列目，纲目清晰。全书对所收录药材的形态、功能、可调配的方剂均有详细介绍，包括校正、释名、集解、正误、修治、气味、主治、发明、附录、附方诸项。其中"发明"一项，主要介绍了李时珍在长年行医的过程中总结出的新经验、新方法，极大地丰富了本草学知识。

　　《本草纲目》不仅是一部药物学巨著，也是我国古代一部伟大的百科全书，可谓包罗万象。李时珍之子李建元曾在《进本草纲目疏》中说："上自坟典，下至传奇，凡有相关，靡不收采，虽命医书，实该物理。"

　　由于《本草纲目》原书卷帙浩繁，现代人阅读和理解起来存在一定困难，因此我们特地为读者量身定做了这本《彩绘图解本草纲目》。全书选取了250余种药材，几乎囊括了古书《本草纲目》中所有适合现代人养生保健的中草药，翔实严谨地为读者展现了古书的精华，力图使读者在最短时间内了解博大精深的中医养生文化，从而生活得更加健康。

　　本书在编写过程中保留了中医习惯用字、专业术语，以准确表达原作者思想。希望我们的整理、编写能给爱好中医养生的朋友们提供帮助。

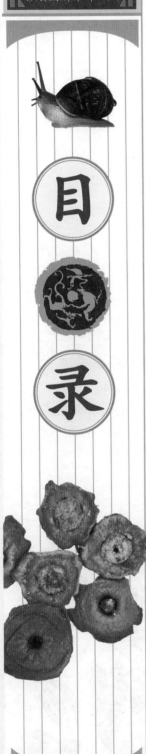

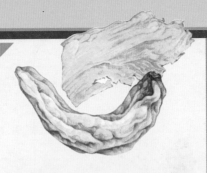

彩绘图解本草纲目

目录

序例

百病主治药

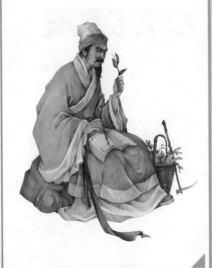

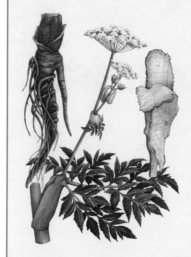

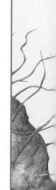

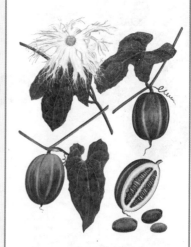

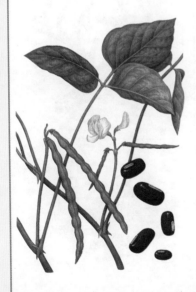

虫部

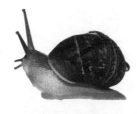

鳞部

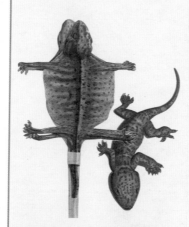

介部

禽部

兽部

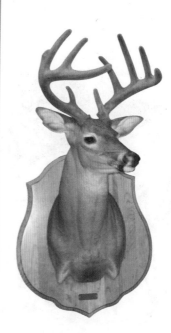

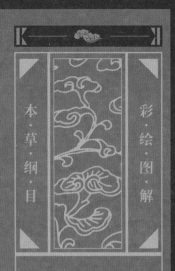

序例

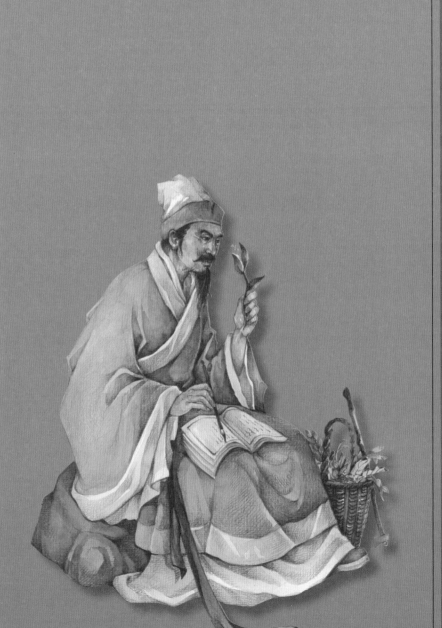

七方

复方 奇方 缓方 大方
偶方 急方 小方

【岐伯曰】

气有多少，形有盛衰，治有缓急，方有大小。又曰：病有远近，证有中外，治有轻重。近者奇之，远者偶之。汗不以奇，下不以偶。补上治上制以缓，补下治下制以急。近而偶奇，制小其服；远而奇偶，制大其服。大则数少，小则数多。多则九之，少则二之。奇之不去则偶之，偶之不去则反佐以取之，所谓寒热温凉，反从其病也。

【王冰曰】

脏位有高下，腑气有远近，病证有表里，药用有轻重。单方为奇，复方为偶。心肺为近，肝肾为远，脾胃居中。肠膲胞胆，亦有远近。识见高远，权以合宜。方奇而分两偶，方偶而分两奇。近而偶制，多数服之；远而奇制，少数服之。则肺服九，心服七，脾服五，肝服三，肾服一，为常制也。方与其重也宁轻；与其毒也宁善；与其大也宁小。是以奇方不去，偶方主之；偶方不去，则反佐以同病之气而取之。夫微小之热，折之以寒；微小之冷，消之以热。甚大寒热，则必能与异气相格。声不同不相应，气不同不相合。是以反其佐以同其气，复令寒热参合，使其始同终异也。

【时珍曰】

逆者正治，从者反治。反佐，即从治也。谓热在下而上有寒邪拒格，则寒药中入热药为佐，下膈之后，热气既散，寒性随发也。寒在下而上有浮火拒格，则热药中入寒药为佐，下膈之后，寒气既消，热性随发也。此寒因热用，热因寒用之妙也。温凉仿此。

【完素曰】

流变在乎病，主病在乎方，制方在乎人。方有七：大、小、缓、急、奇、偶、复也。制方之体，本于气味。寒、热、温、凉，四气生于天；酸、苦、辛、咸、甘、淡，六味成于地。是以有形为味，无形为气。气为阳，味为阴。辛甘发散为阳，酸苦涌泄为阴；咸味涌泄为阴，淡味渗泄为阳。或收或散，或缓或急，或燥或润，或软或坚，各随脏腑之证，而施药之品味，乃分七方之制也。故奇、偶、复者，三方也。大、小、缓、急者，四制之法也。故曰：治有缓急，方有大小。

壹 大方

「岐伯曰」 君一臣二佐九，制之大也。君一臣三佐五，制之中也。君一臣二，制之小也。又曰：远而奇偶，制大其服；近而奇偶，制小其服。大则数少，小则数多。多则九之，少则二之。

「完素曰」 身表为远，里为近。大小者，制奇偶之法也。假如小承气汤、调胃承气汤，奇之小方也；大承气汤、抵当汤，奇之大方也，所谓因其攻里而用之也。桂枝、麻黄，偶之小方也；葛根、青龙，偶之大方也，所谓因其发表而用之也。故曰：汗不以奇，下不以偶。

「张从正曰」 大方有二：有君一臣三佐九之大方，病有兼证而邪不一，不可以一二味治者宜之；有分两大而顿服之大方，肝肾及下部之病道远者宜之。王太仆以心肺为近，肾肝为远，脾胃为中。刘河间以身表为远，身里为近。以予观之，身半以上其气三，天之分也；身半以下其气三，地之分也；中脘，人之分也。

贰 小方

「从正曰」 小方有二：有君一臣二之小方，病无兼证，邪气专一，可一二味治者宜之；有分两少而频服之小方，心肺及在上之病者宜之，徐徐细呷是也。

「完素曰」 肝肾位远，数多则其气缓，不能速达于下；必大剂而数少，取其迅急下走也。心肺位近，数少则其气急下走，不能升发于上；必小剂而数多，取其易散而上行也。王氏所谓肺服九、心服七、脾服五、肝服三、肾服一，乃五

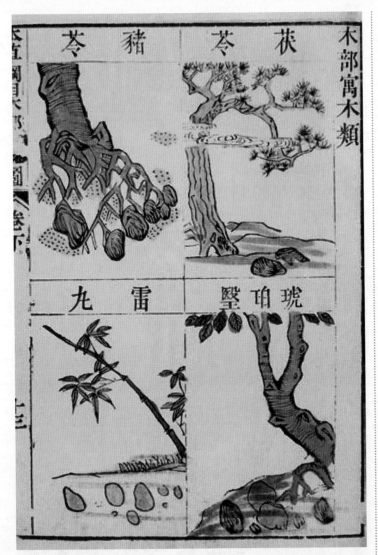

《本草纲目》书影

之属是也，病在胸膈，取其留恋也。有丸以缓之之方，比之汤散，其行迟慢也。有品件众多之缓方，药众则递相拘制，不得各骋其性也。有无毒治病之缓方，无毒则性纯功缓也。有气味俱薄之缓方，气味薄则长于补上治上，比至其下，药力已衰矣。

肆 急方

「完素曰」味厚者为阴，味薄者为阴中之阳；故味厚则下泄，味薄则通气。气厚者为阳，气薄为阳中之阴；故气厚则发热，气薄则发汗是也。

「好古曰」治主宜缓，缓则治其本也；治客宜急，急则治其标也。表里汗下，皆有所当缓、所当急。

「从正曰」急方有四：有急病急攻之急方，中风关格之病是也。有汤散荡涤之急方，下咽易散而行速也。有毒药之急方，毒性能上涌下泄以夺病势也。有气味俱厚之急方，气味俱厚，直趋于下而力不衰也。

伍 奇方

「王冰曰」单方也。

「从正曰」奇方有二：有独用一物之奇方，病在上而近者宜之。有药合阳数一、三、五、七、九之奇方，宜下不宜汗。

「完素曰」假如小承气、调胃承气，奇之小方也；大承气、抵当汤，奇之大方也，所谓因其攻下而为之也。桂枝、麻黄，偶之小方也；葛根、青龙，偶之大方也，所谓因其发

脏生成之数也。

叁 缓方

「岐伯曰」补上治上制以缓，补下治下制以急，急则气味厚，缓则气味薄，适其至所。病所远而中道气味之者，食而过之，无越其制度也。

「王冰曰」假如病在肾而心气不足，服药宜急过之，不以气味饲心，肾药凌心，心复益衰矣。余上下远近例同。

「完素曰」圣人治上不犯下；治下不犯上；治中上下俱无犯。故曰：诛伐无过，命曰大惑。

「好古曰」治上必妨下，治表必连里。用黄芩以治肺必妨脾；用苁蓉以治肾必妨心；服干姜以治中必僭上；服附子以补火必涸水。

「从正曰」缓方有五：有甘以缓之之方，甘草、糖、蜜

散而用之也。

陆 偶方

「从正曰」偶方有三：有两味相配之偶方；有古之二方相合之偶方，古谓之复方，皆病在下而远者宜之；有药合阴数二、四、六、八、十之偶方，宜汗不宜下。王太仆言汗药不以偶，则气不足以外发；下药不以奇，则药毒攻而致过。意者下本易行，故单行则力孤而微；汗或难出，故并行则力齐而大乎？而仲景制方，桂枝汗药，反以五味为奇；大承气下药，反以四味为偶，何也？岂临事制宜，复有增损乎？

柒 复方

「岐伯曰」奇之不去则偶之，是谓重方。

「好古曰」奇之不去复以偶，偶之不去复以奇，故曰复。复者，再也，重也。所谓十补一泻，数泻一补也。又伤寒见风脉，伤风得寒脉，为脉证不相应，宜以复方主之。

「从正曰」复方有三：有二方、三方及数方相合之复方，如桂枝二越婢一汤、五积散之属是也。有本方之外别加余药，如调胃承气加连翘、薄荷、黄芩、栀子为凉膈散之属是也。有分两均齐之复方，如胃风汤各等分之属是也。王太仆以偶为复方，今七方有偶又有复，岂非偶乃二方相合、复乃数方相合之谓乎？

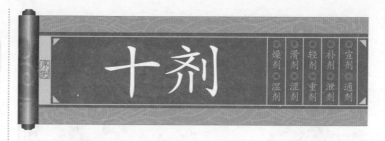

十剂

宣剂　通剂　补剂　泄剂　轻剂　重剂　滑剂　涩剂　燥剂　湿剂

【徐之才曰】

药有宣、通、补、泄、轻、重、涩、滑、燥、湿十种，是药之大体，而《本经》不言，后人未述。凡用药者，审而详之，则靡所遗失矣。

壹 宣剂

「之才曰」宣可去壅，生姜、橘皮之属是也。

「杲曰」外感六淫之邪，欲传入里，三阴实而不受，逆于胸中，天分气分窒塞不通，而或哕或呕，所谓壅也。三阴者，脾也。故必破气药，如姜、橘、藿香、半夏之类，泻其壅塞。

「从正曰」俚人以宣为泻，又以宣为通，不知十剂之中已有泻与通矣。仲景曰：春病在头，大法宜吐，是宣剂即涌剂也。《经》曰：高者因而越之，木郁则达之。宣者，升而上也，以君召臣曰宣是矣。凡风痫中风，胸中诸实，痰饮寒结，胸中热郁，上而不下，久则嗽喘、满胀、水肿之病生焉，非宣剂莫能愈也。吐中有汗，如引涎、追泪、嚏鼻，凡上行者，皆吐法也。

「完素曰」郁而不散为壅，必宣以散之，如痞满不通之类是矣。攻其里，则宣者上也，

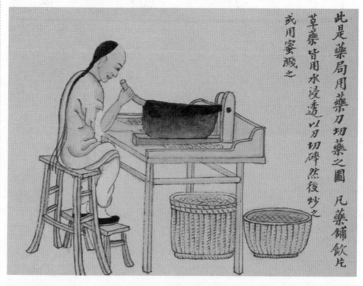

清人绘《切药图》　切药前往往要先将药材做一些软化处理，如浸泡等。

此是药局用药刀切药之图　凡药铺饮片草药皆用水浸透以刀切碎然後炒之武用蜜减之

泄者下也。涌剂则瓜蒂、栀子之属是矣。发汗通表亦同。

「好古曰」《经》有五郁：木郁达之，火郁发之，土郁夺之，金郁泄之，水郁折之，皆宣也。

「敩曰」宣，扬制曰宣朗，君召臣曰宣唤，臣奉君命宣布上意，皆宣之意也。

「时珍曰」壅者，塞也；宣者，布也，散也。郁塞之病，不升不降，传化失常。或郁久生病，或病久生郁。必药以宣布敷散之，如承流宣化之意，不独涌越为宣也。是以气郁有余，则香附、抚芎之属以开之，不足则补中益气以运之。火郁微则山栀、青黛以散之，甚则升阳解肌以发之。湿郁微则苍术、白芷之属以燥之，甚则风药以胜之。痰郁微则南星、橘皮之属以化之，甚则瓜蒂、藜芦之属以涌之。血郁微则桃仁、红花以行之，甚则或吐或利以逐之。食郁微则山楂、神曲以消之，甚则上涌下利以去之。皆宣剂也。

贰 通剂

「之才曰」通可去滞，通草、防己之属是也。

「完素曰」留而不行，必通以行之，如水病为痰澼之类。以木通、防己之属攻其内，则留者行也。滑石、茯苓、芫花、甘遂、大戟、牵牛之类是也。

「从正曰」通者，流通也。前后不得溲便，宜木通、海金沙、琥珀、大黄之属通之。痹痛郁滞，经隧不利，亦宜通之。

「时珍曰」滞，留滞也。湿热之邪留于气分，而为痛痹癃闭者，宜淡味之药上助肺气下降，通其小便，而泄气中之滞，木通、猪苓之类是也。湿热之邪留于血分，而为癃痛肿注、二便不通者，宜苦寒之药下引，通其前后，而泄血中之滞，防己之类是也。《经》曰：味薄者通。故淡味之药谓之通剂。

叁 补剂

「之才曰」补可去弱，人参、羊肉之属是也。

「杲曰」人参甘温，能补气虚；羊肉甘热，能补血虚。羊肉补形，人参补气。凡气味与二药同者皆是也。

「从正曰」五脏各有补泻，五味各补其脏，有表虚、里虚、上虚、下虚、阴虚、阳虚、气虚、血虚。《经》曰：精不足者补之以味，形不足者温之以气。五谷、五菜、五果、五肉，皆补养之物也。

「时珍曰」《经》云：不足者补之。又云：虚则补其母。生姜之辛补肝，炒盐之咸补心，甘草之甘补脾，五味子之酸补肺，黄柏之苦补肾。又如茯神之补心气，生地黄之补心血；人参之补脾气，白芍药之补脾血；黄芪之补肺气，阿胶之补肺血；杜仲之补肾气，熟地黄之补肾血；芎䓖之补肝气，当归之补肝血之类，皆补剂。不特人参、羊肉为补也。

肆 泄剂

「之才曰」泄可去闭，葶苈、大黄之属是也。

「杲曰」葶苈苦寒，气

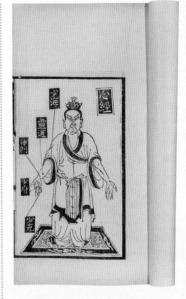

《新刊补注铜人腧穴针灸图经》书影

味俱厚，不减大黄，能泄肺中之闭，又泄大肠。大黄走而不守，能泄血闭肠胃渣秽之物。一泄气闭利小便，一泄血闭利大便。凡与二药同者皆然。

「从正曰」实则泻之。诸痛为实，痛随利减。芒硝、大黄、牵牛、甘遂、巴豆之属，皆泻剂也。其催生下乳，磨积逐水，破经泄气，凡下行者，皆下法也。

「时珍曰」去闭当作去实。《经》云实者泻之，实则泻其子是矣。五脏五味皆有泻，不独葶苈、大黄也。肝实泻以芍药之酸，心实泻以甘草之甘，脾实泻以黄连之苦，肺实泻以石膏之辛，肾实泻以泽泻之咸是矣。

伍 轻剂

「之才曰」轻可去实，麻黄、葛根之属是也。

「从正曰」风寒之邪，

始客皮肤，头痛身热，宜解其表，《内经》所谓轻而扬之也。痈疮疥痤，俱宜解表，汗以泄之，毒以熏之，皆轻剂也。凡熏洗蒸灸，熨烙刺砭，导引按摩，皆汗法也。

「时珍曰」当作轻可去闭。有表闭、里闭、上闭、下闭。表闭者，风寒伤营，腠理闭密，阳气怫郁，不能外出，而为发热、恶寒、头痛、脊强诸病，宜轻扬之剂发其汗，而表自解也。里闭者，火热郁抑，津液不行，皮肤干闭，而为肌热、烦热、头痛、目肿、昏瞀、疮疡诸病，宜轻扬之剂以解其肌，而火自散也。上闭有二：一则外寒内热，上焦气闭，发为咽喉闭痛之证，宜辛凉之剂以扬散之，则闭自开。一则饮食寒冷抑遏阳气在下，发为胸膈痞满闭塞之证，宜扬其清而抑其浊，则痞自泰也。下闭亦有二：有阳气陷下，发为里急后重，数至圊而不行之

证，但升其阳而大便自顺，所谓下者举之也。有燥热伤肺，金气膹郁，窍闭于上，而膀胱闭于下，为小便不利之证，以升麻之类探而吐之，上窍通而小便自利矣，所谓病在下取之上也。

陆 重剂

「之才曰」重可去怯，磁石、铁粉之属是也。

「从正曰」重者，镇缒之谓也。怯则气浮，如丧神守，而惊悸气上，朱砂、水银、沉香、黄丹、寒水石之伦，皆体重也。久病咳嗽，涎潮于上，形羸不可攻者，以此缒之。《经》云重者因而减之，贵其渐也。

「时珍曰」重剂凡四：有惊则气乱，而魂气飞扬，如丧神守者；有怒则气逆，而肝火激烈，病狂善怒者，并铁粉、雄黄之类以平其肝。有神不守舍，而

多惊健忘、迷惑不宁者，宜朱砂、紫石英之类以镇其心。有恐则气下，精志失守而畏，如人将捕者，宜磁石、沉香之类以安其肾。大抵重剂压浮火而坠痰涎，不独治怯也。故诸风掉眩及惊痛痰喘之病，吐逆不止及反胃之病，皆浮火痰涎为害，俱宜重剂以坠之。

柒 滑剂

「之才曰」滑可去着，冬葵子、榆白皮之属是也。

「完素曰」涩则气着，必滑剂以利之。滑能养窍，故润利也。

「从正曰」大便燥结，宜麻仁、郁李之类；小便淋沥，宜葵子、滑石之类。前后不通，两阴俱闭也，名曰三焦约。约者，束也。宜先以滑剂润养其燥，然后攻之。

「时珍曰」着者，有形之邪，留着于经络脏腑之间也，便尿浊带、痰涎、胞胎、痈肿之类是矣。皆宜滑药以引去其留着之物。此与木通、猪苓通以去滞相类而不同。木通、猪苓，淡泄之物，去湿热无形之邪；葵子、榆皮，甘滑之类，去湿热有形之邪。故彼曰滞，此曰着也。大便涩者，菠薐、牵牛之属；小便涩者，车前、榆皮之属；精窍涩者，黄柏、葵花之属；胞胎涩者，黄葵子、王不留行之属；引痰涎自小便去者，则半夏、茯苓之属；引疮毒自小便去者，则五叶藤、萱草根之属，皆滑剂也。半夏、南星皆辛而涩滑，能泄湿气、通大便，盖辛能

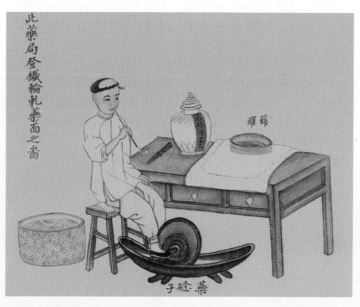

清人绘《碾药图》 药碾可将一些药材碾成细末，以方便制成丸、丹、散、膏等。

古代医书书影

润、能走气、能化液也。或以为燥物，谬矣。湿去则土燥，非二物性燥也。

捌 涩剂

「之才曰」涩可去脱，牡蛎、龙骨之属是也。

「完素曰」滑则气脱，如开肠洞泄、便溺遗失之类，必涩剂以收敛之。

「从正曰」寝汗不禁，涩以麻黄根、防风；滑泄不已，涩以豆蔻、枯矾、木贼、罂粟壳；喘嗽上奔，涩以乌梅、诃子。凡酸味同乎涩者，收敛之义也。然此种皆宜先攻其本，而后收之可也。

「时珍曰」脱者，气脱也，血脱也，精脱也，神脱也。脱则散而不收，故用酸涩温平之药，以敛其耗散。汗出亡阳，精滑不禁，泄痢不止，大便不固，小便自遗，久嗽亡津，皆气脱也。下血不已，崩中暴下，诸大亡血，皆血脱也。牡蛎、龙骨、海螵蛸、五倍子、五味子、乌梅、榴皮、诃黎勒、罂粟壳、莲房、棕灰、赤石脂、麻黄根之类，皆涩药也。气脱兼以气药，血脱兼以血药及兼气药，气者血之帅也。脱阳者见鬼，脱阴者目盲，此神脱也，非涩药所能收也。

玖 燥剂

「之才曰」燥可去湿，桑白皮、赤小豆之属是也。

「完素曰」湿气淫胜，肿满脾湿，必燥剂以除之，桑皮之属。湿胜于上，以苦吐之，以淡渗之是也。

「从正曰」积寒久冷，吐利腥秽，上下所出水液澄彻清冷，此大寒之病，宜姜、附、胡椒辈以燥之。若病湿气，则白术、陈皮、木香、苍术之属除之，亦燥剂也。而黄连、黄柏、栀子、大黄，其味皆苦，苦属火，皆能燥湿，此《内经》之本旨也，岂独姜、附之俦为燥剂乎。

「好古曰」湿有在上、在中、在下、在经、在皮、在里。

「时珍曰」湿有外感，有内伤。外感之湿，雨露岚雾地气水湿，袭于皮肉筋骨经络之间；内伤之湿，生于水饮酒食及脾弱肾强，固不可一例言也。故风药可以胜湿，燥药可以除湿，淡药可以渗湿，泄小便可以引湿，利大便可以逐湿，吐痰涎可以祛湿。湿而有热，苦寒之剂燥之；湿而有寒，辛热之剂燥之；不独桑皮、小豆为燥剂也。湿去则燥，故谓之燥。

拾 湿剂

「之才曰」湿可去枯，白石英、紫石英之属是也。

「从正曰」湿者，润湿也。虽与滑类，少有不同。《经》云辛以润之，辛能走气、能化液故也。盐硝味虽咸，属真阴之水，诚濡枯之上药也。人有枯涸皴揭之病，非独金化，盖有火乙乘，故非湿剂不能愈。

「完素曰」津耗为枯。五脏痿弱，荣卫涸流，必湿剂以润之。

「好古曰」有减气而枯，有减血而枯。

「时珍曰」湿剂当作润剂。枯者燥也，阳明燥金之化，秋令也，风热怫甚，则血

液枯涸而为燥病。上燥则渴，下燥则结，筋燥则强，皮燥则揭，肉燥则裂，骨燥则枯，肺燥则痿，肾燥则消。凡麻仁、阿胶膏润之属，皆润剂也。养血，则当归、地黄之属；生津，则麦门冬、栝楼根之属；益精，则苁蓉、枸杞之属。若但以石英为润药则偏矣，古人以服石为滋补故尔。

「刘完素曰」制方之体，欲成七方十剂之用者，必本于气味也。寒、热、温、凉，四气生于天；酸、苦、辛、咸、甘、淡，六味成乎地。是以有形为味，无形为气。气为阳，味为阴。阳气出上窍，阴味出下窍。气化则精生，味化则形长。故地产养形，形不足者温之以气；天产养精，精不足者补之以味。辛甘发散为阳，酸苦涌泄为阴；咸味涌泄为阴，淡味渗泄为阳。辛散、酸收、甘缓、苦坚、咸软，各随五脏之病，而制药性之品味。故方有七，剂有十。方不七，不足以尽方之变；剂不十，不足以尽剂之用。方不对证，非方也；剂不蠲疾，非剂也。此乃太古先师，设绳墨而取曲直；叔世方士，乃出规矩以为方圆。夫物各有性，制而用之，变而通之，施于品剂，其功用岂有穷哉。如是有因其性为用者，有因其所胜而为制者，有气同则相求者，有气相克则相制者，有气有余而补不足者，有气相感则以意使者，有质同而性异者，有名异而实同者。故蛇之性上窜而引药，蝉之性外脱而退翳，虻饮血而用以治血，鼠善穿而用以治漏，

所谓因其性而为用者如此。弩牙速产，以机发而不括也；杵糠下噎，以杵筑下也，所谓因其用而为使者如此。浮萍不沉水，可以胜酒；独活不摇风，可以治风，所谓因其所胜而为制也如此。麻，木谷而治风；豆，水谷而治水，所谓气相同则相求者如此。牛，土畜，乳可以止渴疾；豕，水畜，心可以镇恍惚，所谓因其气相克则相制也如此。熊肉振羸，兔肝明视，所谓其气有余补不足也如此。鲤之治水，鹜之利水，所谓因其气相感则以意使者如此。蜜成于蜂，蜜温而蜂寒；油生于麻，麻温而油寒，兹同质而异性也。蘼芜生于芎䓖，蓬蔂生于覆盆，兹名异而实同者也。所以如此之类，不可胜举。故天地赋形，不离阴阳，形色自然，皆有法象。毛羽之类，生于阳而属于阴；鳞甲之类，生于阴而属于阳。空青法木，色青而主肝，丹砂法火，色赤而主心；云母法金，色白而主肺；磁石法水，色黑而主肾；黄石脂法土，色黄而主脾。故触类而长之，莫不有自然之理也。欲为医者，上知天文，下知地理，中知人事，三者俱明，然后可以语人之疾病。不然，则如无目夜游，无足登涉，动致颠殒，而欲愈疾者，未之有也。

「雷敩《炮炙论》序曰」若夫世人使药，岂知自有君臣；既辨君臣，宁分相制。只如枍毛（今盐草也）沾溺，立消斑肿之毒；象胆挥黏，乃知药有情异。鲛鱼插树，立便

干枯；用狗涂之（以犬胆灌之，插鱼处立如故也），却当荣盛。无名（无名异，形似玉仰面，又如石炭，味别）止楚，截指而似去甲毛；圣石开盲，明目而如云离日。当归止血破血，头尾效各不同（头止血，尾破血）；䕡子熟生，足睡不眠立据。弊箅淡卤（常使者甑中箅，能淡盐味）；如酒沾交（今蜜枳缴枝，又云交加枝）。铁遇神砂，如泥似粉；石经鹤粪，化作尘飞。枕见橘，花似髓。断弦折剑，遇鸾血而如初（以鸾血炼作胶，粘折处，铁物永不断）；海竭江枯，投游波（燕子是也）而立泛。令铅拒火，须仗修天（今呼为补天石）；如要形坚，岂

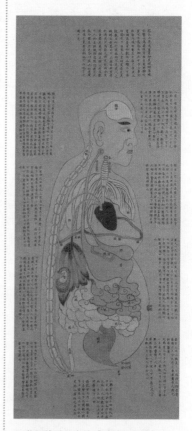

19世纪前后医家绘《脏腑明堂图》

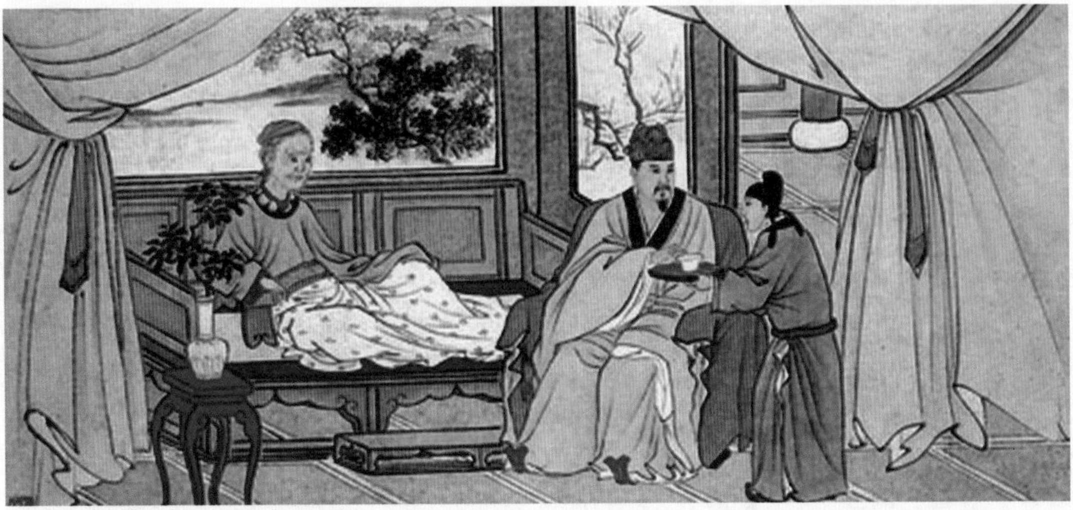

《孝子进参汤图》 此图描绘的是汉文帝亲侍母病的情景。

忘紫背（有紫背天葵，如常食葵菜，只是背紫面青，能坚铅形）。留砒住鼎，全赖宗心（别有宗心草，今呼石竹，不是食者粽心，恐误。其草出歙州，生处多虫兽）；雌得芹花（其草名为立起，其形如芍药，花色青，可长三尺已来，叶上黄斑色，味苦涩，堪用，煮雌黄立住火），立便成庚。硇遇赤须（其草名赤须，今呼为虎须草是，用煮硇砂即生火）；水留金鼎。水中生火，非猾髓而莫能（海中有兽名曰猾，以髓入在油中，其油粘水，水中火生，不可救之，用酒喷之即止，勿于屋下收）。长齿生牙，赖雄鼠之骨末（其齿若年多不生者，取雄鼠脊骨作末，揩折处，齿立生如故）。发眉堕落，涂半夏而立生（眉发堕落者，以生半夏茎杵之取涎，涂发落处立生）；目辟眼𥌒，有五花而自正（五加皮，其叶有雄雌，三叶为雄，五叶为雌，须使五叶者，作末酒浸饮之，其目𥌒者正）；脚生肉枕，裩系菪根（脚有肉枕者，取莨菪根于裩带上系之，感应永不痛）；囊皱漩多，夜煎竹木（多小便者，夜煎萆薢一件服之，永不夜起也）。体寒腹大，全赖鸬鹚（若患腹大如鼓，米饮调鸬鹚末服，立枯如故也）；血泛经过，饮调瓜子（甜瓜子内仁捣作末，去油，饮调服之，立绝）。咳逆数数，酒服熟雄（天雄炮过，以酒调一钱服，立定也）；遍体疹风，冷调生侧（附子旁生者为侧子，作末冷酒服，立瘥也）。肠虚泻痢，须假草零（捣五倍子作末，以熟水下之，立止也）。久渴心烦，宜投竹沥。除癥去块，全仗硝硇（硝、硇，即硇砂、硝石二味，于乳钵中研作粉，同煅了，酒服，神效也）；益食加觞，须煎芦朴（不食者，并饮酒少者，煎逆水芦根并厚朴二味，汤服）。强筋健骨，须是苁鳝（苁蓉并鳝鱼二味，作末，以黄精汁丸服之。可力倍常也。出《乾宁记》中）；驻色延年，精蒸神锦（黄精自然汁拌细研神锦，于柳木甑中蒸七日了，以水蜜丸服。颜貌可如幼女之容色也）。知疮所在，口点阴胶（阴胶，即是甑中气垢，少许于口中，可知脏腑所起，直至住处知痛，乃可医也）；产后肌浮，甘皮酒服（产后肌浮，酒服甘皮，立愈）。口疮舌坼，立愈黄苏（口疮舌坼，以根黄涂苏炙作末，含之立瘥）。脑痛欲亡，鼻投硝末（头痛者，以硝石作末内鼻中，立止）；心痛欲死，速觅延胡（以延胡索作散，酒服之，立愈）。如斯百种，是药之功。某忝遇明时，谬看医理；虽寻圣法，难可穷微。略陈药饵之功能，岂溺仙人之要术，其制药、炮、熬、煮、炙，不能记年月哉？欲审元由，须看海集。某不量短见，直录炮、熬、煮、炙，列药制方，分为上、中、下三卷，有三百件名，具陈于后。

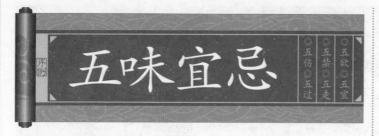

五味宜忌

五欲 ○ 五宜 ○ 五禁 ○ 五走 ○ 五伤 ○ 五过

【岐伯曰】

木生酸，火生苦，土生甘，金生辛，水生咸。辛散，酸收，甘缓，苦坚，咸软。毒药攻邪，五谷为养，五果为助，五畜为益，五菜为充，气合而服之，以补精益气。此五味各有所利，四时五脏，病随所宜也。又曰：阴之所生，本在五味；阴之五宫，伤在五味。骨正筋柔，气血以流，腠理以密，骨气以精，长有天命。又曰：圣人春夏养阳，秋冬养阴，以从其根，二气常存（春食凉，夏食寒，以养阳；秋食温，冬食热，以养阴）。

壹 五欲

肝欲酸，心欲苦，脾欲甘，肺欲辛，肾欲咸，此五味合五脏之气也。

贰 五宜

青色宜酸，肝病宜食麻、犬、李、韭。赤色宜苦，心病宜食麦、羊、杏、薤。黄色宜甘，脾病宜食粳、牛、枣、葵。白色宜辛，肺病宜食黄黍、鸡、桃、葱。黑色宜咸，肾病宜食大豆黄卷、猪、栗、藿。

叁 五禁

肝病禁辛，宜食甘：粳、牛、枣、葵。心病禁咸，宜食酸：麻、犬、李、韭。脾病禁酸，宜食咸：大豆、豕、栗、藿。肺病禁苦，宜食：麦、羊、杏、薤。肾病禁甘，宜食辛：黄黍、鸡、桃、葱。

「思邈曰」春宜省酸增甘以养脾，夏宜省苦增辛以养肺，秋宜省辛增酸以养肝，冬宜省咸增苦以养心，四季宜省甘增咸以养肾。

「时珍曰」五欲者，五味入胃，喜归本脏，有余之病，宜本味通之。五禁者，五脏不足之病，畏其所胜，而宜其所不胜也。

肆 五走

酸走筋，筋病毋多食酸，多食令人癃。酸气涩收，胞得酸而缩卷，故水道不通也。苦走骨，骨病毋多食苦，多食令人变呕。苦入下脘，三焦皆闭，故变呕也。甘走肉，肉病毋多食甘，多食令人悗心。甘气柔润，胃柔则缓，缓则虫动，故悗心也。辛走气，气病毋多食辛，多食令人洞心。辛走上焦，与气俱行，久留心下，故洞心也。咸走血，血病毋多食咸，多食令人渴。血与咸相得则凝，凝则胃汁注之，故咽路焦而舌本干。

伍 五伤

酸伤筋，辛胜酸。苦伤气，咸胜苦。甘伤肉，酸胜甘。辛伤皮毛，苦胜辛。咸伤血，甘胜咸。

陆 五过

味过于酸，肝气以津，脾气乃绝，肉胝胎而唇揭。味过于苦，脾气不濡，胃气乃厚，皮槁而毛拔。味过于甘，心

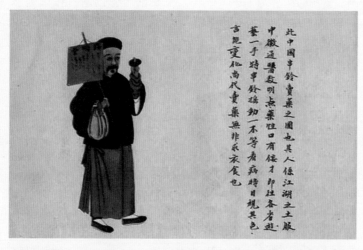

此中国串铃卖药之图也其人係江湖之土服中徽通医数则点药性且有很于卯柱各省进篓一于持串铃绦幼一不等者药时目视其色言既夏仙高代卖药无非衣食也

《串铃卖药图》 上绘江湖郎中，其一手持串铃摇动，一手持招牌上写药名，走街串巷卖药。

气喘满，色黑，肾气不平，骨痛而发落。味过于辛，筋脉沮绝，精神乃失，筋急而爪枯。味过于咸，大骨气劳，短肌，心气抑，脉凝涩而变色。

「时珍曰」五走五伤者，本脏之味自伤也，即阴之五宫伤在五味也。五过者，本脏之味伐其所胜也，即脏气偏胜也。

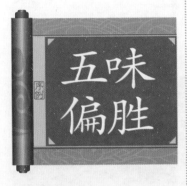

五味偏胜

【岐伯曰】

五味入胃，各归所喜。酸先入肝，苦先入心，甘先入脾，辛先入肺，咸先入肾。久而增气，物化之常；气增而久，夭之由也。

【王冰曰】

入肝为温，入心为热，入肺为清，入肾为寒，入脾为至阴而四气兼之，皆为增其味而益其气。故各从本脏之气，久则从化。故久服黄连、苦参反热，从苦化也。余味仿此。气增不已，则脏气偏胜，必有偏绝；脏有偏绝，必有暴夭。是以药不具五味，不备四气，而久服之，虽暂获胜，久必致夭。故绝粒服饵者不暴亡，无五味资助也。

【李杲曰】

一阴一阳之谓道，偏阴偏阳之谓疾。阳剂刚胜，积若燎原，为消狂、痈疽之属，则天癸竭而荣涸。阴剂柔胜，积若凝水，为洞泄、寒中之病，则真火微而卫散。故大寒、大热之药，当从权用之，气平而止。有所偏助，令人脏气不平，夭之由也。

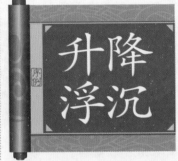

升降浮沉

【李杲曰】

药有升、降、浮、沉、化、生、长、收、藏、成，以配四时。春升，夏浮，秋收，冬藏，土居中化。是以味薄者，升而生；气薄者，降而收；气厚者，浮而长；味厚者，沉而藏；气味平者，化而成。但言补之以辛、甘、温、热及气味之薄者，即助春夏之升浮，便是泻秋冬收藏之药也。在人之身，肝心是矣。但言补之以酸、苦、咸、寒及气味之厚者，即助秋冬之降沉，便是泻春夏生长之药也。在人之身，肺肾是矣。淡味之药，渗即为升，泄即为降，佐使诸药者也。用药者，循此则生，逆此则死；纵令不死，亦危困矣。

【王好古曰】

升而使之降，须知抑也；沉而使之浮，须知载也。辛散也，而行之也横；甘发也，而行之也上；苦泄也，而行之也下；酸收也，其性缩；咸软也，其性舒，其不同如此。鼓掌成声，沃火成沸，二物相合，象在其间矣。五味相制，四气相和，其变可轻用哉。本草不言淡味、凉气，亦缺文也。

味薄者升：甘平、辛平、辛微温、微苦平之药是也。

气薄者降：甘寒、甘凉、甘淡、寒凉、酸温、酸平、咸平之药是也。

气厚者浮：甘热、辛热之药是也。

味厚者沉：苦寒、咸寒之药是也。

气味平者，兼四气四味：甘平、甘温、甘凉、甘辛平、甘微苦平之药是也。

【李时珍曰】

酸咸无升，甘辛无降，寒无浮，热无沉，其性然也。而升者引之以咸寒，则沉而直达下焦；沉者引之以酒，则浮而上至颠顶。此非窥天地之奥而达造化之权者，不能至此。一物之中，有根升、梢降，生升、熟降，是升降在物亦在人也。

标本阴阳

四时用药例

【李杲曰】

夫治病者，当知标本。以身论之，外为标，内为本；阳为标，阴为本。故六腑属阳为标，五脏属阴为本；脏腑在内为本，十二经络在外为标。而脏腑、阴阳、气血、经络，又各有标本焉。以病论之，先受为本，后传为标。故百病必先治其本，后治其标。否则邪气滋甚，其病益蓄。纵先生轻病，后生重病，亦先治其轻，后治其重，则邪气乃伏。有中满及病大小便不利，则无问先后标本，必先治满及大小便，为其急也。故曰：缓则治其本，急则治其标。又从前来者，为实邪；后来者，为虚邪。实则泻其子，虚则补其母。假如肝受心火为前来实邪，当于肝经刺荥穴以泻心火，为先治其本；于心经刺荥穴以泻心火，为后治其标。用药则入肝之药为引，用泻心之药为君。《经》云本而标之，先治其本，后治其标是也。又如肝受肾水为虚邪，当于肾经刺井穴以补肝木，为先治其标；后于肝经刺合穴以泻肾水，为后治其本。用药则入肾之药为引，补肝之药为君。《经》云标而本之，先治其标，后治其本是也。

【李时珍曰】

《经》云必先岁气，毋伐天和。又曰：升降浮沉则顺之，寒热温凉则逆之。故春月宜加辛温之药，薄荷、荆芥之类，以顺春升之气；夏月宜加辛热之药，香薷、生姜之类，以顺夏浮之气；长夏宜加甘苦辛温之药，人参、白术、苍术、黄柏之类，以顺化成之气；秋月宜加酸温之药，芍药、乌梅之类，以顺秋降之气；冬月宜加苦寒之药，黄芩、知母之类，以顺冬沉之气，所谓顺时气而养天和也。《经》又云：春省酸、增甘以养脾气，夏省苦、增辛以养肺气，长夏省甘、增咸以养肾气，秋省辛、增酸以养肝气，冬省咸、增苦以养心气。此则既不伐天和，而又防其太过，所以体天地之大德也。昧者舍本从标，春用辛凉以伐木，夏用咸寒以抑火，秋用苦温以泄金，冬用辛热以涸水，谓之时药。殊背《素问》逆顺之理，以夏月伏阴，冬月伏阳，推之可知矣。虽然月有四时，日有四时，或春得秋病，夏得冬病，神而明之，机而行之，变通权宜，又不可泥一也。

【王好古曰】

四时总以芍药为脾剂，苍术为胃剂，柴胡为时剂，十一脏皆取决于少阳，为发生之始故也。凡用纯寒、纯热之药，及寒热相杂，并宜用甘草以调和之，唯中满者禁用甘尔。

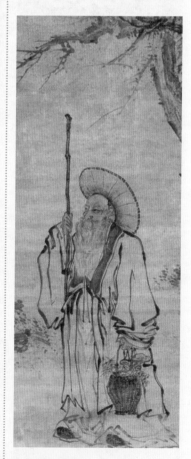

清人绘《采药图》

六腑六脏用药气味补泻

肝、胆，温补凉泻。辛补酸泻。

心、小肠，热补寒泻。咸补甘泻。

肺、大肠，凉补温泻。酸补辛泻。

肾、膀胱，寒补热泻。苦补咸泻。

脾、胃，温热补，寒凉泻，各从其宜。甘补苦泻。

三焦、命门，同心。

「张元素曰」五脏更相平也。一脏不平，所胜平之。故云安谷则昌，绝谷则亡。水去则营散，谷消则卫亡，神无所居。故血不可不养，卫不可不温。血温气和，营卫乃行，常有天命。

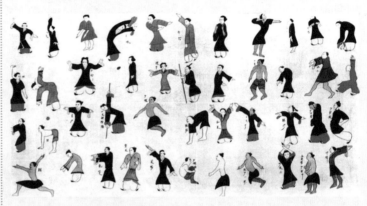

西汉《导引图》帛画复原图（局部）

五脏五味补泻

肺肾 肝心脾

壹 肝

苦急，急食甘以缓之，甘草；以酸泻之，赤芍药；实则泻子，甘草。欲散，急食辛以散之，川芎；以辛补之，细辛；虚则补母，地黄、黄柏。

贰 心

苦缓，急食酸以收之，五味子；以甘泻之，甘草、参、芪；实则泻子，甘草。欲软，急食咸以软之，芒硝；以咸补之，泽泻；虚则补母，生姜。

叁 脾

苦湿，急食苦以燥之，白术；以苦泻之，黄连；实则泻子，桑白皮。欲缓，急食甘以缓之，炙甘草；以甘补之，人参，虚则补母，炒盐。

肆 肺

苦气逆，急食苦以泄之，诃子；以辛泻之，桑白皮；实则泻子，泽泻。欲收，急食酸以收之，白芍药；以酸补之，五味子；虚则补母，五味子。

伍 肾

苦燥，急食辛以润之，黄柏、知母；以咸泻之，泽泻；实则泻子，芍药。欲坚，急食苦以坚之，知母；以苦补之，黄柏；虚则补母，五味子。

「张元素曰」凡药之五味，随五脏所入而为补泻，亦不过因其性而调之。酸入肝，苦入

心，甘入脾，辛入肺，咸入肾。辛主散，酸主收，甘主缓，苦主坚，咸主软。辛能散结润燥，致津液，通气；酸能收缓敛散；甘能缓急调中；苦能燥湿坚软；咸能软坚；淡能利窍。

「李时珍曰」甘缓、酸收、苦燥、辛散、咸软、淡渗，五味之本性，一定而不变者也；其或补或泻，则因五脏四时而迭相施用者也。温、凉、寒、热，四气之本性也；其于五脏补泻，亦迭相施用也。此特洁古张氏因《素问》饮食补泻之义，举数药以为例耳，学者宜因意而充之。

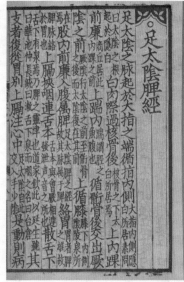
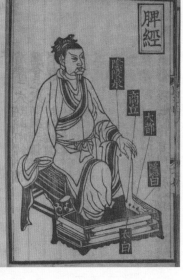

《新刊补注铜人腧穴针灸图经》书影

脏腑虚实标本用药式

小肠◎膀胱　胃◎大肠　肺◎肾◎胆　肝◎心◎脾

壹 肝

藏魂，属木。胆火寄于中。主血，主目，主筋，主呼，主怒。

「本病」诸风眩晕，僵仆强直惊痫，两胁肿痛，胸肋满痛，呕血，小腹疝痛痃瘕，女人经病。

「标病」寒热疟，头痛吐涎，目赤面青，多怒，耳闭颊肿，筋挛卵缩，丈夫癫疝，女人少腹肿痛阴病。

有余泻之

泻子，甘草。

行气，香附、芎䓖、瞿麦、牵牛、青橘皮。

行血，红花、鳖甲、桃仁、莪术、京三棱、穿山甲、大黄、水蛭、虻虫、苏木、牡丹皮。

镇惊，雄黄、金箔、铁落、珍珠、代赭石、夜明砂、胡粉、银箔、铅丹、龙骨、石决明。

搜风，羌活、荆芥、薄荷、槐子、蔓荆子、白花蛇、独活、防风、皂荚、乌头、白附子、僵蚕、蝉蜕。

不足补之

补母，枸杞、杜仲、狗脊、熟地黄、苦参、萆薢、阿胶、菟丝子。

补血，当归、牛膝、续断、白芍药、血竭、没药、芎䓖。

补气，天麻、柏子仁、白术、菊花、细辛、密蒙花、决明、谷精草、生姜。

本热寒之

泻木，芍药、乌梅、泽泻。

泻火，黄连、龙胆草、黄芩、苦茶、猪胆。

攻里，大黄。

标热发之

和解，柴胡、半夏。

解肌，桂枝、麻黄。

贰 心

藏神，为君火。包络为相

火，代君行令。主血，主言，主汗，主笑。

「本病」诸热瞀瘛，惊惑谵妄烦乱，啼笑骂詈，怔忡健忘，自汗，诸痛痒疮疡。

「标病」肌热畏寒战栗，舌不能言，面赤目黄，手心烦热，胸胁满痛，引腰背肩胛肘臂。

◤火实泻之▶

泻子，黄连、大黄。

气，甘草、人参、赤茯苓、木通、黄柏。

血，丹参、牡丹、生地黄、玄参。

镇惊，朱砂、牛黄、紫石英。

◤神虚补之▶

补母，细辛、乌梅、酸枣仁、生姜、陈皮。

气，桂心、泽泻、白茯苓、茯神、远志、石菖蒲。

血，当归、乳香、熟地黄、没药。

◤本热寒之▶

泻火，黄芩、竹叶、麦门冬、芒硝、炒盐。

凉血，地黄、栀子、天竺黄。

◤标热发之▶

散火，甘草、独活、麻黄、柴胡、龙脑。

叁 脾

藏意，属土，为万物之母。主营卫，主味，主肌肉，主四肢。

「本病」诸湿肿胀，痞满噫气，大小便闭，黄疸痰饮，吐泻霍乱，心腹痛，饮食不化。

「标病」身体胕肿，重困

嗜卧，四肢不举，舌本强痛，足大趾不用，九窍不通，诸痉项强。

◤土实泻之▶

泻子，诃子、防风、桑白皮、葶苈。

吐，豆豉、栀子、萝卜子、常山、瓜蒂、郁金、齑汁、藜芦、苦参、赤小豆、盐汤、苦茶。

下，大黄、芒硝、青礞石、大戟、甘遂、续随子、芫花。

◤土虚补之▶

补母，桂心、茯苓。

气，人参、黄芪、升麻、葛根、甘草、陈橘皮、藿香、葳蕤、缩砂仁、木香、扁豆。

血，白术、苍术、白芍药、胶饴、大枣、干姜、木瓜、乌梅、蜂蜜。

◤本湿除之▶

燥中宫，白术、苍术、橘皮、半夏、吴茱萸、南星、草豆蔻、白芥子。

洁净府，木通、赤茯苓、猪苓、藿香。

◤标湿渗之▶

开鬼门，葛根、苍术、麻黄、独活。

肆 肺

藏魄，属金，总摄一身元气。主闻，主哭，主皮毛。

「本病」诸气膹郁，诸痿喘呕，气短，咳嗽上逆，咳唾脓血，不得卧，小便数欠，遗失不禁。

「标病」洒淅寒热，伤风自汗，肩背痛冷，臑臂前廉痛。

◤气实泻之▶

泻子，泽泻、葶苈、桑白皮、地骨皮。

除湿，半夏、白矾、白茯苓、薏苡仁、木瓜、橘皮。

泻火，粳米、石膏、寒水石、知母、诃子。

通滞，枳壳、薄荷、干生姜、木香、厚朴、杏仁、皂荚、桔梗、紫苏梗。

◤气虚补之▶

补母，甘草、人参、升麻、黄芪、山药。

润燥，蛤蚧、阿胶、麦门冬、贝母、百合、天花粉、天门冬。

敛肺，乌梅、粟壳、五味子、芍药、五倍子。

◤本热清之▶

清金，黄芩、知母、麦门冬、栀子、沙参、紫菀、天门冬。

◤本寒温之▶

温肺，丁香、藿香、款冬花、檀香、白豆蔻、益智、缩砂、糯米、百部。

◤标寒散之▶

解表，麻黄、葱白、紫苏。

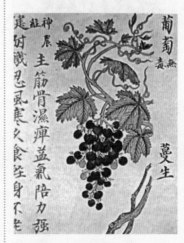

《本草品汇精要》书影

伍 肾

藏志，属水，为天一之源。主听，主骨，主二阴。

「本病」诸寒厥逆，骨痿腰痛，腰冷如冰，足胻肿寒，少腹满急疝瘕，大便闭泄，吐利腥秽，水液澄彻，清冷不禁，消渴引饮。

「标病」发热不恶热，头眩头痛，咽痛舌燥，脊股后廉痛。

水强泻之

泻子，大戟、牵牛。

泻腑，泽泻、猪苓、车前子、防己、茯苓。

水弱补之

补母，人参、山药。

气，知母、玄参、补骨脂、砂仁、苦参。

血，黄柏、枸杞、熟地黄、锁阳、肉苁蓉、山茱萸、阿胶、五味子。

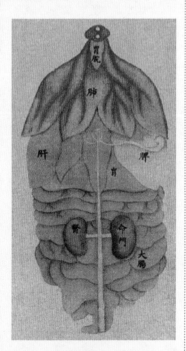

清人绘《人体脏腑图》

本热攻之

下，伤寒少阴证，口燥咽干，大承气汤。

本寒温之

温里，附子、干姜、官桂、蜀椒、白术。

标寒解之

解表，麻黄、细辛、独活、桂枝。

标热凉之

清热，玄参、连翘、甘草、猪肤。

陆 胆

属木，为少阳相火，发生万物，为决断之官，十一脏之主，主同肝。

「本病」口苦，呕苦汁，善太息，澹澹如人将捕状，目昏不眠。

「标病」寒热往来，痁疟，胸胁痛，头额痛，耳痛鸣聋，瘰疬结核马刀，足小指次指不用。

实火泻之

泻胆，龙胆、牛胆、猪胆、生蕤仁、生酸枣仁、黄连、苦茶。

虚火补之

温胆，人参、细辛、半夏、炒蕤仁、炒酸枣仁、当归、地黄。

本热平之

降火，黄芩、黄连、芍药、连翘、甘草。

镇惊，黑铅、水银。

标热和之

和解，柴胡、芍药、黄芩、半夏、甘草。

柒 胃

属土，主容受，为水谷之海。主同脾。

「本病」噎膈反胃，中满肿胀，呕吐泻痢，霍乱腹痛，消中善饥，不消食，伤饮食，胃管当心痛，支两胁。

「标病」发热蒸蒸，身前热，身前寒，发狂谵语，咽痹，上齿痛，口眼㖞斜，鼻痛鼽衄赤齄。

胃实泻之

湿热，大黄、芒硝。

饮食，巴豆、神曲、山楂、阿魏、硇砂、郁金、三棱、轻粉。

胃虚补之

湿热，苍术、白术、半夏、茯苓、橘皮、生姜。

寒湿，干姜、附子、草果、官桂、丁香、肉豆蔻、人参、黄芪。

本热寒之

降火，石膏、地黄、犀角、黄连。

标热解之

解肌，升麻、葛根、豆豉。

捌 大肠

属金，主变化，为传送之官。

「本病」大便闭结，泄痢下血，里急后重，疽痔脱肛，肠鸣而痛。

「标病」齿痛喉痹，颈肿口干，咽中如核，鼽衄目黄，手

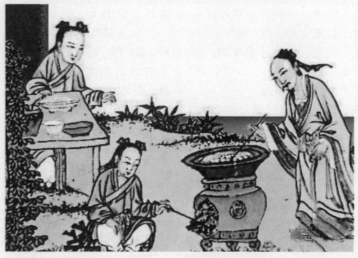

《本草纲目》书影

大指次指痛，宿食发热寒栗。

肠实泻之

热，大黄、芒硝、桃花、牵牛、巴豆、郁李仁、石膏。

气，枳壳、木香、橘皮、槟榔。

肠虚补之

气，皂荚。

燥，桃仁、麻仁、杏仁、地黄、乳香、松子、当归、肉苁蓉。

湿，白术、苍术、半夏、硫黄。

陷，升麻、葛根。

脱，龙骨、白垩、诃子、粟壳、乌梅、白矾、赤石脂、禹余粮、石榴皮。

本热寒之

清热，秦艽、槐角、地黄、黄芩。

本寒温之

温里，干姜、附子、肉豆蔻。

标热散之

解肌，石膏、白芷、升麻、葛根。

玖 小肠

主分泌水谷，为受盛之官。

「本病」大便水谷利，小便短，小便闭，小便血，小便自利，大便后血，小肠气痛，宿食夜热旦止。

「标病」身热恶寒，嗌痛颔肿，口糜耳聋。

实热泻之

气，木通、猪苓、滑石、瞿麦、泽泻、灯草。

血，地黄、蒲黄、赤茯苓、栀子、牡丹皮。

虚寒补之

气，白术、楝实、茴香、砂仁、神曲、扁豆。

血，桂心、玄胡索。

本热寒之

降火，黄柏、黄芩、黄连、连翘、栀子。

标热散之

解肌，藁本、羌活、防风、蔓荆。

拾 膀胱

主津液，为胞之府，气化乃能出，号州都之官，诸病皆干之。

「本病」小便淋沥，或短数，或黄赤，或白，或遗失，或气痛。

「标病」发热恶寒，头痛，腰脊强，鼻室，足小指不用。

实热泻之

泄火，滑石、猪苓、泽泻、茯苓。

下虚补之

热，黄柏、知母。

寒，桔梗、升麻、益智、乌药、山茱萸。

本热利之

降火，地黄、栀子、茵陈、黄柏、牡丹皮、地骨皮。

标寒发之

发表，麻黄、桂枝、羌活、苍术、防己、黄芪、木贼。

《修事云母图》 选自明代《本草品汇精要》。

相反诸药

◎凡三十六种

「甘草」反大戟、芫花、甘遂、海藻。

「大戟」反芫花、海藻。

「乌头」反贝母、栝楼、半夏、白蔹、白及。

「藜芦」反人参、沙参、丹参、玄参、苦参、细辛、芍药、狸肉。

「河豚」反煤炲、荆芥、防风、菊花、桔梗、甘草、乌头、附子。

「蜜」反生葱。

「柿」反蟹。

服药食忌

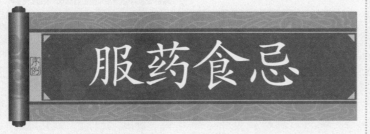

「甘草」忌猪肉、菘菜、海菜。

「黄连、胡黄连」忌猪肉、冷水。

「苍耳」忌猪肉、马肉、米泔。

「桔梗、乌梅」忌猪肉。

「仙茅」忌牛肉、牛乳。

「半夏、菖蒲」忌羊肉、羊血、饴糖。

「牛膝」忌牛肉。

「阳起石、云母、钟乳、硇砂、礜石」并忌羊血。

「商陆」忌犬肉。

「丹砂、空青、轻粉」并忌一切血。

「吴茱萸」忌猪心、猪肉。

「地黄、何首乌」忌一切血、葱、蒜、萝卜。

「补骨脂」忌诸血、芸薹。

「细辛、藜芦」忌狸肉、生菜。

「荆芥」忌驴肉。反河豚、一切无鳞鱼、蟹。

「紫苏、天门冬、丹砂、龙骨」忌鲤鱼。

「巴豆」忌野猪肉、菰笋、芦笋、酱、豉、冷水。

「苍术、白术」忌雀肉、青鱼、菘菜、桃、李。

「薄荷」忌鳖肉。

「麦门冬」忌鲫鱼。

「常山」忌生葱、生菜。

「附子、乌头、天雄」忌豉汁、稷米。

「牡丹」忌蒜、胡荽。

「厚朴、蓖麻」忌炒豆。

「鳖甲」忌苋菜。

「威灵仙、土茯苓」忌面

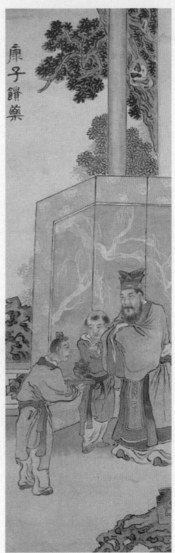

康子馈药

《康子馈药图》 《论语》记载孔子患病，季康送药给他，孔子虽然很感谢，但说自己不知药性，不能随便服用。

汤、茶。

「当归」忌湿面。

「丹参、茯苓、茯神」忌醋及一切酸。

凡服药，不可杂食肥猪犬肉、油腻羹鲙、腥臊陈臭诸物。

凡服药，不可多食生蒜、胡荽、生葱、诸果、诸滑滞之物。

凡服药，不可见死尸、产妇、淹秽等事。

妊娠禁忌

乌头、附子、天雄、乌喙、侧子、野葛、羊踯躅、桂、南星、半夏、巴豆、大戟、芫花、藜芦、薏苡仁、薇衔、牛膝、皂荚、牵牛、厚朴、槐子、桃仁、牡丹皮、槐根、茜根、茅根、干漆、瞿麦、菌茹、赤箭、草三棱、菵草、鬼箭、通草、红花、苏木、麦蘖、葵子、代赭石、常山、水银、锡粉、硇砂、砒石、芒硝、硫黄、石蚕、雄黄、水蛭、虻虫、芫青、斑蝥、地胆、蜘蛛、蝼蛄、葛上亭长、蜈蚣、衣鱼、蛇蜕、蜥蜴、飞生、蘆虫、樗鸡、蚱蝉、蛴螬、猬皮、牛黄、麝香、雌黄、兔肉、蟹爪甲、犬肉、马肉、驴肉、羊肝、鲤鱼、蛤蟆、鳅鳝、龟鳖、蟹、生姜、小蒜、雀肉、马刀。

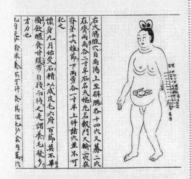

古代医书中关于如何为孕妇施行针灸术的记载

饮食禁忌

「猪肉」忌生姜、荞麦、葵菜、胡荽、梅子、炒豆、牛肉、马肉、羊肝、麋鹿、龟鳖、鹌鹑、驴肉。

「猪肝」忌鱼鲙、鹌鹑、鲤鱼肠子。

「猪心肺」忌饴、白花菜、吴茱萸。

「羊肉」忌梅子、小豆、豆酱、荞麦、鱼鲙、猪肉、醋、酪、鲊。

「羊心肝」忌梅、小豆、生椒、苦笋。

「白狗血」忌羊、鸡。

「犬肉」忌菱角、蒜、牛肠、鲤鱼、鳝鱼。

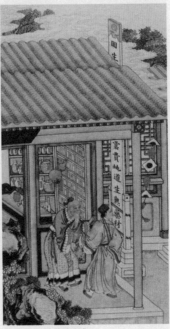

清代彩绘《药店图》

「驴肉」忌凫茈、荆芥茶、猪肉。

「牛肉」忌黍米、韭薤、生姜、猪肉、犬肉、栗子。

「牛肝」忌鲇鱼。

「牛乳」忌生鱼、酸物。

「马肉」忌仓米、生姜、苍耳、粳米、猪肉、鹿肉。

「兔肉」忌生姜、橘皮、芥末、鸡肉、鹿肉、獭肉。

「獐肉」忌梅、李、生菜、鹄、虾。

「麋鹿」忌生菜、菰蒲、鸡、鲍鱼、雉、虾。

「鸡肉」忌胡蒜、芥末、生葱、糯米、李子、鱼汁、犬肉、鲤鱼、兔肉、獭肉、鳖肉、野鸡。

「鸡子」忌同鸡。

「雉肉」忌荞麦、木耳、蘑菇、胡桃、鲫鱼、猪肝、鲇鱼、鹿肉。

「野鸭」忌胡桃、木耳。

「鸭子」忌李子、鳖肉。

「鹌鹑」忌菌子、木耳。

「雀肉」忌李子、酱、诸肝。

「鲤鱼」忌猪肝、葵菜、犬肉、鸡肉。

「鲫鱼」忌芥菜、蒜、糖、猪肝、鸡雉、鹿肉、猴肉。

「青鱼」忌豆藿。

「鱼鲊」忌豆藿、麦酱、蒜、葵、绿豆。

「黄鱼」忌荞麦。

「鲈鱼」忌乳酪。

「鲟鱼」忌干笋。

「鲴鱼」忌野猪、野鸡。

「鲇鱼」忌牛肝、鹿肉、野猪。

「鳅鳝」忌犬肉、桑柴煮。

「鳖肉」忌苋菜、薄荷、芥菜、桃子、鸡子、鸭肉、猪肉、兔肉。

「螃蟹」忌荆芥、柿子、橘子、软枣。

「虾子」忌猪肉、鸡肉。

「李子」忌蜜、浆水、鸭、雀肉、鸡、獐。

「橙橘」忌槟榔、獭肉。

「桃子」忌鳖肉。

「枣子」忌葱、鱼。

「枇杷」忌热面。

「杨梅」忌生葱。

「银杏」忌鳗鲡。

「慈姑」忌茱萸。

「诸瓜」忌油饼。

「砂糖」忌鲫鱼、笋、葵菜。

「荞麦」忌猪肉、羊肉、雉肉、黄鱼。

「黍米」忌葵菜、蜜、牛肉。

「绿豆」忌榧子，杀人。鲤鱼鲊

「炒豆」忌猪肉。

「生葱」忌蜜、鸡、枣、犬肉、杨梅。

「韭薤」忌蜜、牛肉。

「胡荽」忌猪肉。

「胡蒜」忌鱼鲙、鱼鲊、鲫鱼、犬肉、鸡。

「苋菜」忌蕨、鳖。

「白花菜」忌猪心肺。

「梅子」忌猪肉、羊肉、獐肉。

「鬼芋」忌驴肉。

「生姜」忌猪肉、牛肉、马肉、兔肉。

「芥末」忌鲫鱼、兔肉、鸡

肉、鳖。

「干笋」忌砂糖、鲟鱼、羊心肝。

「木耳」忌雉肉、野鸭、鹌鹑。

「胡桃」忌野鸭、酒、雉。

「栗子」忌牛肉。

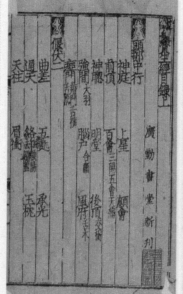
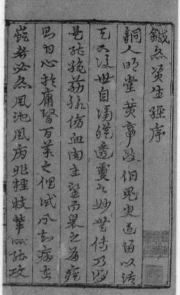
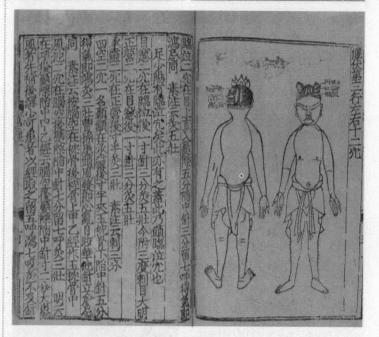

古代医书书影

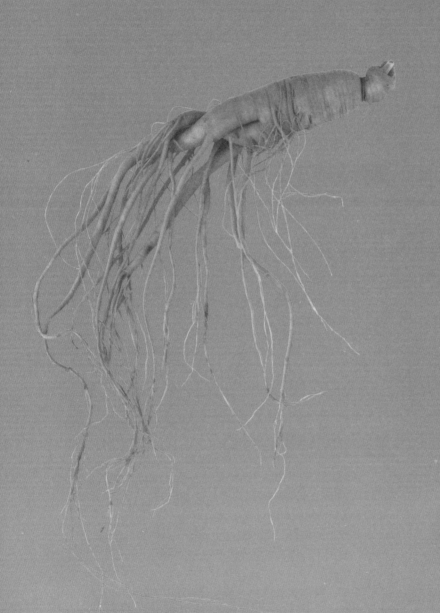

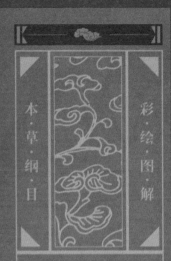
百病主治药

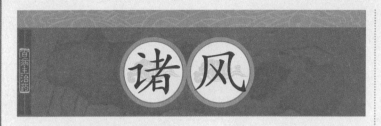

诸风

百病主治药

壹 擦牙

白梅肉、南星末、蜈蚣末、苏合丸、白矾盐、龙脑、南星。

贰 吐痰

藜芦：或煎，或散。

皂荚末：酒服。

食盐：煎汤。

人参芦：或煎，或散。

瓜蒂、赤小豆：虀汁调服。

莱菔子：捣汁。

桐油：扫入。

桔梗芦：为末，汤服二钱。

牙皂、莱菔子：为末，煎灌。

醋、蜜：和服。

胆矾末：醋调灌。

牙皂、晋矾末：水服。

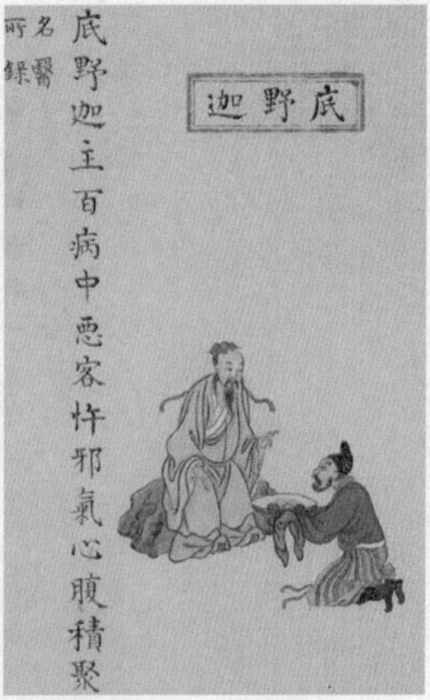

名医录
底野迦主百病中恶家忤邪气心腹积聚

迦野底

古代医书对域外药物"底野迦"的记载 "底野迦"是一种丸药，7世纪时由阿拉伯人传入中国。

大虾：煮熟，食虾饮汁，探吐。

苦茗茶：探吐。

地松：捣汁。

豨莶：捣汁。

石胡荽：汁。

三白草：汁。

橘红：一斤，熬逆流水一碗服，乃吐痰圣药也。

叁 贴喝

蓖麻仁：捣贴。

炒石灰：醋调贴。

乌头末：龟血调贴。

鸡冠血、蜗牛：捣贴。

鲇鱼尾：切贴。

皂荚末：醋调贴。

寒食面：醋贴。

桂末：水调贴。

蟹膏：贴。

蜘蛛：向火摩之。

大蒜膏：贴合谷穴。

巴豆：贴手掌心。

肆 发散

麻黄：发散贼风、风寒、风热、风湿，身热麻痹不仁。熬膏服之，治风病取汗。

薄荷：治贼风，散风热、风寒，利关节，发毒汗，为小儿风涎要药。

葛根：发散肌表风寒、风热，止渴。

白芷：解利阳明及肺经风寒、风热，皮肤风痹瘙痒，利

九窍，表汗不可缺之。

升麻：发散阳明风邪。

葱白：散风寒、风热、风湿，身痛。

生姜：散风寒、风湿。

桂枝：治一切风冷、风湿，骨节挛痛，解肌开腠理，抑肝气，扶脾土，熨阴痹。

黄荆根：治肢体诸风、心风、头风，解肌发汗。

水萍：治热毒风湿麻痹，左瘫右痪，三十六风，蜜丸酒服取汗。治风热瘾疹，煎水浴取汗。

伍 痰气

�草部▸

前胡：化痰热，下气散风。

旋覆花：风气湿痹，胸上痰结留饮。中风壅滞，蜜丸服。

木香：中气不省人事，研末服之，行肝气，调诸气。

藿香：升降诸气。

苏叶：散风寒，行气利肺。

苏子：治腰脚中湿气风结，治风顺气化痰，利膈宽肠。煮粥食，治风寒湿痹，四肢挛急，不能践地。

兰叶：浴风痛，俗名风药。

大戟、甘遂：并治经络痰饮留滞，麻痹隐痛，牵引走注。

威灵仙：治诸风，宣通五脏，去冷滞痰水，利腰膝。

牵牛子：除风毒，下一切壅滞。

▸果木▸

杏仁：头面风气，往来烦热，散风降气化痰。逐日生吞，治偏风不遂，失音不语，肺中风热。

陈橘皮：理气除湿痰。

槟榔：除一切风、一切

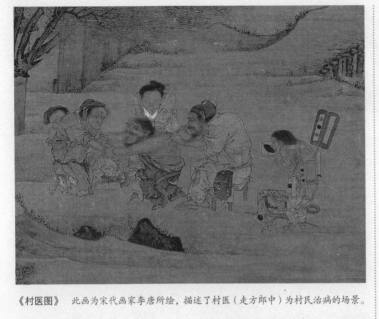

《村医图》 此画为宋代画家李唐所绘，描述了村医（走方郎中）为村民治病的场景。

气，宣利脏腑。

乌药：治中风中气，气顺则风散，气降则痰下。

龙脑香：入骨治骨痛，散经络壅滞。

苏合香、安息香：通诸窍脏腑，一切不正之气。

陆 血滞

【草部】

当归、芎䓖：并主一切风、一切气、一切虚。破恶血，养新血。蜜丸服，治风痰，行气解郁。

芍药：治风，除血痹，泻肝，安脾肺。风毒在骨髓痛，同虎骨浸酒饮。

地黄：逐血痹，填骨髓。

茺蔚子：治风解热。茎叶，治血风痛。

地榆：汁酿酒，治风痹补脑。

虎杖：煮酒，治风在骨节间。

姜黄：止暴风痛，除风热，理血中之气。

【谷菜】

麻仁：中风出汗，下气，逐一切风，利血脉。

韭汁：肥白人中风失音。

【果木】

桃仁：血滞风痹，大便结。酒浸作丸，治偏风。

苏方木：男女中风口噤，同乳香服。

乳香：中风口噤，烧烟熏口目㖞斜。活血止痛。

【虫兽】

阿胶：男女一切风病，骨节痛不随。

野驼脂：一切风疾，皮肤急痹，酒服并摩之。

柒 风虚

【草部】

天麻：主肝气不足，风虚内作，头运目旋，麻痹不仁，语言不遂，为定风神药。

人参：补元气，定魂魄，止烦躁，生津液，消痰。

沙参：去皮肌浮风，宣五脏风气，养肝气。

黄精：补中，除风湿。

葳蕤：治中风暴热，不能动摇，虚风湿毒，风温自汗灼热，一切虚乏。

牛膝：寒湿痿痹，拘挛膝痛，强筋，补肝脏风虚。

列当：煮酒，去风血，补腰肾。

仙茅：一切风气，腰脚风冷，挛痹不能行，九蒸九晒，浸酒服。

淫羊藿：一切冷风，挛急不仁，老人昏耄。浸酒服，治偏风。

蛇床子：男女风虚，湿痹毒风，腰胯酸痛，浴大风身痒。

补骨脂：风虚冷痹，骨髓伤败，一切风气痛，作丸服。

菟丝子：补肝风虚，利腰脚。

覆盆子：劳损风虚，补肝明目。

石斛：脚膝软弱，久冷风痹。酥浸蒸，服至一镒，永不骨痛。

【菜果】

薯蓣：去冷风，头面游风，强筋骨，壮脾胃。

栗：肾虚腰脚无力，日食十颗。栗楔，治筋骨风痛。

松子：诸风，骨节风。

【木部】

松叶：风痛脚痹，浸酒服，出汗。

松节：风虚久痹，骨节痛，能燥血中之湿。

杜仲、海桐皮、山茱萸、枸杞子：并主风虚，腰脚痛。

冬青子：浸酒，去风虚。

神木：治周痹偏风，毒风不语。

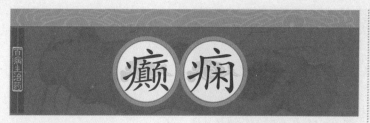

癫痫

百病主治药

壹 吐痰

白梅：擦牙追涎，或加白矾。

皂荚：水浸，挼汁熬膏，入麝摊晒，每以一片化浆水，灌鼻取涎。

贰 风热惊痰

【草木】

钩藤：卒痫，同甘草煎服。

防葵：癫痫狂走者，研末酒服。

莨菪子：癫狂风痫，浸酒煎丸服。

蛇含、紫菀、半夏：并主寒热惊痰瘈疭。

郁金：失心风癫，痰血络聚心窍，同明矾丸。

甘遂：心风癫痫，痰迷心窍，猪心煮食。

黄连：泄心肝火，去心窍恶血。

苦参：童尿煎汁，酿酒饮，主三十年痫。

天门冬：风痫发则作吐，耳鸣引胁痛，为末酒服。

附子：暗风痫疾，同五灵脂末、猪心血丸服。

苍耳：大风痫疾。

艾叶：癫痫诸风，灸谷道正门当中，随年壮。

茯神、琥珀、雷丸、莽草、蔓荆子、木兰皮：并主风痫惊邪狂走。

芦荟：小儿癫痫。

苏合香：痫痓邪气。

皂荚：搜肝通肺，风痫

五种，烧研，同苍耳、密陀僧丸服。

蓖麻仁：五种风痫，用黄连、石膏煮食。

桑白皮：惊痫客忤，泻肺气。

芫菁：小儿虫痫，发则恶症昏搐。同漆灰水服。

【鳞介】

白花蛇、乌蛇：定痫搐。

玟瑰：热痫。

【兽部】

羊齿、羊头骨：羊痫。

马齿、马目、马悬蹄、马绳索、野马肉：并马痫。

驴乳：心热气痫。

驴脂：酒服，主狂癫不能语，不识人。

叁 风虚

【草部】

人参：消胸中痰，治惊痫。小儿风痫，同辰砂、蛤粉末，猪心血丸服。

石菖蒲：开心孔，通九窍，出音声。为末，猪心汤日服，治癫痫风疾。

远志：安心志。

天麻：小儿风痫，善惊失志，补肝定风。

蛇床子、芍药、牡丹、女葳：并主惊痫，寒热瘈疭。

当归、芎䓖、地黄：并养血。

【果木】

酸石榴：小儿痫，酿蝎五枚，泥煅研，乳服五分。

柏实：定痫养血。

【虫禽】

蜂蜜、鸡子：并痫痓。

白雄鸡及脑：癫邪狂妄。

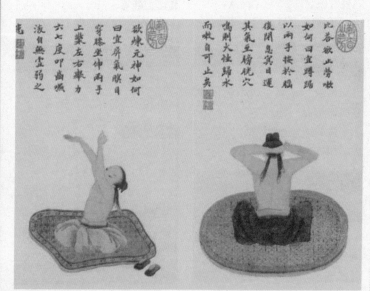

清彩绘《导引图》 全套共24幅图，包括肢体运动、按摩、气功等。

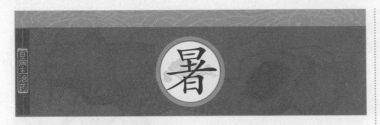

暑

壹 中暍

【草谷】

水蓼：煮汁灌。

胡麻：炒黑，井水擂灌。

【菜果】

大蒜：同道中热土捣，水澄服。

瓜蒂：吐之即省。

贰 泻火益元

【草部】

黄芪：伤暑自汗，喘促肌热。

人参：暑伤元气，大汗痿

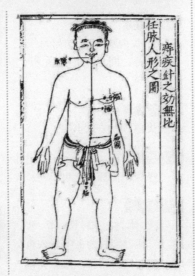

《针灸原枢》任脉人形之图

蘖，同麦门冬、五味子煎服，大泻阴火，补元气，助金水。

甘草：生泻火，熟补火，与参、芪同为泻火益气之药。

麦门冬：清肺金，降心火，止烦渴咳嗽。

黄芩、知母：泻肺火，滋肾水。

【果木】

苦茗：同姜煎饮，或醋同饮，主伤暑泻痢。

石南叶：煎服解暑。

乌梅：生津止渴。

西瓜、甜瓜、椰子浆：解暑毒。

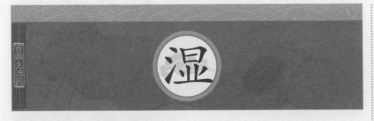

湿

壹 风湿

【草部】

羌独活、防风、细辛、麻黄、木贼、浮萍、藁本、芎劳、蛇床子、黄芪、黄精、葳蕤、秦艽、菖蒲、漏卢、菊花、马先蒿、白蒿、菴蔄、旋覆、豨莶、苍耳、薇衔、蒴藋、石龙芮、茵陈、防己、茜根、忍冬、苏子、南星、草薢、土茯苓、龙常、葱白、薏苡、胡麻、大豆、秦椒、蔓椒、蜀椒红、柏实、松叶、沉香、龙脑、蔓荆、皂荚、枸杞、五加皮、桂枝、伏牛花、厚朴，与苍术、橘皮同除湿病。

【虫鳞】

蝎：风淫湿痹，炒研入麝香，酒服。

鳝鱼：湿风恶气，作臛食。

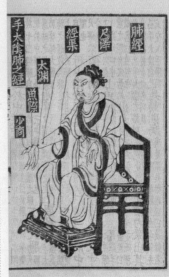

《新刊补注铜人腧穴针灸图经》书影

脾胃

百病主治药

壹 劳倦

【草部】

甘草：补脾胃，除邪热，益三焦元气，养阴血。

人参：劳倦内伤，补中气，泻邪火。煎膏合姜、蜜服。

黄芪：益脾胃，实皮毛，去肌热，止自汗。

白术：熬膏服，良。

苍术：安脾除湿，熬膏作丸散，有四制、八制、坎离、交感诸丸。

柴胡：平肝，引清气自左而上。

升麻：入胃，引清气自右而上。

芍药：泻肝，安脾肺，收胃气。

石斛：厚脾胃，长肌肉。

连翘：脾胃湿热。

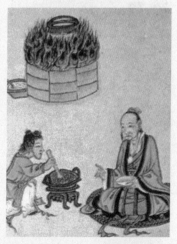

《本草品汇精要》中所绘《炼丹图》

【菜谷】

罗勒、莳萝、马芹：并理元气。

茴香：同生姜炒黄丸服，开胃进食。

【果木】

大枣：同姜末点服。

【虫部】

蜂蜜、蚕蛹、乳虫。

【鳞介】

鳟、鲻、鲸、鳡、鲌、鲫、鲂、鲤、鲈、鳜、鲳、鲨、白鲞、鲙残鱼、比目鱼、虾、鳖、淡菜、海蛇。

【禽兽】

鸡、雉、猪脾舌、狗肉、羊肉、牛肉、牛膍、兔肉。

贰 虚寒

【草部】

附子、草豆蔻、高良姜、山姜、廉姜、益智子、荜茇、蒟酱、肉豆蔻。

【菜谷】

干姜、生姜、蒜、韭、薤、芥、芜菁、糯米、秫、烧酒。

【果木】

胡椒、毕澄茄、秦椒、蜀椒、吴茱萸、食茱萸、丁香、桂。

叁 食滞

【草部】

大黄：荡涤宿食，推陈致新。

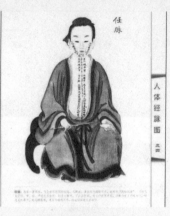

任脉

人体经脉图 五四

《千年养生导引图解》书影

地黄：去胃中宿食。

香附、三棱、莪术、木香、柴胡：消谷。

【果木】

杏仁：停食，用巴豆炒过，末服。

橘皮：为末，煎饮代茶。

青皮：盐、醋、酒、汤四制为末，煎服。

柑皮、橙皮、柚皮、木瓜、榅桲、山楂：消肉。

奈子、杨梅、银杏：生食。

槟榔、大腹子、榧子、无漏子、茶、凫茈、蜀椒、胡椒、毕澄茄、茱萸、巴豆：一切生冷硬物。

皂荚、楸白皮、厚朴、乌药、樟材、檀香、桂：食果腹胀，饭丸吞七枚。

【金石】

食盐：酒肉过多胀闷，擦牙漱下，如汤沃雪。

【介部】

鳖甲、淡菜、海月、白鲞：并消宿食。

鳢头：烧服，去痞癥，食不消。

脚气

壹 风寒湿气

【草部】

忍冬：脚气筋骨引痛，热酒服末。

高良姜：脚气人晚食不消，欲作吐者，煎服即消。

丹参：风痹足软，渍酒饮。

【谷菜】

芸薹：并主风寒湿痹脚气。

薏苡仁：干湿脚气，煮粥食，大验。

茴香：干湿脚气，为末酒服。

【果木】

杏仁、秦椒、蜀椒、蔓椒、大腹皮：并主风寒湿脚气。

槟榔：风湿脚气冲心，不识人，为末，童尿服。沙牛尿亦可。老人弱人脚气胀满，以豉汁服。

吴茱萸：寒湿脚气，利大肠壅气。冲心，同生姜擂汁服。

乌药：脚气掣痛，浸酒服。

五加皮：风湿脚痛五缓，煮酒饮，或酒制作丸服。

松叶：十二风痹脚气，酿酒尽一剂，便能行远。

乳香：同血竭、木瓜丸服，主久新脚气。

【金石】

硫黄：牛乳煎。

【禽兽】

乌雄鸡、牛酥、羊脂、麋脂：并主风湿脚气。

猪肚：烧研酒服。

羊乳、牛乳：调硫黄末服，取汗。

牛皮胶：炒研酒服，寒湿脚气痛立止。

贰 湿热流注

【草部】

木通、防己、泽泻、香薷、荆芥、车前子、海金沙、海藻、大黄、商陆：合小豆、绿豆煮饭食。

牵牛：风毒脚气肠秘，蜜丸日服，亦生吞之。

【谷菜】

胡麻：腰脚痛痹，炒末，日服至一年，永瘥。

大麻仁：脚气腹痹，浸酒服。肿渴，研汁煮小豆食。

赤小豆：同鲤鱼煮食，除湿热脚气。

马齿苋：脚气浮肿，尿涩，煮食。

百合、竹笋：风热脚气。

【果木】

木瓜：湿痹，脚气冲心，煎服。枝、叶皆良。

橘皮：脚气冲心，同杏仁丸服。

桃仁：脚气腰痛，为末酒服，一夜即消。

枇杷叶：脚气恶心。

杨梅核仁：湿热脚气。

桑叶及枝：脚气水气，浓煎汁服，利大小肠。

【兽部】

猪肝、肾、肚：作生食，治老人脚气。

叁 洗渫

杉材、楠材、樟材、钓

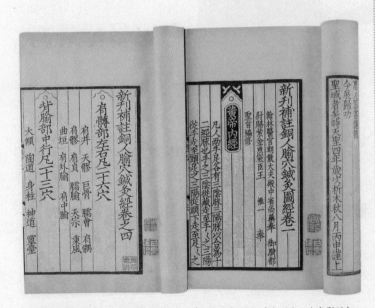

《新刊补注铜人腧穴针灸图经》书影　此为清宣统元年（1909年）刘氏玉海堂影刻本。

樟：并煎水熏洗。

白矾汤、鳖肉：同苍术、苍耳、寻风藤煮汁洗。

荆叶：蒸热卧之，取汗。烧烟熏涌泉穴。

针砂：同川乌末炒，包熨。

食盐：蒸热踏之，或擦腿膝后洗之，并良。

肆 敷贴

天雄、草乌头：姜汁调，或加大黄、木鳖子末。

白芥子：同白芷末。

皂荚：同小豆末。

蓖麻仁：同苏合香丸贴足心，痛即止。

田螺：脚气攻注，同盐杵，傅股上即定。

木瓜：袋盛踏之。

蜀椒：袋盛踏之。

伍 熨熏

麦麸：醋蒸热熨。

蓖麻叶：蒸裹频易。

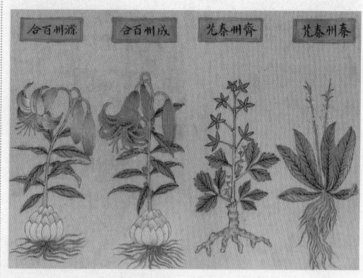

明代《本草品汇精要》所绘药物彩图

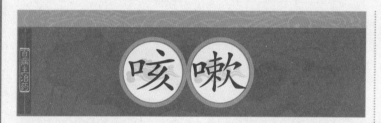

壹 风寒

K 草菜 K

麻黄：发散风寒，解肺经火郁。

细辛：去风湿，泄肺破痰。

白前：风寒上气，能保定肺气，多以温药佐使。久咳唾血，同桔梗、桑白皮、甘草煎服。

百部：止暴嗽，浸酒服。三十年嗽，煎膏服。小儿寒嗽，同麻黄、杏仁丸服。

款冬花：为温肺治嗽要药。

牛蒡根：风寒伤肺壅咳。

飞廉：风邪咳嗽。

生姜：寒湿嗽，烧含之。久嗽，以白饧或蜜煮食。小儿寒嗽，煎汤浴之。

K 虫鱼 K

蜂房：小儿咳嗽，烧灰服。

鲫鱼：烧服，止咳嗽。

K 禽兽 K

白鸡：卒嗽，煮苦酒服。

鸡子白皮：久咳，同麻黄末服。

羊胰：远年咳嗽，同大枣浸酒服。

贰 痰湿

K 草部 K

葶苈子：久嗽不止，煮炒研末，同酥煮枣食。三十年呷嗽，同木香熏黄烧烟吸。

蕘花：肺壅痰嗽，同知母、贝母、枣肉丸服。

芫花：卒得痰嗽，煎水煮枣食。有痰，入白糖，少少服。

K 菜谷 K

白芥子、蔓菁子：并主痰气咳嗽。

莱菔子：痰气咳嗽，炒研和糖含。上气痰嗽，唾脓血，煎汤服。

莱菔：痨瘦咳嗽，煮食之。

丝瓜：化痰止嗽，烧研，枣肉丸服。

【果木】

橘皮：痰嗽，同甘草丸服。经年气嗽，同神曲、生姜，蒸饼丸服。

枳壳：咳嗽痰滞。

皂荚：咳嗽囊结。卒寒嗽，烧研，豉汤服。咳嗽上气，蜜炙丸服。又同桂心、干姜丸服。

【金石】

雄黄：冷痰劳嗽。

【介虫】

马刀、蛤蜊粉：并主痰嗽。

蚌粉：痰嗽面浮，炒红，卤水入油服。

海蛤、白僵蚕：酒后痰嗽，焙研茶服。

叁 痰火

【草部】

甘草：除火伤肺咳。小儿热嗽，猪胆汁浸炙，蜜丸服。

沙参：益肺气，清肺火，水煎服。

麦门冬：心肺虚热，火嗽，嚼食甚妙，寒多人禁服。

灯笼草：肺热咳嗽喉痛，为末汤服，仍傅喉外。

贝母：清肺消痰止咳，砂糖丸食。又治孕嗽。小儿晬嗽，同甘草丸服。

知母：消痰润肺，滋阴降火。久近痰嗽，同贝母末，姜片蘸食。

射干：老血在心脾间，咳唾气臭。散胸中热气。

【谷菜】

百合：肺热咳嗽，蜜蒸含之。

【果木】

杏仁：除肺中风热咳嗽，童尿浸，研汁熬酒丸服。

干柿：润心肺，止热咳。嗽血，蒸熟，参青黛食。

柿霜、余甘子：丹石伤肺咳嗽。

甘蔗汁：虚热咳嗽涕唾，入青粱米煮粥食。

大枣、石蜜、刺蜜、桑叶：并主热咳。

【金石】

石膏：热盛喘咳，同甘草末服。热嗽痰涌如泉，煅过，醋糊丸服。

五倍子：敛肺降火，止嗽。

肆 虚劳

【草部】

黄芪：补肺泻火，止痰嗽、自汗及咳脓血。

人参：补肺气。肺虚久嗽，同鹿角胶末煎服。化痰止嗽，同明矾丸服。喘嗽有血，鸡子清五更调服。小儿喘嗽，发热自汗，有血，同天花粉服。

五味子：收肺气，止咳嗽，乃火热必用之药。久咳肺胀，同粟壳丸服。久嗽不止，同甘草、五倍子、风化硝末噙。又同甘草、细茶末噙。

紫菀：止咳脓血，消痰益肺。肺伤咳嗽，水煎服。吐血咳嗽，同五味子丸服。久嗽，同款冬花、百部末服。小儿咳嗽，同杏仁丸服。

款冬花：肺热劳咳，连连不绝，涕唾稠黏，为温肺治嗽之最。痰嗽带血，同百合丸服。以三两烧烟，筒吸之。

地黄：咳嗽吐血，为末酒服。

柴胡：除劳热胸胁痛，消痰止嗽。

牛蒡子：咳嗽伤肺。

【果部】

桃仁：急劳咳嗽，同猪肝、童尿煮，丸服。

胡桃：润燥化痰。久咳不止，同人参、杏仁丸服。

【鳞介】

鲫鱼头：烧研服。

鳖：骨蒸咳嗽，同柴胡诸药煮食。

【兽部】

猪肾：同椒煮食。卒嗽，同干姜煮食，取汗。

猪胰：二十年嗽，浸酒饮。同腻粉煅研服。

猪肺：肺虚咳嗽，麻油炒食。

猪胆：瘦病咳嗽，同人尿、姜汁、橘皮、诃子煮汁服。

羊胰：久嗽，温肺润燥，同大枣浸酒服。

羊肺、羊肉、貓骨、獭肝、阿胶：并主劳咳。

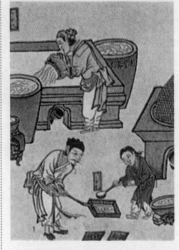

明代《本草品汇精要》所绘药物加工图

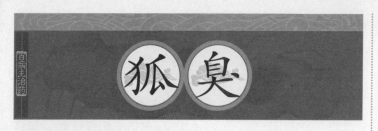

狐臭

壹 内治

鳝鱼：作臛，空肠饱食，覆取汗，汗出如白胶，从腰脚中出，后以五木汤浴之，慎风一日，每五日一作。

水乌鸡：生水中，形似家鸡，香油入姜汁四两，炒熟，用酒醅三四碗同食，嚼生葱下，被盖出汗，数次断根，不忌口。

贰 外治

【草谷】

郁金：鸦、鹘等一切臭。

甘遂：二两为末，掺新杀牙猪肉上，乘热夹之。内服热甘草汤，必大泄，气不可近。

马齿苋：杵团入袋盛，泥裹火烧过，入蜜热夹。

生姜：频擦。

三年醋：和石灰，傅腋下。

【果木】

小龙眼核：六个，胡椒十四粒，研汁擦之，三次愈。

辛夷：同木香、细辛、芎䓖粉涂之。

【金石】

胆矾：入少轻粉，姜汁调搽，热痛乃止。

【禽部】

鸡子：煮熟去壳，热夹之，弃路口勿顾。

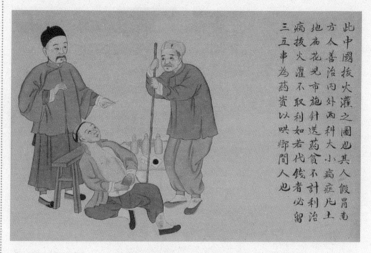

《"拔火罐"图》 拔火罐是一种传统的中医外治方法，通常是在小罐内点火燃烧片刻，把罐口扣在皮肤上，造成局部充血现象，从而起到治疗作用。

此中国拔火灌之图也。其人假骨亓病，三五串为药资，以哄乡间人也。地方善治肉外内科大小病症，凡土拔火灌不取利，如右代钱者必留治。

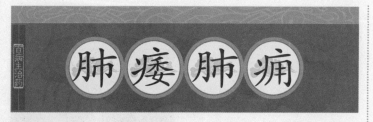

肺痿肺痈

壹 排逐

【草谷】

防己：肺痿咯血，同葶苈末，糯米汤服。肺痿喘咳，浆水煎呷。

桔梗：肺痈，排脓养血，补内漏。仲景治胸满振寒，咽干吐浊唾，久久吐脓血，同甘草煎服，吐尽脓血愈。

芦根：骨蒸肺痿，不能食，同麦门冬、地骨皮、茯苓、橘皮、生姜煎服。

甘草：去肺痿之脓血。久咳肺痿，寒热烦闷，多唾，每以童尿调服一钱。肺痿吐涎沫，头眩，小便数而不咳，肺中冷也，同干姜煎服。

薏苡仁：肺痈，咳脓血，水煎入酒服。煮醋服，当吐血出。

【果木】

橘叶：肺痈，捣汁一盏服，吐出脓血愈。

贰 补益

【草部】

人参：消痰，治肺痿，鸡

子清调服。

天门冬：肺痿，咳涎不渴，捣汁入饴、酒，紫菀末丸含。

栝楼：肺痿咳血，同乌梅、杏仁末，猪肺蘸食。

款冬花：劳咳肺痿，同百合末服。

麦门冬：肺痿肺痈，咳唾脓血。

蒺藜子：肺痿唾脓。

【果石】

白柿：并润肺止咳。

白石英：肺痿唾脓。

【鳞兽】

鲫鱼：肺痿咳血，同羊肉、莱菔煮服。

蛤蚧：久咳肺痿，肺痈咯血。

羊肺：久咳肺痿，同杏仁、柿霜、豆粉、真酥、白蜜炙食。

猪肺：肺痿嗽血，蘸薏苡食。

猪胰：和枣浸酒服。

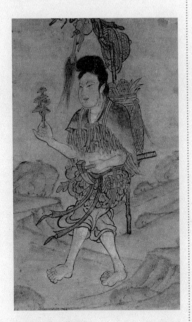

宋佚名《采药图》

病疬癜风

壹 内治

【草谷】

蒺藜：白癜风，每酒服二三钱。

女萎、何首乌：白癜，同苍术、荆芥等分，皂角汁煎膏，丸服。

胡麻油：和酒服。

【木鳞】

桑枝：同益母草熬膏服。

枳壳：紫癜风。

白花蛇：白癜疬疡斑点，酒浸，同蝎梢、防风末服。

乌蛇：同天麻诸药，浸酒服。

【禽兽】

白鸽：炒熟，酒服。

猪胰：酒浸蒸食，不过十具。

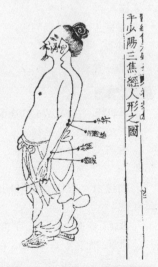

《针灸原枢》中所绘《手少阳三焦经人形之图》　手少阳三焦经腧穴主治头、目、耳、颊、咽喉、胸胁病和热病，以及经脉循行经过部位的其他病证。

猪肚：白煮食。

贰 外治

【草谷】

附子：紫白癜风，同硫黄，以姜汁调，茄蒂蘸擦。

白附子：同上。

知母：醋磨涂。

茵陈：洗疬疡。

防己：同浮萍煎，浴擦。

苍耳草、酸草：同水萍。

蒺藜、小麦：烧油涂。

【果木】

胡桃青皮：并同硫黄擦。或入硇砂、酱汁少许。

杏仁：每夜擦。

薰陆香：同白敛揩。

【水石】

轻粉：同水银、姜汁擦。

雄黄：身面白驳。

胆矾：同牡蛎、醋，擦赤白癜。

硫黄：同附子、醋，擦疬疡风。同密陀僧。同轻粉、杏仁。同鸡子白。

【虫鳞】

蜣螂：捣涂白驳，一宿即瘥。

鳝鱼：同蒜汁、墨汁，频涂赤疵。小儿赤疵，刺父足心血贴之，即落。

鳗鲡鱼骨：涂白驳风，即时转色，五七度乃愈。

乌贼鱼骨：磨醋涂。同硫黄、姜汁擦。

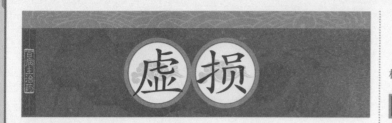

虚损

百病主治药

壹 气虚

草部

甘草：五劳七伤，一切虚损，补益五脏。大人羸瘦，童尿煮服。小儿羸瘦，炙焦蜜丸服。

人参：五劳七伤，虚而多梦者加之，补中养营。虚劳发热，同柴胡煎服。房劳吐血，独参汤煎服。

黄芪：五劳羸瘦，寒热自汗，补气实表。

五味子：壮水锁阳，收耗散之气。

蛇床子：暖男子阳气、女子阴气。

淫羊藿、狗脊：并主冷风虚劳。

柴胡、秦艽、薄荷：并解五劳七伤虚热。

菜谷

五芝、石耳、韭白、薤白、山药：并补中益气。

大麻子：虚劳内热，大小便不利，水煎服。

果木

柿霜、藕：并补中益元气，厚肠。

莲实：补虚损，交心肾，固精气，利耳目，厚肠胃，酒浸入猪肚煮丸服，或蒸熟蜜丸服，仙方也。

枸杞叶：五劳七伤，煮粥食。

地骨皮：去下焦肝肾虚热。虚劳客热，末服。热劳如燎，同柴胡煎服。虚劳寒热苦渴，同麦门冬煎服。

五加皮：五劳七伤，采茎叶末服。

冬青：风热，浸酒服。

沉香：补脾胃命门。

桂：补命门营卫。

石虫

云母粉：并主五劳七伤虚损。

五色石脂：补五脏。

白石英、紫石英：补心气下焦。

枸杞虫：起阳益精，同地黄丸服。

蚕蛹：炒食，治劳瘦，杀虫。

海蚕：虚劳冷气，久服延年。

鳞介禽兽

鲫鱼、鲥鱼、鳜鱼、鳖肉、鸡肉：炙食。

犬肉、牛肉、牛肚：作生。

狗肾：产后肾劳，如疟体冷。

猪肚：同人参、粳米、姜、椒煮食，补虚。

贰 血虚

草木

地黄：男子五劳七伤，女子伤中失血。同人参、茯苓熬，琼玉膏。酿酒、煮粥皆良。面炒研末酒服，治男女诸虚积冷，同菟丝子丸服。

麦门冬：五劳七伤客热。男女血虚，同地黄熬膏服。

泽兰：妇人频产劳瘦，丈夫面黄，丸服。

黄柏：下焦阴虚，同知母丸服，或同糯米丸服。

兽部

羊肉：益产妇。

羊脂：产后虚羸，地黄汁、姜汁、白蜜煎服。

羊肝：同枸杞根汁作羹食。

羊胃：久病虚羸，同白术煮饮。

叁 精虚

草木

肉苁蓉：五劳七伤，茎中寒热痛，强阴益精髓。同羊肉煮食。

覆盆子：益精强阴，补肝明目。每旦水服三钱，益男子精，女人有子。

何首乌：益精血气，久服有子，服食有方。

兽部

羊肾：虚劳精竭，作羹食。五劳七伤，同肉苁蓉煮羹食。虚损劳伤，同白术煮粥饮。

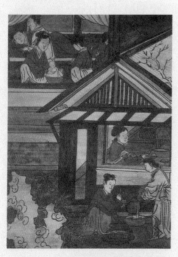

元代描绘妇女分娩情景的壁画

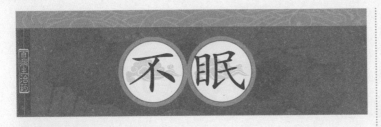

不眠

壹 清热

【草部】

灯心草：夜不合眼，煎汤代茶。

半夏：阳盛阴虚，目不得暝，同秫米，煎以千里流水，炊以苇火，饮之即得卧。

地黄：助心胆气。

麦门冬：除心肺热，安魂魄。

【谷菜】

秫米、大豆：日夜不眠，以新布火炙熨目，并蒸豆枕之。

干姜：虚劳不眠，研末二钱，汤服取汁。

【果木】

乌梅、椰榆：并令人得睡。

榆荚仁：作糜羹食，令人多睡。

酸枣：胆虚烦心不得眠，炒熟为末，竹叶汤下，或加人参、茯苓、白术、甘草，煎服。或加人参、辰砂、乳香，丸服。

大枣：烦闷不眠，同葱白煎服。

乳香：治不眠，入心活血。

【虫禽】

蜂蜜、白鸭：煮汁。

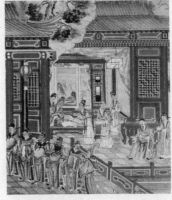

《悬丝诊脉图》　古代小说中，常有太医为后妃"悬丝诊脉"情节，即将丝线一端固定在病人脉搏上，医生通过丝线另一端的细微反应诊查脉象。实际上，单靠这种方式是不可能正确诊断疾病的。

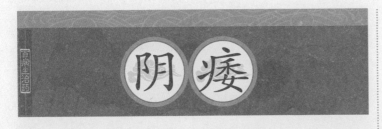

阴痿

壹 湿热

【草菜】

天门冬、麦门冬、知母、石斛：并强阴益精。

车前子：男子伤中。养肺强阴，益精生子。

葛根：起阴。

丝瓜汁：阴茎挺长，肝经湿热也，调五倍子末傅之，内服小柴胡加黄连。

【金石】

丹砂：同茯苓，丸服。

贰 虚弱

【草部】

人参：益肺肾元气，熬膏。

黄芪：益气利阴。

甘草：益肾气内伤，令人阴不痿。

熟地黄：滋肾水，益真阴。

肉苁蓉：茎中寒热疼痒，强阴，益精气，多子。男子绝阳不生，女子绝阴不产，壮阳，日御过倍，同羊肉煮粥食之。

锁阳：益精血，大补阴气，润燥治痿，功同苁蓉。

何首乌：长筋骨，益精髓，坚阳道，令人有子。

远志：益精强志，坚阳道，利丈夫。

巴戟天：同上。

附子、天麻：益气长阴，助阳强筋。

蓬蔂：益精长阴，令人坚强有子。

覆盆子：强阴健阳，男子精虚阴痿，酒浸为末，日服三钱，能令坚长。

菟丝子：强阴，坚筋骨，茎寒精出。

蛇床子：主阴痿，久服令人有子，益女人阴气，同五味、菟丝，丸服。

五味子：强阴，益男子精，壮水镇阳，为末酒服，尽一

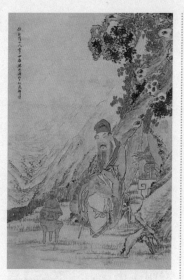

沈心海所绘的《炼丹图》 炼丹术与阴阳五行、中医药都有着密切关系。

斤，可御十女。

补骨脂：主骨髓伤败肾冷，通命门，暖丹田，兴阳事，同胡桃诸药丸服。

▌菜果▌

山药：益气强阴。

韭、薤：归肾壮阳。

葫：温补。

胡桃：阳痿，同补骨脂、蜜丸服。

吴茱萸：女子阴冷，嚼细纳入，良久如火。

▌木部▌

枸杞：补肾强阴。

白棘：丈夫虚损，阴痿精出。

▌虫鱼▌

鲤鱼胆：同雄鸡肝丸服。

虾米：补肾兴阴，以蛤蚧、茴香、盐治之良。

▌禽兽▌

雀肉：冬月食之，起阳道，秘精髓。

牡狗阴茎：伤中阴痿，令强热生子。

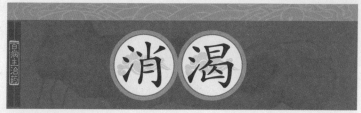

消渴

百病主治药

壹 生津润燥

▌草部▌

栝楼根：为消渴要药，煎汤、作粉、熬膏皆良。

白芍药：同甘草煎服，日三，渴十年者亦愈。

兰叶：生津止渴，除陈气。

芭蕉根汁：日饮。

牛蒡子、葵根：消渴，小便不利，煎服；消中尿多，亦煎服。

▌谷菜▌

青粱米、粟米、麻子仁：煮汁。

蔓菁根、竹笋、生姜：鲫鱼胆和丸服。

▌果木▌

乌梅：止渴生津，微研水煎，入豉再煎服。

椑柿：止烦渴。

▌禽兽▌

焯鸡汤：澄清饮，不过三只。

焯猪汤：澄清日饮。

贰 降火清金

▌草部▌

麦门冬：心肺有热，同黄连丸服。

浮萍：捣汁服，同栝楼根丸服。

紫葛：产后烦渴，煎水服。

款冬花：消渴喘息。

▌谷菜▌

小麦：作粥饭食。

薏苡仁：煮汁。

大豆苗：酥炙末服。

赤小豆：煮汁。

豌豆：淡煮。

冬瓜：利小便，止消渴，杵汁饮。干瓟煎汁。苗、叶、子俱良。

▌果木▌

桑白皮：煮汁。

地骨皮、荆沥、竹沥：日饮。

竹叶、茯苓：上盛下虚，火炎水涸，消渴，同黄连等分，天花粉糊丸服。

▌虫兽▌

蚕茧：煮汁饮。

蚕蛹：煎酒服。

田螺：浸水饮。

蜗螺、蚬：浸水饮。

雄猪胆：同定粉丸服。

牛胆：除心腹热渴。

叁 补虚滋阴

▌草部▌

地黄、知母、葳蕤：止烦渴，煎汁饮。

人参：生津液，止消渴，为末，鸡子清调服。同栝楼根，丸服。同粉草、猪胆汁，丸服。同葛粉、蜜，熬膏服。

黄芪：诸虚发渴，生痈或痈后作渴，同粉草半生半

炙末服。

香附：消渴累年，同茯苓末，日服。

牛膝：下虚消渴，地黄汁浸曝，为丸服。

五味子：生津补肾。

菟丝子：煎饮。

蔷薇根：水煎。

【谷菜果木】

糯米粉：作糜一斗食，或绞汁和蜜服。

韭菜：淡煮，吃至十斤效。

藕汁、椰子浆、栗壳：煮汁服。

枸杞、桑椹：单食。

【石鳞禽兽】

礜石、石钟乳、蛤蚧、鲤鱼、嘉鱼、鲫鱼：酿茶煨食，不过数枚。

鹅：煮汁。

白雄鸡、黄雌鸡：煮汁。

白鸽：切片，同土苏煎汁，咽之。

雄猪肚：煮汁饮。仲景方：黄连、知母、麦门冬、栝楼根、粱米同蒸，丸服。

猪脊骨：同甘草、木香、石莲、大枣煎服。

猪肾、羊肾：下虚消渴。

羊肚：胃虚消渴。

羊肺、羊肉：同瓠子、姜汁、白面煮食。

牛胃、牛髓、牛脂：同栝楼汁，熬膏服。

牛脑、水牛肉、牛鼻：同石燕，煮汁服。

兔及头骨：煮汁服。

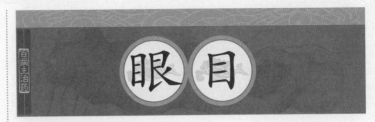

眼目

壹 赤肿

【草部】

黄连：消目赤肿，泻肝胆心火，不可久服。赤目痛痒，出泪羞明，浸鸡子白点。蒸人乳点。同冬青煎点。同干姜、杏仁煎点。水调贴足心。烂弦风赤，同人乳、槐花、轻粉蒸熨。风热盲翳，羊肝丸服。

黄芩：消肿赤瘀血。

芍药：目赤涩痛，补肝明目。

葳蕤：目痛眦烂泪出，赤目涩痛，同芍药、当归、黄连煎洗。

薄荷：去风热。烂弦，以姜汁浸研，泡汤洗。

荆芥：头目一切风热疾，为末酒服。

防己：目晴暴痛，酒洗三次，末服。

菖蒲：诸般赤目，捣汁熬

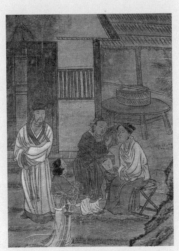

元代所绘治疗眼疾场景的壁画

膏点之。同盐，敷挑针。

地黄：血热，睡起目赤，煮粥食。暴赤痛，小儿蓐内目赤，并贴之。

地肤子：风热赤目，同地黄作饼，晒研服。

苦参、细辛：并明目，益肝胆，止风眼下泪。

黄芪、连翘：又洗烂弦。

五味子：同蔓荆子煎。

覆盆草汁：滴风烂眼，去虫。

狗尾草：夏赤目，去恶血。

【谷菜】

豆腐：热贴。

黑豆：袋盛泡热，互熨数十次。

生姜：目暴赤肿，取汁点之。

干姜：目晴久赤，及冷泪作痒，泡汤洗之。取粉点之，尤妙。末，贴足心。

【果部】

西瓜：日干，末服。

梨汁：点弩肉。赤目，入腻粉、黄连末。

甘蔗汁：合黄连煎，点暴赤肿。

杏仁：同古钱埋之，化水点目中赤脉。同腻粉，点小儿血眼。油烧烟，点胎赤眼。

【木部】

黄柏：目热赤痛，泻阴火。时行赤目，浸水蒸洗。婴儿赤

目，浸入乳点。

栀子：目赤热痛，明目。

枸杞根皮：洗天行赤目。

槐花：退目赤。胎赤，以枝磨铜器汁涂之。

丁香：百病在目，同黄连煎乳点之。

蕤核仁：和胡粉、龙脑，点烂赤眼。

桑叶：赤目涩疼，为末，纸卷烧烟熏鼻中。

【水部】

热汤：沃赤目。

【金石】

玛瑙：熨赤烂。

水精、玻璃：熨热肿。

【介部】

田螺：入盐化汁，点肝热目赤。入黄连、珍珠，止目痛。入铜绿，点烂眼。

蚌：赤目、目暗，入黄连，取汁点。

【禽兽】

乌鸡胆、鸭胆、鸡子白：

并点赤目。

鸡卵白皮：风眼肿痛，同枸杞白皮嗜鼻。

鸡冠血：点目泪不止。

驴乳：浸黄连，点风热赤目。

猪胆、犬胆、羊胆：蜜蒸九次。

熊胆：并点赤目。

贰 青盲

【草部】

人参：益气明目。酒毒目盲，苏木汤调末服。小儿惊后，瞳仁不正，同阿胶煎服。

黄精：补肝明目，同蔓荆子九蒸九晒为末，日服之。

玄参：补肾明目。赤脉贯瞳，猪肝蘸末服。

当归：内虚目暗，同附子丸服。

地黄：补阴，主目眈眈无所见。补肾明目，同椒红丸服。

麦门冬：明目轻身，同地黄、车前丸服。

决明子：除肝胆风热，淫肤赤白膜，青盲。益肾明目，每旦吞一匙，百日后夜见物光。补肝明目，同蔓菁酒煮为末，日服。积年失明，青盲雀目，为末，米饮服。或加地肤子丸服。

营实：目热暗，同枸杞子、地肤子丸服。

淫羊藿：病后青盲，同淡豉煎服。小儿雀目，同蚕蛾、甘草、射干末，入羊肝内煮食。

天麻、芎䓖、萆薢：并补肝明目。

菊花：风热，目疼欲脱，泪出，养目去盲，作枕明目。叶同。

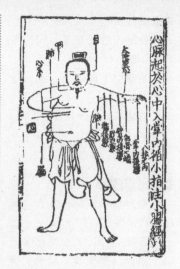

明成化九年《针灸四书》书影 《针灸四书》系《子午流注针经》《针经指南》《黄帝明堂灸经》和《灸膏肓腧穴法》四本书的合称，为元代针灸名医窦桂芳所辑。

五味子：补肾明目，收瞳子散。

覆盆子：补肝明目。

龙脑薄荷：暑月目昏，取汁点之。

柴胡：目暗，同决明子末，人乳和傅目上，久久目视五色。

【谷菜】

大豆：肝虚目暗，牛胆盛之，夜吞三七粒。

葱白：归目益精，除肝中邪气。

葱实：煮粥食，明目。

芥子：雀目，炒末，羊肝煮食。接入目中，去翳。

【果部】

梅核仁、胡桃：并明目。

石蜜：明目，去目中热膜，同巨胜子丸服。

【木部】

桂、辛夷、枳实、山茱

黄：并明目。

沉香：肾虚目黑，同蜀椒丸服。

槐子：久服除热明目除泪，煮饮，或入牛胆中风干吞之。或同黄连末丸服。

五加皮：明目。浸酒，治目僻目瞤。

黄柏：目暗，每旦含洗，终身无目疾。

【金石】

丹砂：目昏内障，神水散大，同慈石、神曲丸服。

食盐：洗目，明目止泪。

【虫介鳞部】

蜂蜜：目肤赤胀。肝虚雀目，同蛤粉、猪肝煮食。

蚌粉：雀目夜盲，同猪肝、米泔煮食，与夜明砂同功。

玳瑁：迎风目泪，肝肾虚热也。同羚羊角、石燕子末服。

鲫鱼：热病目雀，作臛食，弩肉，贴之。

鲤鱼脑：和胆，点青盲。

【禽兽】

雄鸡胆：目为物伤，同羊胆、鲤鱼胆点。

乌鸡肝：风热目暗，作羹食。

猪肝：补肾明目。雀目，同海螵蛸、黄蜡煮食。同石决明、苍术末煮食。

牛肝：补肝明目。

犬胆：肝虚目暗，同萤火末点。目中脓水，上伏日酒服。

牛胆：明目，酿槐子吞。酿黑豆吞。和柏叶、夜明砂丸服。

鹿茸：补虚明目。

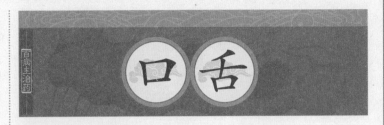

口舌

壹 舌胀

【草谷】

甘草：木强肿胀塞口，不治杀人，浓煎噙漱。

芍药：同甘草煎。

蓖麻油：燃熏。

赤小豆：同醋。

【木部】

龙脑香：伤寒舌出数寸，掺之随消。

冬青叶：舌胀出口，浓煎浸之。

黄柏：浸竹沥。

【虫鳞禽兽】

五倍子：并掺之。

白僵蚕：或加黄连。

蜂房：炙。

鲫鱼头：烧。

鸡冠血：中蜈蚣毒，舌胀出口，浸之咽下。

羊乳、牛乳：饮。

贰 强痹

雄黄：中风舌强，同荆芥末，豆淋酒服。

乌药：因气舌麻。

皂荚、矾石：并擦痰壅舌麻。

人参：主气虚舌短。

黄连、石膏：主心热舌短。

叁 舌苦

柴胡、黄芩、苦参、黄连、龙胆：泻胆。

麦门冬：清心。

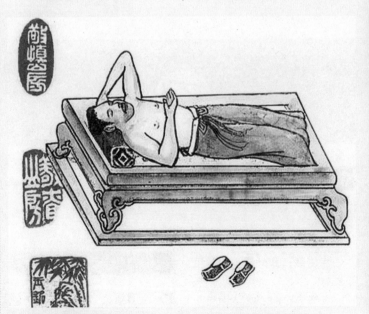

清代敬慎山房所著的《导引图》

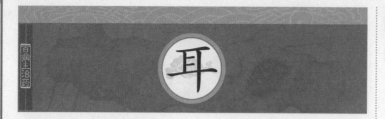

耳

百病主治药

壹 补虚

【草谷】

熟地黄、当归、肉苁蓉、菟丝子、枸杞子：肾虚耳聋，诸补阳药皆可通用。

黄芪、白术、人参：气虚聋鸣，诸补中药皆可通用。

百合：为末，日服。

【果木】

干柿：同粳米、豆豉煮粥，日食，治聋。

茯苓：卒聋，黄蜡和嚼。

【禽兽】

鸡子：作酒，止耳鸣。和蜡炒食，治聋。

猪肾：煮粥，治聋。

羊肾：补肾治聋。脊骨，同慈石、白术诸药煎服。

贰 耳痛

【草木】

连翘、柴胡、黄芩、龙胆、鼠粘子、商陆：塞。

蓖麻子：并涂。

菖蒲：作末炒罨，甚效。

茱萸：同大黄、乌头末，贴足心，引热下行，止耳鸣耳痛。

【石部】

炒盐：枕。

【虫兽】

桑螵蛸：灰掺。

麝香：通窍。

叁 聤耳

【草木】

白附子：同羌活、猪羊肾煨食。

附子、红蓝花：同矾末。

败酱、狼牙、蒲黄、桃仁：炒。

杏仁：炒。

【兽部】

犬胆：同矾塞。

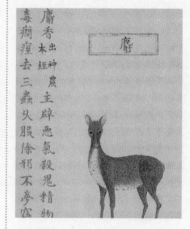

麝香出神农主辟恶气毒瘟痪去三虫头服除邪不梦寤

本經

麝

古代医书对"麝香"的记载

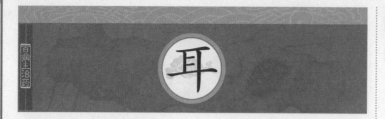

面

百病主治药

壹 瘢痕

蒺藜：洗。

葵子：涂。

马齿苋：洗。

大麦䴬：和酥傅。秋冬用小麦麸。

冬青子及木皮灰：入面脂。

真玉：摩面。

马蔺根：洗。

鸡子黄：炒黑拭之。

羊髓、獭髓、牛髓、牛酥：并灭瘢痕。

贰 面疮

【草部】

蓖麻子：肺风面疮，同大枣、瓦松、白果、肥皂为丸，日洗。

何首乌：洗。

牵牛：涂。

艾叶：煎醋擦之。

甘松：面上风疮，同香附、牵牛末，日洗。

凌霄花：两颊浸淫，连及两耳，煎汤日洗。

【谷菜果木】

白米：并涂小儿面上甜疮。

丝瓜：同牙皂烧，擦面疮。

枇杷叶：茶服，治面上风疮。

桃花：面上黄水疮，末服。

杏仁：鸡子白和涂。

银杏：和糟嚼涂。

柳絮：面上脓疮，同腻粉涂。

柳叶：洗面上恶疮。

黄粱米：小儿面疮如火，烧研，和蜜涂。

【金石】

盐汤：揞面上恶疮。

【虫鳞】

乌蛇：烧。并涂面疮。

鲫鱼头：烧，和酱汁，涂面上黄水疮。

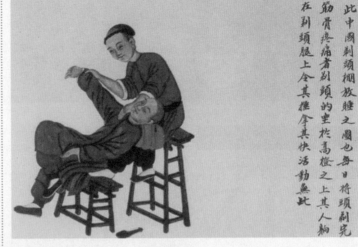

此中國剃頸棚放鬆之圖也每日將頸剃究

筋骨疼痛者剃頸的裏於高橙之上其人橫

在剃頸腿上令其推拿其快活勤無此

清人绘图 描绘剃头师傅为顾客按摩的情形。

鼻

壹 窒塞

内治

【草菜】

白微：肺实鼻塞，不知香臭，同贝母、款冬、百部为末服。

小蓟：煎服。

【果木】

干柿：同粳米煮粥食。

毕澄茄：同薄荷、荆芥丸服。

槐叶：同葱、豉煎服。

【鳞兽】

蛇肉：肺风鼻塞。

羊肺：鼻息，同白术、肉苁蓉、干姜、芎䓖为末，日服。

外治

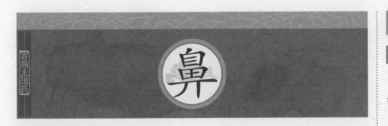

细辛：鼻齆，不闻香臭，时时吹之。

瓜蒂：吹之。或加白矾，或同细辛、麝香，或同狗头灰。

皂荚、麻鞋灰、礜石、麝香：并吹。

蒺藜：同黄连煎汁，灌入鼻中，嚏出瘜肉如蛹。

菖蒲：同皂荚末塞。

蓖麻子：同枣塞，一月闻香臭。

雄黄：一块塞，不过十日，自落。

贰 鼻痛

石硫黄：搽。

酥、羊脂：并涂之。

叁 赤齇

内治

使君子：酒齇面疮，以香油浸润，卧时嚼三五个，久久自落。

苍耳叶：酒蒸焙研服。

榧子：鼻齇面疱，炒研，黄蜡丸服。同枇杷叶为末，酒服。

橘核：鼻赤酒齇，炒研三钱，同胡桃一个，擂酒服。

外治

蜀葵花：夜涂旦洗。

牵牛：鸡子白调，夜涂旦洗。

硫黄：同枯矾末，茄汁调涂。或加黄丹，或加轻粉。

槟榔：同硫黄、龙脑涂，仍研蓖麻、酥油搽。

大枫子：同硫黄、轻粉、木鳖子涂。

百病主治药

本草纲目

三九

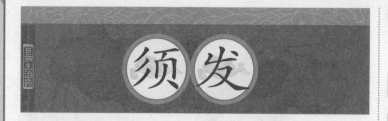

须发

百病主治药

壹 发落

【草部】

骨碎补：病后发落，同野蔷薇枝煎刷。

香薷：小儿发迟，同猪脂涂。

茉莉花：蒸油。

蓬藟子：榨汁。

芭蕉油、蓖麻子、金星子、兰草、蕙草、昨叶何草：并浸油梳头，长发令黑。

【谷菜】

胡麻油及叶、大麻子及叶：并沐日梳，长发。

蒲公英、旱莲：并揩牙乌须。

生姜：擦。

【果木】

枣根：蒸汁。

蜀椒：浸酒。

皂荚：地黄、姜汁炙研，揩牙乌须。

桑椹：浸水。并涂头，生毛发。

桐叶：同麻子煮米泔，沐发则长。连子蒸取汁，沐发则黑。

柏子油、辛夷、松叶：并浸油、水涂头，生毛发。

桑白皮：同柏叶，沐发不落。

【禽兽】

鸡子白、猪胆：沐头解腻。

犬乳：涂赤发。

贰 生眉

【草谷】

香附：长须眉。

苦参、仙茅：大风，眉发脱落。

昨叶何草：生眉发膏为要药。

半夏：眉发堕落，涂之即生。茎涎同。

【菜木】

芥子：同半夏、姜汁。

蔓菁子：醋和，并涂。

生姜：擦。

柳叶：同姜汁，擦眉落。

【金石】

雄黄：和醋涂。

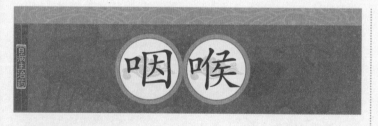

咽喉

百病主治药

壹 降火

【草部】

甘草：缓火，去咽痛，蜜炙煎服。肺热，同桔梗煎。

知母、黄芩：并泻肺火。

薄荷、荆芥、防风：并散风热。

玄参：去无根之火。急喉痹，同鼠粘子末服。发斑咽痛，同升麻、甘草煎服。

蠡实：同升麻煎服。根、叶同。

恶实：除风热，利咽膈。喉肿，同马蔺子末服。悬痈肿痛，同甘草煎咽，名开关散。

麦门冬：虚热上攻咽痛，同黄连丸服。

蔷薇根：尸咽，乃尸虫上蚀，痛痒，语声不出，同甘草、射干煎服。

栝楼皮：咽喉肿痛，语声不出，同僵蚕、甘草末服。

乌敛莓：同车前、马蔺杵汁咽。

络石：喉痹欲死，煎水呷之。

通草：含咽，散诸结喉痹。

灯心草：烧灰，同盐吹喉痹甚捷。同蓬砂，同箸叶灰皆可。同红花灰，酒服一钱，即消。

葛蔓：卒喉痹，烧服。

木通：咽痛喉痹，煎水呷。

白芷：同雄黄水和，涂顶。

【谷部】

豆豉：咽生瘜肉，刺破出血，同盐涂之，神效。

白面：醋和涂喉外。

【果木】

西瓜汁、橄榄、无花果、苦茗：并噙咽。

吴茱萸：醋调涂足心。

黄柏：酒煮含。喉肿，醋傅之。

龙脑香：同黄柏、灯芯、白矾烧吹。

【兽部】

牛靥：喉痹。

猪肤：咽痛。

猪胆：腊月盛黄连、朴消，风干吹之。

贰 风痰

【草部】

升麻：风热咽痛，煎服，或取吐。

菖蒲汁：烧铁锤淬酒服。

贝母、细辛、远志：并吹之。

蛇床子：冬月喉痹，烧烟熏之，其痰自出。

蓖麻油：烧燃熏焠，其毒自破。仁，同朴消，研水服，取吐。

麻黄：尸咽痛痒，烧熏。

苍耳根：缠喉风，同老姜研酒服。

高良姜：同皂荚吹鼻。

【谷菜】

饴糖、大豆汁：并含咽。

韭根、薤根、芥子：并傅喉外。

葱白、独蒜：并塞鼻。

百合、桑耳：并浸蜜含。

生姜汁：和蜜服，治食诸禽中毒，咽肿痹。

【果木】

秦椒、瓜蒂：并吐风痰。

桃皮、荔枝根：并煮含。

杏仁：炒，和桂末服。

山柑皮、桂皮、荆沥：并含咽。

巴豆：烧烟熏焠，纸卷塞鼻。

皂荚：急喉痹，生研点之，即破，外以醋调涂之。接水灌。

乌药：煎醋。

楮实：水服一个。

枣针：烧服。

【金石】

雄黄：磨水服，同巴豆研服，取吐下。或入瓶烧烟熏鼻，追涎。

【鳞部】

鲤鱼胆：同灶底土，涂喉外。

【兽部】

猪脑：喉痹已破，蒸熟，入姜食之。

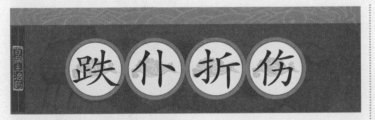

跌仆折伤

壹 内治活血

大黄：同当归煎服。或同桃仁。

刘寄奴：同玄胡索、骨碎补，水煎服。

土当归：煎酒服。或同葱白、荆芥，水煎服。

三七：磨酒。

虎杖：煎酒。

蒲黄：酒服。

何首乌：同黑豆、皂角等丸服，治损宽筋。

黑大豆：煮汁频饮。

生姜：汁，同香油，入酒。

补骨脂：同茴香、辣桂末，酒服。

干藕：同茴香末，日服。

荷叶：烧研，童尿服，利血甚效。

白莴苣子：同乳香、乌梅、白术服，止痛。

胡桃：擂酒。

杏枝、松节、白杨皮：并煎酒服。

羊角：砂糖水炒焦，酒服，止痛。

雄鸡血：和酒热饮至醉，痛立止也。

鲍鱼：煎服，主损伤，瘀血在四肢不收者。

麻油：入酒服，烧热地卧之，觉即疼肿俱消。

猪肉：伤损血在胸膈不食者，生剁，温水送下一钱，即思食。

贰 外治散瘀接骨

大黄：姜汁调涂，一夜变色。

糯米：寒食浸至小满，晒研，如用，水调涂之。

白杨皮：血沥在骨肉间，痛不可忍，杂五木煎汤服之。

乌鸡：一切折伤，兽触胸腹者，连毛捣烂醋和，隔布揭之，待振寒欲吐，徐取下，再上。

牛马血：折伤垂死，破牛或马腹纳入，浸热血中，即愈。

地黄：炒热杵泥。

麦麸：醋炒。

麦面：水和，并服。

稗草、绿豆粉：炒紫。

豆黄、豆腐：贴，频易。

酒糟、葱白：煨。

萝卜、生姜：同葱白、面炒。汁，同酒调面。

桃仁、李核仁、肥皂：醋调。

桑白皮：煎膏。

鳖肉：生捣。

龟肉、摄龟：并生捣。

羊脂、野驼脂、犛牛酥、牛髓、猪髓：并摩。

猪肉：炙贴。

牛肉：炙贴。

栗子：筋骨断碎，瘀血肿痛，生嚼涂之，有效。

蟹肉：筋骨折伤断绝，连黄捣泥，微纳�],筋即连也。

母猪蹄：煮，洗伤挞诸败疮。

五灵脂：骨折肿痛，同白及、乳、没，油调涂。接骨，同茴香，先傅乳香，次涂小米粥，乃上药，帛裹木夹，三五日效。

狗头骨：接骨，烧研，热醋调涂。

牛蹄甲：接骨，同乳、没烧研，黄米糊和傅。

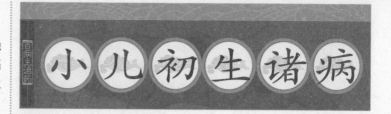

小儿初生诸病

壹 便闭

胡麻油：初生大小便不通，入芒硝少许，煎沸，徐灌即通。

甘草：同枳壳煎水灌。

葱白：尿不通，煎乳灌之。

贰 吐乳

蓬莪术：同绿豆煎乳，调牛黄服。

叁 囟陷

乌鸡骨：同地黄末服。

半夏：涂足心。

肆 囟肿

黄柏：水和，贴足心。

伍 流涎

半夏：同皂荚子仁，姜汁丸服。

桑白皮汁：涂。

天南星：水调贴足。

陆 项软

附子：同南星贴。

柒 行迟

五加皮：同木瓜末服。

捌 夜啼

当归：胎寒好啼，日夜不止，焙研，乳和灌。

刘寄奴：同地龙为末服。

胡粉：水服三豆。

硫黄：同黄丹煅，埋过，丸服。

牛黄：乳汁化豆许灌。

巴豆：［时珍曰］小儿夜啼，多是停乳腹痛，余每以蜡匮巴豆药一二丸服之，屡效。

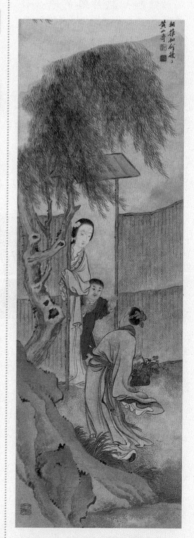

近代画家黄山寿所绘《卖药图》

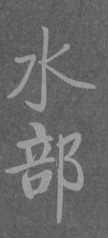

彩·绘·图·解

本·草·纲·目

水部

○李

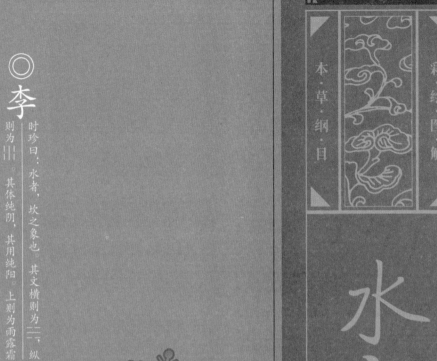

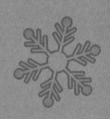

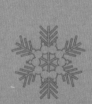

时珍曰：水者，坎之象也。其文横则为二，纵则为川。其体纯阴，其用纯阳。上则为雨露霜雪，下则为海河泉井。流止寒温，气之所钟既异，甘淡咸苦，味之所入不同。是以昔人分别九州水土，以辨人之美恶寿夭。盖水为万化之源，土为万物之母。饮资于水，食资于土。饮食者，人之命脉也，而营卫赖之。故曰：水去则营竭，谷去则卫亡。然则水之性味，尤谟疾卫生者之所当潜心也。

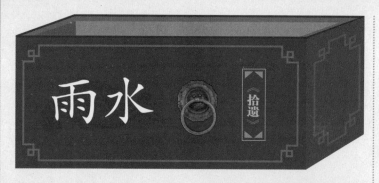

雨水 《拾遗》

释名

[时珍曰]地气升为云，天气降为雨，故人之汗，以天地之雨名之。

气味

咸，平，无毒。

立春雨水

主治

宜煎发散及补中益气药。（时珍）

发明

[时珍曰]虞抟《医学正传》云：立春节雨水，其性始是春升生发之气，故可以煮中气不足、清气不升之药。古方妇人无子，是日夫妇各饮一杯，还房有孕，亦取其资始发育万物之义也。

梅雨水

主治

洗疮疥，灭瘢痕，入酱易熟。（藏器）

发明

[藏器曰]江淮以南，地气卑湿，五月上旬连下旬尤甚。月令土润溽暑，是五月中气。过此节以后，皆须曝书画。梅雨沾衣，便腐黑。浣垢如灰汁，有异他水。但以梅叶汤洗之乃脱，余并不脱。

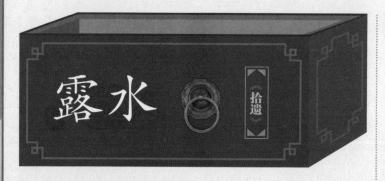

露水 《拾遗》

释名

[时珍曰]露者，阴气之液也，夜气着物而润泽于道傍也。

气味

甘，平，无毒。

主治

禀肃杀之气，宜煎润肺杀祟之药，及调疥癣虫癞诸散。（虞抟）

百草头上秋露，未晞时收取，愈百疾，止消渴，令人身轻不饥，悦泽。别有化云母作粉服法。（藏器）

八月朔日收取，摩墨点太阳穴，止头痛，点膏肓穴，治劳瘵，谓之天灸。（时珍）

百花上露，令人好颜色。（藏器）

发明

[藏器曰]薛用弱《续齐谐记》云：司农邓绍，八月朝入华山，见一童子，以五采囊盛取柏叶下露珠满囊。绍问之。答云：赤松先生取以明目也。今人八月朝作露华囊，象此也。又郭宪《洞冥记》云：汉武帝时，有吉云国，出吉云草，食之不死。日照之，露皆五色。东方朔得玄、青、黄三露，各盛五合，以献于帝。赐群臣服之，病皆愈。

[时珍曰]秋露造酒最清冽。姑射神人吸风饮露。汉武帝作金盘承露，和玉屑服食。杨贵妃每晨吸花上露，以止渴解酲。番国有蔷薇露，甚芬香，云是花上露水，未知是否。

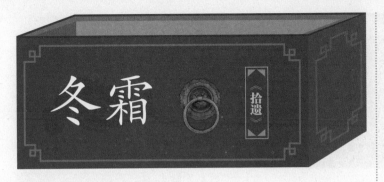

冬霜 《拾遗》

气味

甘，寒，无毒。

主治

食之解酒热，伤寒鼻塞，酒后诸热面赤者。（藏器）

和蚌粉，傅暑月痱疮，及腋下赤肿，立瘥。（陈承）

附方

◎寒热疟疾。秋后霜一钱半，热酒服之。（《集玄方》）

释名

[时珍曰]阴盛则露凝为霜，霜能杀物而露能滋物，性随时异也。《乾象占》云：天气下降而为露，

清风薄之而成霜。霜所以杀万物，消祸沴。当降而不降，当杀物而不杀物，皆政弛而慢也。不当降而降，不当杀物而杀物，皆政急而残也。

疫，小儿热痫狂啼，大人丹石发动，酒后暴热，黄疸，仍小温服之。（藏器）

洗目，退赤。（张从正）

煎茶煮粥，解热止渴。（吴瑞）

宜煎伤寒火暍之药，抹痱亦良。（时珍）

发明

[宗奭曰]腊雪水，大寒之水也，故治已上诸病。

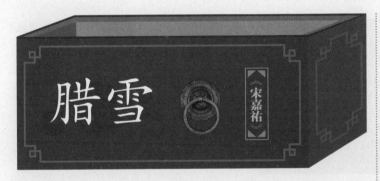

腊雪 《宋嘉祐》

释名

[时珍曰]按刘熙《释名》云：雪，洗也。洗除瘴疠虫蝗也。凡花五出，雪花六出，阴之成数也。冬至后第三戊为腊，腊前三雪，大宜菜麦，又杀虫蝗。

腊雪密封阴处，数十年亦不坏；用水浸五谷种，则耐旱不生虫。洒几席

间，则蝇自去；淹藏一切果食，不蛀蠹，岂非除虫蝗之验乎。[藏器曰]春雪有虫，水亦易败，所以不收。

气味

甘，冷，无毒。

主治

解一切毒，治天行时气温

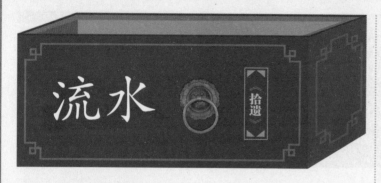

流水 《拾遗》

水，一名劳水。

集解

[时珍曰]流水者，大而江河，小而溪涧，皆流水也。

东流水

千里水、东流水、甘烂

气味

甘，平，无毒。

主治

病后虚弱，扬之万遍，煮药禁神最验。（藏器）

主五劳七伤，肾虚脾弱，阳盛阴虚，目不能瞑，及霍乱吐利，伤寒后欲作奔豚。（时珍）

逆流水

主治

中风卒厥、头风、疟疾、咽喉诸病，宣吐痰饮。（时珍）

发明

[时珍曰]劳水即扬泛水，张仲景谓之甘烂水。用流水二斗，置大盆中，以杓高扬之千万遍，有沸珠相逐，乃取煎药。盖水性本咸而体重，劳之则甘而轻，取其不助肾气而益脾胃也。

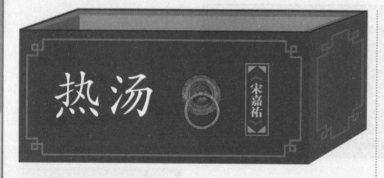

热汤 宋嘉祐

释名

百沸汤、麻沸汤、太和汤。

气味

甘，平，无毒。

主治

助阳气，行经络。（宗奭）

熨霍乱转筋入腹及客忤死。（《嘉祐》）

发明

[宗奭曰]热汤能通经络，患风冷气痹人，以汤淋脚至膝上，厚覆取汗周身，然别有药，亦假阳气而行尔。四时暴泄痢，四肢冷，脐腹疼，深汤中坐，浸至腹上，频频作之，生阳诸药，无速于此。虚寒人始坐汤中必颤，仍常令人伺守之。

[张从正曰]凡伤寒伤风伤食伤酒，初起无药，便饮太和汤碗许，或酸齑汁亦可，以手揉肚，觉恍惚，再饮再揉，至无所容，探吐，汗出则已。

[时珍曰]张仲景治心下痞，按之濡，关上脉浮，大黄黄连泻心汤，用麻沸汤煎之，取其气薄而泄虚热也。朱真人《灵验篇》云：有人患风疾数年，掘坑令坐坑内，解衣，以热汤淋之，良久以篝盖之，汗出而愈。此亦通经络之法也。时珍常推此意，治寒湿加艾煎汤，治风虚加五枝或五加煎汤淋洗，觉效更速也。

附方

◎冻疮不瘥。热汤洗之。（陈藏器）

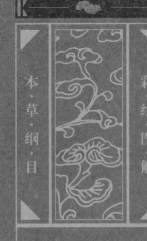

○李

时珍曰：石者，气之核、土之骨也。大则为岩巉，细则结而为丹青，气之化也。其精为金为玉，其毒为礜为砒，气之凝也。则为砂尘。…或自动而静，则液而为砚录。其变也，乳卤成石是也。…草木成石是也。飞走含灵之为石，自有情而之无情也。…雷震星陨之为石，自无形而成有形也。大块赋生，鸿钧炉鞴，金石虽若顽物，而造化无穷焉，身家饮馔，财剂卫养，金石虽曰苑瑶，而利用无穷焉。是以《禹贡》《周官》列其土产，《农经》《轩典》详其性功，亦良相、良医之所当注意者也。

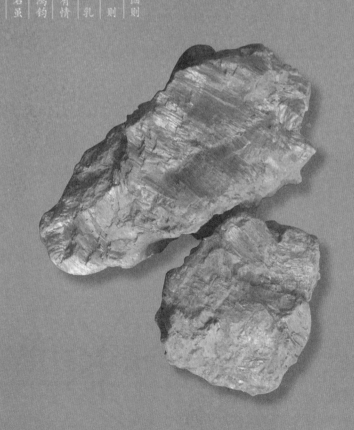

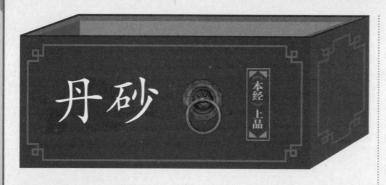

丹砂

本经 · 上品

释名

朱砂。［时珍曰］丹乃石名，其字从井中一点，象丹在井中之形，义出许慎《说文》。后人以丹为朱色之名，故呼朱砂。

集解

［时珍曰］丹砂以辰、锦者为最。麻阳即古锦州地。佳者为箭镞砂，结不实者为肺砂，细者为末砂。色紫不染纸者为旧坑砂，为上品；色鲜染纸者为新坑砂，次之。

修治

［时珍曰］今法唯取好砂研末，以流水飞三次用。其末砂多杂石末、铁屑，不堪入药。又法：以绢袋盛砂，用荞麦灰淋汁，煮三伏时取出，流水浸洗过，研粉飞晒用。又丹砂以石胆、消石和埋土中，可化为水。

气味

甘，微寒，无毒。

主治

身体五脏百病，养精神，安魂魄，益气明目，杀精魅邪恶鬼。久服通神明不老。能化为汞。（《本经》）

通血脉，止烦满消渴，益精神，悦泽人面，除中恶腹痛，毒气疥瘘诸疮。轻身神仙。（《别录》）

镇心，主尸痓抽风。（甄权）

润心肺，治疮痂息肉，并涂之。（《大明》）

治惊痫，解胎毒痘毒，驱邪疟，能发汗。（时珍）

发明

［保昇曰］朱砂法火色赤而主心。

［杲曰］丹砂纯阴，纳浮溜之火而安神明，凡心热者非此不能除。

［好古曰］乃心经血分主药，主命门有余。

［青霞子曰］丹砂外包

八石，内含金精，禀气于甲，受气于丙，出胎见壬，结块成庚，增光归戊，阴阳升降，各本其原，自然不死。若以气衰血败，体竭骨枯，八石之功，稍能添益。若欲长生久视，保命安神，须饵丹砂。且丹石见火，悉成灰烬；丹砂伏火，化为黄银。能重能轻，能神能灵，能黑能白，能暗能明。一斛人擎，力难升举；万斤遇火，轻速上腾。鬼神寻求，莫知所在。

［时珍曰］丹砂生于炎方，禀离火之气而成，体阳而性阴，故外显丹色而内含真汞。其气不热而寒，离中有阴也。其味不苦而甘，火中有土也。是以同远志、龙骨之类，则养心气；同当归、丹参之类，则养心血；同枸杞、地黄之类，则养肾；同厚朴、川椒之类，则养脾；同南星、川乌之类，则祛风。可以明目，可以安胎，可以解毒，可以发汗，随佐使而见功，无所往而不可。夏子益《奇疾方》云：凡人自觉本形作两人，并行并卧，不辨真假者，离魂病也。用辰砂、人参、茯苓，浓煎日饮，真者气爽，假者化也。《类编》云：钱丕少卿夜多噩梦，通宵不寐，自虑非吉。遇

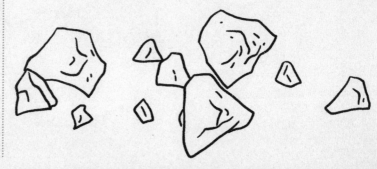

邓州推官胡用之曰：昔常如此。有道士教戴辰砂如箭镞者，涉旬即验，四五年不复有梦。因解髻中一绛囊遗之。即夕无梦，神魂安静。道书谓丹砂辟恶安魂，观此二事可征矣。

[《抱朴子》曰] 临沅县廖氏家，世世寿考。后徙去，子孙多夭折。他人居其故宅，复多寿考。疑其井水赤，乃掘之，得古人埋丹砂数十斛也。饮此水而得寿，况炼服者乎？

[颂曰] 郑康成注《周礼》，以丹砂、石胆、雄黄、矾石、慈石为五毒。古人唯以攻疮疡，而《本经》以丹砂为无毒，故多炼治服食，鲜有不为药患者，岂五毒之说胜乎？当以为戒。

[宗奭曰] 朱砂镇养心神，但宜生使。若炼服，少有不作疾者。一医疾，服伏火者数粒，一旦大热，数夕而毙。沈存中云：表兄李胜炼朱砂为丹，岁余，沐浴再入鼎，误遗一块。其徒丸服之，遂发懵冒，一夕而毙。夫生朱砂，初生小儿便可服；因火力所变，遂能杀人，不可不谨。

[陈文中曰] 小儿初生，便服朱砂、轻粉、白蜜、黄连水，欲下胎毒。此皆伤脾败阳之药，轻粉下痰损心，朱砂下涎损神，儿实者服之软弱，弱者服之易伤，变生诸病也。

[时珍曰] 叶石林《避暑录》载：林彦振、谢任伯皆服伏火丹砂，俱病脑疽死。张杲《医说》载：张恕服食丹砂，病中消数年，发鬓疽而死。皆可为服丹之戒。而周密《野语》载：临川周推官平生

屡弱，多服丹砂、乌、附药，晚年发背疽。医悉归罪丹石，服解毒药不效。疡医老祝诊脉曰：此乃极阴证，正当多服伏火丹砂及三建汤。乃用小剂试之，复作大剂，三日后用膏敷贴，半月而疮平，凡服三建汤一百五十服。此又与前诸说异。盖人之脏腑禀受万殊，在智者辨其阴阳脉证，不以先入为主。非妙入精微者，不能企此。

附方

◎明目轻身，去三尸，除疮癞。美酒五升，浸朱砂五两，五宿，日干研末，蜜丸小豆大。每服二十九，白汤下，久服见效。（《卫生易简方》）

◎神注丹方。白茯苓四两，糯米酒煮，软竹刀切片，阴干为末，入朱砂末二钱，以乳香水打糊丸梧子大，朱砂末二钱为衣。阳日二九，阴日一九。要秘精，新汲水下；要逆气过精，温酒下。并空心。（王好古《医垒元戎》）

◎乌髭变白。小雌鸡二只，只与乌油麻一件同水饲之。放卵时，收取先放者打窍，以朱砂末填入糊定，同众卵抱出鸡取出，其药自然结实，研粉，蒸饼和丸绿豆大。每酒下五七九。不唯变白，亦且愈疾。（《张潞方》）

◎小儿初生六日，解胎毒，温肠胃，壮气血。朱砂豆大，细研，蜜一枣大，调与吮之，一日令尽。（姚和众《至宝方》）

◎预解痘毒，初发时或未出时。以朱砂末半钱，蜜水调服。多者可少，少者可无，重者可轻也。（《丹溪方》）

◎小儿惊热，夜卧多啼。朱砂半两，牛黄一分，为末。每服一字，犀角磨水调下。（《普济方》）

◎惊忤不语。打扑惊忤，血入心窍，不能言语。朱砂为末，以雄猪心血和，丸麻子大。每枣汤下七九。（《直指方》）

◎产后癫狂。败血及邪气入心，如见祟物，癫狂。用大辰砂一二钱，研细飞过，用饮儿乳汁三、四茶匙调湿，以紫项地龙一条入药，滚三滚，刮净，去地龙不用，入无灰酒一盏，分作三四次服。（《何氏方》）

◎心虚遗精。猪心一个，批片相连，以飞过朱砂末掺入，线缚，白水煮熟食之。（《唐瑶经验方》）

◎男妇心痛。朱砂、明矾枯等分，为末。沸汤调服。（《摘玄方》）

◎诸般吐血。朱砂、蛤粉等分，为末。酒服二钱。又方：丹砂半两，金薄四片，蚯蚓三条，同研，丸小豆大。每冷酒下二九。（《圣济录》）

◎妊妇胎动。朱砂末一钱，和鸡子白三枚，搅匀顿服。胎死即出，未死即安。（《普济方》）

◎目生障翳。生辰砂一块，日日擦之，自退。王居云病此，用之如故。（《普济方》）

◎目生弩肉及珠管。真丹、贝母等分，为末。点注，日三四度。（《肘后方》）

◎木蛭疮毒。南方多雨，有物曰木蛭，大类鼻涕，生于古木之上，闻人气则闪闪而动。人过其下，堕人体间，即立成疮，久则遍体。唯以朱砂、麝香涂之，即愈。（张杲《医说》）

◎伤寒发汗。《外台秘要》：治伤寒时气温疫，头痛壮热脉盛，始得一二日者。取真丹一两，水一斗，煮一升，顿服，覆被取汗。忌生血物。《肘后》：用真丹末酒调，遍身涂之，向火坐，得汗愈。

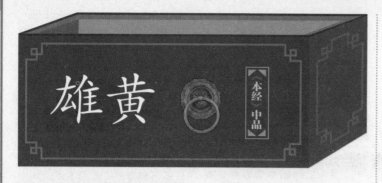

雄黄 本经中品

释名

黄金石、石黄、熏黄。

[普曰]雄黄生山之阳，是丹之雄，所以名雄黄也。

集解

[《别录》曰]雄黄生武都山谷、敦煌山之阳，采无时。

[时珍曰]武都水窟雄黄，北人以充丹砂，但研细色带黄耳。《丹房鉴源》云：雄黄千年化为黄金。武都者上，西番次之。铁色者上，鸡冠次之。

气味

苦，平、寒，有毒。

主治

寒热，鼠瘘恶疮，疽痔死肌，杀精物恶鬼邪气百虫毒，胜五兵。炼食之，轻身神仙。（《本经》）

疗疥虫䘌疮，目痛，鼻中瘜肉，及绝筋破骨，百节中大风，积聚癖气，中恶腹痛鬼疰，杀诸蛇虺毒，解藜芦毒，悦泽人面。饵服之者，皆飞入脑中，胜鬼神，延年益寿，保中不饥。得铜可作金。（《别录》）

主疥癣风邪，癫痫岚瘴，

中间栏：

一切虫兽伤。（《大明》）

搜肝气，泻肝风，消涎积。（好古）

治疟疾寒热，伏暑泄痢，酒饮成癖，惊痫，头风眩运，化腹中瘀血，杀劳虫疳虫。（时珍）

发明

[权曰]雄黄能杀百毒，辟百邪，杀蛊毒。人佩之，鬼神不敢近；入山林，虎狼伏；涉川水，毒物不敢伤。

[《抱朴子》曰]带雄黄入山林，即不畏蛇。若蛇中人，以少许傅之，登时愈。吴楚之地，暑湿郁蒸，多毒虫及射工、沙虱之类，但以雄黄、大蒜等分，合捣一丸佩之。或已中者，涂之亦良。

[宗奭曰]焚之，蛇皆远去。《唐书》云：甄立言究习方书，为太常丞。有尼年六十余，患心腹鼓胀，身体羸瘦，已二年。立言诊之，曰：腹内有虫，当是误食发而然。令饵雄黄一剂，须臾吐出一蛇，如拇指，无目，烧之犹有发气，乃愈。又《明皇杂录》云：有黄门奉使交广回。太医周顾曰：此人腹中有蛟龙。上惊问黄门有疾否？曰：臣驰马大庾岭，热困且渴，遂饮涧水，竟腹中坚痞如石。周遂以消石、雄黄煮服之。立吐一物，长数寸，大如指，视之鳞甲皆

具。此皆杀蛊毒之验也。

[颂曰]雄黄治疮疡尚矣。《周礼》：疡医，疗疡以五毒攻之。郑康成注云：今医方有五毒之药，作之，合黄堥，置石胆、丹砂、雄黄、矾石、慈石其中，烧之三日三夜，其烟上着，鸡羽扫取以注疮，恶肉破骨则尽出也。杨亿《笔记》载：杨嵎少时，有疡生于颊，连齿辅车，外肿若覆瓯，内溃出脓血，痛楚难忍，百疗弥年不瘥。人令依郑法烧药注之，少顷，朽骨连牙溃出，遂愈。信古方攻病之速也。黄堥（音武），即今有盖瓦合也。

[时珍曰]五毒药，《范汪东阳方》变为飞黄散，治缓疽恶疮，蚀恶肉。其法取瓦盆一个，安雄黄于中，丹砂居南。慈石居北，曾青居东，白石英居西，礜石居上，石膏次之，钟乳居下，雄黄覆之，云母布于下，各二两末。以一盆盖之，羊毛泥固济，作三隅灶，以陈苇烧一日，取其飞黄用之。夫雄黄乃治疮杀毒要药也，而入肝经气分，故肝风肝气、惊痫痰涎、头痛眩运、暑疟泄痢、积聚诸病，用之有殊功。又能化血为水。而方士乃炼治服饵，神异其说，被其毒者多矣。按洪迈《夷坚志》云：虞雍公允文感暑痢，连月不瘥。忽梦至一处，见一人如仙官，延之坐。壁间有药方，其辞云：暑毒在脾，湿气连脚；不泄则痢，不痢则疟。独炼雄黄，蒸饼和药；别作治疗，医家大错。公依方。用雄黄水飞九度，竹筒盛，蒸七次，研末，蒸饼和丸梧子大。每甘草汤下七丸，日三服。果愈。《太平广记》载成都刘无名服雄黄长生之说，方士言尔，不可信。

雌黄

释名

[时珍曰] 生山之阴，故曰雌黄。《土宿本草》云：阳气未足者为雌，已足者为雄，相距五百年而结为石。造化有夫妇之道，故曰雌雄。

集解

[《别录》曰] 雌黄生武都山谷，与雄黄同山生。其阴山有金，金精熏则生雌黄。采无时。

[弘景曰] 今雌黄出武都仇池者，谓之武都仇池黄，色小赤。出扶南林邑者，谓之昆仑黄，色如金，而似云母甲错，画家所重。既有雌雄之名，又同山之阴阳，合药便当以武都为胜。《仙经》无单服法，唯以合丹砂、雄黄飞炼为丹尔。金精是雌黄，铜精是空青，而服空青反胜于雌黄，其义难了。

气味

辛，平，有毒。

主治

恶疮头秃痂疥，杀毒虫虱身痒邪气诸毒。炼之久服，轻身增年不老。（《本经》）

蚀鼻内瘜肉，下部䘌疮，身面白驳，散皮肤死肌，及恍惚邪气，杀蜂蛇毒。久服令人脑满。（《别录》）

治冷痰劳嗽，血气虫积，心腹痛，癫痫，解毒。（时珍）

发明

[保昇曰] 雌黄法土，故色黄而主脾。

[时珍曰] 雌黄、雄黄同产，但以山阳山阴受气不同分别。故服食家重雄黄，取其得纯阳之精也；雌黄则兼有阴气故尔。若夫治病，则二黄之功亦仿佛，大要皆取其温中、搜肝杀虫、解毒祛邪焉尔。

附方

◎反胃吐食。雌黄一分，甘草生半分，为末，饭丸梧子大。以五叶草、糯米煎汤，每服四丸。（《圣济录》）

◎停痰在胃，喘息不通，呼吸欲绝。雌黄一两，雄黄一钱，为末，化蜡丸弹子大。每服一丸，半夜时投热糯米粥中食之。（《济生方》）

◎心痛吐水，不下饮食，发止不定。雌黄二两，醋二斤，慢火煎成膏，用干蒸饼和，丸梧子大，每服七丸，姜汤下。（《圣惠方》）

◎妇人久冷，血气攻心，痛不止。以叶子雌黄二两，细研，醋一升，煎浓，和丸小豆大，每服十五丸，醋汤下。（《圣惠方》）

◎小腹痛满，天行病，小腹满，不得小便。雌黄末蜜丸，纳尿孔中，入半寸。（《肘后方》）

◎肾消尿数。干姜半两，以盐四钱炒黄成颗，雌黄一两半，为末，蒸饼和丸绿豆大。每服十九至三十九，空心盐汤下。（《圣济录》）

◎小便不禁。颗块雌黄一两半研，干姜半两、盐四钱同炒姜色黄，为末，水和蒸饼丸绿豆大。每服十九至二十九，空心盐汤下之。（《经验方》）

◎癫痫瘛疭，眼暗嚼舌。雌黄、黄丹炒各一两，为末，入麝香少许，以牛乳汁半升熬成膏，和杵千下，丸麻子大。每温水服三五丸。（《直指方》）

◎肺劳咳嗽。雌黄一两，入瓦合内，不固济，坐地上，以灰焙之，厚二寸。以炭一斤簇定顶，火煅三分去一，退火出毒，为末，糖酥和丸粟米大。每日空心杏仁汤下三九。（《斗门方》）

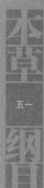

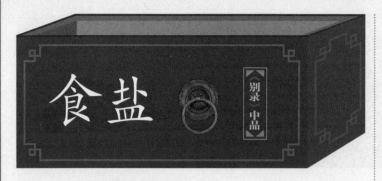

食盐

别录 中品

鹾。[时珍曰] 盐字象器中煎卤之形。许慎《说文》云：盐，咸也。东方谓之斥，西方谓之卤，河东谓之咸。

[时珍曰] 盐品甚多：海盐取海卤煎炼而成，今辽冀、山东、两淮、闽浙、广南所出是也。井盐取井卤煎炼而成，今四川、云南所出是也。池盐出河东安邑、西夏灵州，今唯解州种之。

大盐

气味

甘、咸，寒，无毒。

主治

肠胃结热喘逆，胸中病，令人吐。（《本经》）

伤寒寒热，吐胸中痰癖，止心腹卒痛，杀鬼蛊邪疰毒气，下部䘌疮，坚肌骨。（《别录》）

除风邪，吐下恶物，杀虫，去皮肤风毒，调和脏腑，消宿物，令人壮健。（藏器）

助水脏，及霍乱心痛，金疮，明目，止风泪邪气，一切虫伤疮肿火灼疮，长肉补皮肤，通大小便，疗疝气，滋五味。（《大明》）

空心揩齿，吐水洗目，夜见小字。（甄权）

解毒，凉血润燥，定痛止痒，吐一切时气风热、痰饮关格诸病。（时珍）

发明

[弘景曰] 五味之中，唯此不可缺。西北方人食不耐咸，而多寿少病好颜色；东南方人食绝欲咸，而少寿多病，便是损人伤肺之效。然以浸鱼肉，则能经久不败，以沾布帛，则易致朽烂，所施各有所宜也。

[宗奭曰]《素问》云：咸走血。故东方食鱼盐之人多黑色，走血之验可知。病喘嗽人及水肿者，宜全禁之。北狄用以淹尸，取其不坏也。其烧剥金银熔汁作药，仍须解州大盐为佳。

[时珍曰]《洪范》：水曰润下作咸。《素问》曰：水生咸。此盐之根源也。夫水周流于天地之间，润下之性无所不在，其味作咸，凝结为盐，亦无所不在。在人则血脉应之。盐之气味咸腥，人之血亦咸腥。咸走血，血病无多食咸，多食则脉凝泣而变色，从其类也。煎盐者用皂角收之，故盐之味微辛。辛走肺，咸走肾。喘嗽水肿消渴者，盐为大忌。或引痰吐，或泣血脉，或助水邪故也。然盐为百病之主，百病无不用之。故服补肾药用盐汤者，咸归肾，引药气入本脏也。补心药用炒盐者，心苦虚，以咸补之也。补脾药用炒盐者，虚则补其母，脾乃心之子也。治积聚结核用之者，咸能软坚也。诸痈疽眼目及血病用之者，咸走血也。诸风热病用之者，寒胜热也。大小便病用之者，咸能润下也。骨病齿病用之者，肾主骨，咸入骨也。吐药用之者，咸引水聚也。能收豆腐与此同义。诸蛊及虫伤用之者，取其解毒也。

[颂曰] 唐柳柳州纂《救三死方》云：元和十一年十月，得霍乱，上不可吐，下不可利，出冷汗三大斗许，气即绝。河南房伟传此方，入口即吐，绝气复通。一法用盐一大匙，熬令黄，童子小便一升，合和温服，少顷吐下，即愈也。

附方

◎中风腹痛。盐半斤，熬水干，着口中，饮热汤二斤，得吐愈。（《肘后方》）

◎一切脚气。盐三升，蒸热分裹，近壁，以脚踏之，令脚心热。又和槐白皮蒸之，尤良。夜夜用之。（《食疗本草》）

◎脚气疼痛。每夜用盐擦腿膝至足甲，淹少时，以热汤泡洗。有一人病此，曾用验。（《救急方》）

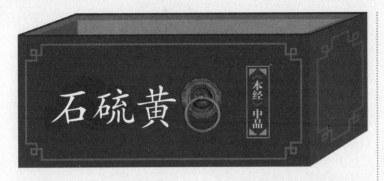

石硫黄

《本经》中品

释名

硫黄、黄硇砂、黄牙、阳候、将军。[时珍曰]硫黄禀纯阳火石之精气而结成，性质通流，色赋中黄，故名硫黄。含其猛毒，为七十二石之将，故药品中号为将军。外家谓之阳候，亦曰黄牙，又曰黄硇砂。

集解

[时珍曰]凡产石硫黄之处，必有温泉，作硫黄气。《庚辛玉册》云：硫黄有二种：石硫黄，生南海琉球山中；土硫黄，生于广南。以嚼之无声者为佳，舶上倭硫黄亦佳。今人用配消石作烽燧烟火，为军中要物。

修治

[时珍曰]凡用硫黄，入丸散用，须以萝卜剜空，入硫在内，合定，稻糠火煨熟，去其臭气；以紫背浮萍同煮过，消其火毒；以皂荚汤淘之，去其黑浆。一法：打碎，以绢袋盛，用无灰酒煮三伏时用。又消石能化硫为水，以竹筒盛硫埋马粪中一月亦成水，名硫黄液。

气味

酸，温，有毒。

主治

妇人阴蚀，疽痔恶血，坚筋骨，除头秃。能化金银铜铁奇物。（《本经》）

疗心腹积聚，邪气冷痛在胁，咳逆上气，脚冷疼弱无力，及鼻衄恶疮，下部䘌疮，止血，杀疥虫。（《别录》）

治妇人血结。（吴普）

下气，治腰肾久冷，除冷风顽痹，寒热。生用治疥癣，炼服主虚损泄精。（甄权）

壮阳道，补筋骨劳损，风劳气，止嗽，杀脏虫邪魅。（《大明》）

长肌肤，益气力，老人风秘，并宜炼服。（李珣）

主虚寒久痢，滑泄霍乱，补命门不足，阳气暴绝，阴毒伤寒，小儿慢惊。（时珍）

发明

[弘景曰]俗方用治脚弱及痼冷甚效。《仙经》颇用之，所化奇物，并是黄白术及合丹法。

[颂曰]古方未有服饵硫黄者。《本经》所用，止于治疮蚀、攻积聚、冷气脚弱等，而近世遂火炼治为常服丸散。观其治炼服食之法，殊无本源，非若乳石之有论议节度。故服之其效虽紧，而其患更速，可不戒之？土硫黄辛热腥臭，止可治疥杀虫，不可服。

[宗奭曰]今人治下元虚冷，元气将绝，久患寒泄，脾胃虚弱，垂命欲尽，服之无不效。中病当便已，不可尽剂。世人盖知用而为福，而不知其为祸，此物损益兼行故也。如病势危急，可加丸数服，少则不效，仍加附子、干姜、桂。

[好古曰]如太白丹、来复丹，皆用硫黄佐以消石，至阳佐以至阴，与仲景白通汤佐以人尿、猪胆汁大意相同。所以治内伤生冷、外冒暑热、霍乱诸病，能去格拒之寒，兼有伏阳，不得不尔。如无伏阳，只是阴虚，更不必以阴药佐之，何也？硫黄亦号将军，功能破邪归正，返滞还清，挺出阳精，消阴化魄。

[时珍曰]硫黄秉纯阳之精，赋大热之性，能补命门真火不足，且其性虽热而疏利大肠，又与躁涩者不同，盖亦救危妙药也。但炼制久服，则有偏胜之害。况服食者，又皆假此纵欲，自速其咎，于药何责焉？按孙升《谈圃》云：硫黄，神仙药也。每岁三伏日饵百粒，去脏腑积滞有验。但硫黄伏生于石下，阳气溶液凝结而就，其性大热，火炼服之，多发背疽。方勺《泊宅编》云：金液丹，乃硫黄炼成，纯阳之物，有痼冷者所宜。今夏至人多服之，反为大患。韩退之作文戒服食，而晚年服硫黄而死，可不戒乎？夏英公有冷病，服硫黄、钟乳，莫之纪极，竟以寿终，此其

禀受与人异也。洪迈《夷坚志》云：唐与正亦知医，能以意治疾。吴巡检病不得溲，卧则微通，立则不能涓滴，遍用通利药不效。唐问其平日自制黑锡丹常服，因悟曰：此必结砂时，硫飞去，铅不死。铅砂入膀胱，卧则偏重，犹可溲；立则正塞水道，故不通。取金液丹三百粒，分为十服，煎瞿麦汤下。铅得硫气则化，累累水道下，病遂愈。硫之化铅，载在经方，苟无通变，岂能臻妙？《类编》云：仁和县一吏，早衰齿落不已。一道人令以生硫黄入猪脏中煮熟捣丸，或入蒸饼丸梧子大，随意服之。饮啖倍常，步履轻捷，年逾九十，犹康健。后醉食牛血，遂洞泄如金水，尪悴而死。内医官管范云：猪肪能制硫黄，此用猪脏尤妙。王枢使亦常服之。

附方

◎硫黄杯。此杯配合造化，调理阴阳，夺天地冲和之气，乃水火既济之方。不冷不热，不缓不急，有延年却老之功，脱胎换骨之妙。大能清上实下，升降阴阳，通九窍，杀九虫，除梦泄，悦容颜，解头风，开胸膈，化痰涎，明耳目，润肌肤，添精髓，躅疽坠。又治妇人血海枯寒，赤白带下。其法用瓷碗以胡桃擦过，用无砂石硫黄生熔成汁，入明矾少许，则尘垢悉浮，以杖掠去，绵滤过，再入碗溶化，倾入杯内，荡成杯，取出，埋土中一夜，木贼打光用之。欲红入朱砂，欲青则入葡萄，研匀同煮成。每用热酒二杯，清早空心温服，则百病皆除，无出此方也。（《惠民和剂局方》）

◎阴证伤寒极冷，厥逆烦躁，腹痛无脉，危甚者。舶上硫黄为末，艾汤服三钱，就得睡汗出而愈。（《本事方》）

◎一切冷气，积块作痛。硫黄、焰消各四两结砂，青皮、陈皮各四两，为末，糊丸梧子大。每空心米饮下三十丸。（《鲍氏方》）

◎元脏冷泄，腹痛虚极。硫黄一两，黄蜡化丸梧子大。每服五丸，新汲水下。一加青盐二钱，蒸饼和丸，酒下。（《普济方》）

◎伤暑吐泻。硫黄、滑石等分为末。每服一钱，米饮下，即止。（《救急良方》）

◎下痢虚寒。硫黄半两，蓖麻仁七个，为末。填脐中，以衣隔，热汤熨之，止乃已。（《仁存方》）

◎肾虚头痛。《圣惠方》：用硫黄一两，胡粉为末，饭丸梧子大。痛时冷水服五丸，即止。《本事方》：用硫黄末、食盐等分，水调生面糊丸梧子大。每薄荷茶下五丸。《普济方》：用生硫黄六钱，乌药四钱，为末，蒸饼丸梧子大。每服三五丸，食后茶清下。

◎小儿口疮糜烂。生硫黄水调，涂手心、足心。效即洗去。（《危氏得效方》）

◎耳卒声闭。硫黄、雄黄等分研末。绵裹塞耳，数日即闻人语也。（《千金方》）

◎诸疮弩肉，如蛇出数寸。硫黄末一两，肉上薄之，即缩。（《圣惠方》）

◎痈疽不合。石硫黄粉，以箸蘸插入孔中，以瘥为度。（《外台秘要》）

◎一切恶疮。真君妙神散：用好硫黄三两，荞麦粉二两，为末，井水和捏作小饼，日干收之。临用细研，新汲水调傅之。痛者即不痛，不痛则即痛而愈。（《坦仙皆效方》）

◎疥疮有虫。硫黄末，以鸡子煎香油调搽，极效。（《救急良方》）

◎疠风有虫。硫黄末酒调少许，饮汁。或加大风子油更好。（《直指方》）

◎女子阴疮。硫黄末傅之，瘥乃止。（《肘后方》）

◎阴湿疮疮。硫黄傅之，日三。（《梅师方》）

◎风毒脚气痹弱。硫黄末三两，钟乳五升，煮沸入水，煎至三升，每服三合。又法：牛乳三升，煎一升半，以五合调硫黄末一两服，厚盖取汗，勿见风。未汗再服，将息调理数日，更服。北人用此多效。亦可煎为丸服。（《肘后方》）

◎元脏久冷，腹痛虚泄。里急玉粉丹：用生硫黄五两，青盐一两，细研，以蒸饼丸绿豆大。每服五丸，空心热酒下，以食压之。（《经验方》）

◎气虚暴泄，日夜三二十行，腹痛不止，夏月路行，备急最妙。朝真丹：用硫黄二两，枯矾半两，研细。水浸蒸饼丸梧子大，朱砂为衣。每服十五丸至二十丸，温水下，或盐汤任下。（孙尚药《秘宝方》）

◎伏暑伤冷，二气交错，中脘痞结，或泄或呕，或霍乱厥逆。二气丹：硫黄、消石等分研末，石器炒成沙，再研，糯米糊丸梧子大。每服四十丸，新井水下。（《济生方》）

◎小儿吐泻，不拘冷热，惊吐反胃，一切吐利，诸治不效者。二气散：用硫黄半两，水银二钱半，研不见星。每服一字至半钱，生姜水调下，其吐自止。或同炒结砂为丸，方见灵砂下。（《钱氏小儿方》）

◎脾虚下白，脾胃虚冷，停水滞气，凝成白涕下出。舶上硫黄一两研末，炒面一分同研，滴冷热水丸梧子大。每米汤下五十丸。（杨子建《护命方》）

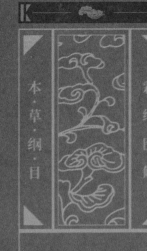

彩·绘·图·解

本·草·纲·目

草部

◎李

时珍曰：天造地化而草木生焉。刚交于柔而成

根荄，柔交于刚而成枝干。叶萼属阳，华实属

阴。由是草中有木，木中有草。得气之粹者为良，得气之戾

者为毒。故有五形焉，金、木、水、火、土，五气焉，香

臭、臊、腥、膻，五色焉，青、赤、黄、白、黑，五味焉，

酸、苦、甘、辛、咸，五性焉，寒、热、温、凉、平，五用

焉，升、降、浮、沉、中。

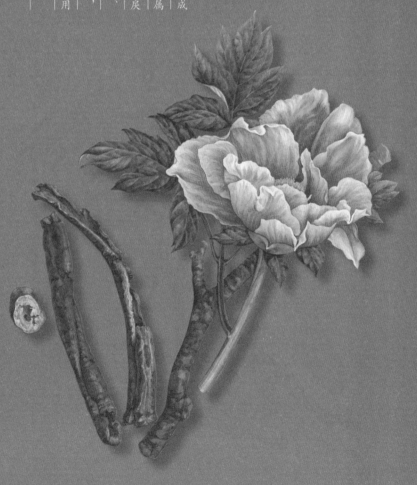

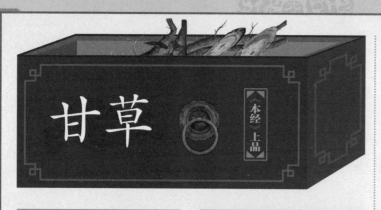

甘草

《本经》上品

释名

蜜甘、国老。[弘景曰]国老即帝师之称，虽非君而为君所宗，是以能安和草石而解诸毒也。[甄权曰]诸药中甘草为君，治七十二种乳石毒，解一千二百般草木毒，调和众药有功，故有国老之号。

集解

[时珍曰]按沈括《笔谈》云：《本草注》，引《尔雅》蘦大苦之注为甘草者，非矣。郭璞之注，乃黄药也，其味极苦，故谓之大苦，非甘草也。甘草枝叶悉如槐，高五六尺，但叶端微尖而糙涩，似有白毛，结角如相思角，作一本生，至熟时角坼，子扁如小豆，极坚，齿啮不破，今出河东西界。寇氏《衍义》亦取此说，而不言大苦非甘草也。以理度之，郭说形状殊不相类，沈说近之。今人唯以大径寸而结紧断纹者为佳，谓之粉草。其轻虚细小者，皆不及之。刘绩《霏雪录》，言安南甘草大者如柱，土人以架屋，不识果然否也？

修治

[时珍曰]方书炙甘草皆用长流水蘸湿炙之，至熟刮去赤皮，或用浆水炙熟，未有酥炙、酒蒸者。大抵补中宜炙用，泻火宜生用。

气味

甘，平，无毒。

主治

五脏六腑寒热邪气，坚筋骨，长肌肉，倍气力，金疮尰，解毒。久服轻身延年。（《本经》尰音时勇切，肿也。）

温中下气，烦满短气，伤脏咳嗽，止渴，通经脉，利血气，解百药毒，为九土之精，

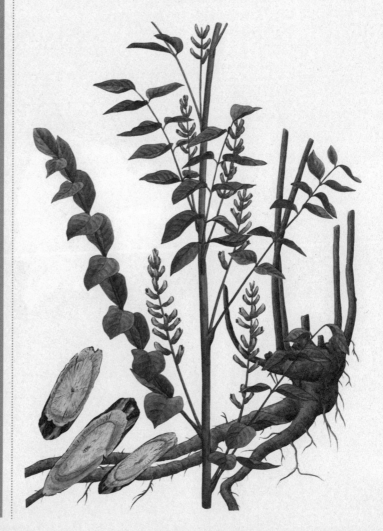

安和七十二种石，一千二百种草。（《别录》）

主腹中冷痛，治惊痫，除腹胀满，补益五脏，肾气内伤，令人阴不痿，主妇人血沥腰痛，凡虚而多热者加用之。（甄权）

安魂定魄，补五劳七伤，一切虚损，惊悸烦闷健忘，通九窍，利百脉，益精养气，壮筋骨。（《大明》）

生用泻火热，熟用散表寒，去咽痛，除邪热，缓正气，养阴血，补脾胃，润肺。（李杲）

吐肺痿之脓血，消五发之疮疽。（好古）

解小儿胎毒惊痫，降火止痛。（时珍）

梢

主治

生用治胸中积热，去茎中痛，加酒煮玄胡索、苦楝子尤妙。（元素）

头

主治

生用能行足厥阴、阳明二经污浊之血，消肿导毒。（震亨）

主痈肿，宜入吐药。（时珍）

发明

[震亨曰] 甘草味甘，大缓诸火，黄中通理，厚德载物之君子也。欲达下焦，须用梢子。

[杲曰] 甘草气薄味厚，可升可降，阴中阳也。阳不足者，补之以甘。甘温能除大热，故生用则气平，补脾胃不足而大泻心火；炙之则气温，补三焦元气而散表寒，除邪热，去咽痛，缓正气，养阴血。凡心火乘脾，腹中急痛，腹皮急缩者，宜倍用之。其性能缓急，而又协和诸药，使之不争。故热药得之缓其热，寒药得之缓其寒，寒热相杂者用之得其平。

[时珍曰] 甘草外赤中黄，色兼坤离；味浓气薄，资全土德。协和群品，有元老之功；普治百邪，得王道之化。赞帝力而人不知，敛神功而己不与，可谓药中之良相也。然中满、呕吐、酒客之病，不喜其甘；而大戟、芫花、甘遂、海藻，与之相反。是亦迂缓不可以救昏昧，而君子尝见嫉于宵人之意欤？

[颂曰] 按孙思邈《千金方》论云：甘草解百药毒，如汤沃雪。有中乌头、巴豆毒，甘草入腹即定，验如反掌。方称大豆汁解百药毒，予每试之不效，加入甘草为甘豆汤，其验乃奇也。又葛洪《肘后备急方》云：席辩刺史尝言岭南俚人解蛊毒药，并是常用之物，畏人得其法，乃言三百头牛药，或言三百两银药。久与亲狎，乃得其详。凡饮食时，先取炙熟甘草一寸，嚼之咽汁，若中毒随即吐出。仍以炙甘草三两，生姜四两，水六升，煮二升，日三服。或用都淋藤、黄藤二物，酒煎温常服，则毒随大小溲出。又常带甘草数寸，随身备急。若经含甘草而食物不吐者，非毒物也。

◎伤寒咽痛少阴证。甘草汤主之。用甘草二两，蜜水炙，水二升，煮一升半，服五合，日二服。（张仲景《伤寒论》）

◎小儿遗尿。大甘草头煎汤，夜夜服之。（《危氏得效方》）

◎小儿羸瘦。甘草三两，炙焦为末，蜜丸绿豆大。每温水下五丸，日二服。（《金匮玉函》）

◎阴头生疮。蜜煎甘草末，频频涂之神效。（《千金方》）

◎阴下湿痒。甘草煎汤，日洗三五度。（《古今录验》）

◎代指肿痛。甘草煎汤渍之。（《千金方》）

◎汤火灼疮。甘草煎蜜涂。（《李楼奇方》）

◎伤寒心悸脉结代。甘草二两，水三升，煮一半，服七合，日一服。（《伤寒类要》）

◎肺热喉痛有痰热者。甘草炒二两，桔梗米泔浸一夜一两，每服五钱，水一钟半，入阿胶半片，煎服。（钱乙《直诀》）

◎舌肿塞口。甘草煎浓汤，热漱频吐。（《圣济总录》）

◎初生便闭。甘草、枳壳煨各一钱，水半盏煎服。（《全幼心鉴》）

◎婴儿慢肝风（目涩，月内目闭不开，或肿羞明，或出血）。用甘草一截，以猪胆汁炙为末，每用米泔调少许灌之。（《幼幼新书》）

◎小儿热嗽。甘草二两，猪胆汁浸五宿，炙研末，蜜丸绿豆大，食后薄荷汤下十九。名凉膈散。（《圣惠方》）

◎小儿尿血。甘草一两二钱，水六合，煎二合，一岁儿一日服尽。（《至宝方》）

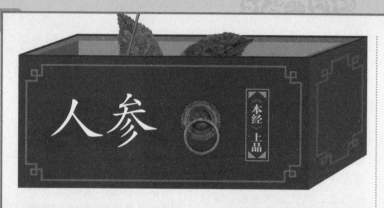

人参

《本经》上品

释名

人葠、血参、人衔、鬼盖、神草、土精、地精。

[时珍曰]人葠年深，浸渐长成者，根如人形，有神，故谓之人葠、神草。

集解

[时珍曰]上党，今潞州也。民以人参为地方害，不复采取。今所用者皆是辽参。亦可收子，于十月下种，如种菜法。秋冬采者坚实，春夏采者虚软，非地产有虚实也。辽参连皮者黄润色如防风，去皮者坚白如粉，伪者皆以沙参、荠苨、桔梗采根造作乱之。沙参体虚无心而味淡，荠苨体虚无心，桔梗体坚有心而味苦。人参体实有心而味甘，微带苦，自有余味，俗名金井玉阑也。其似人形者，谓之孩儿参，尤多赝伪。

根

气味

甘，微寒，无毒。

主治

补五脏，安精神，定魂魄，止惊悸，除邪气，明目开心益智。久服轻身延年。（《本经》）

主五劳七伤，虚损瘦弱，止呕哕，补五脏六腑，保中守神。消胸中痰，治肺痿及痫疾，冷气逆上，伤寒不下食，凡虚而多梦纷纭者加之。（甄权）

治肺胃阳气不足，肺气虚促，短气少气，补中缓中，泻心肺脾胃中火邪，止渴生津液。（元素）

治男妇一切虚证，发热自汗，眩运头痛，反胃吐食，痎疟，滑泻久痢，小便频数淋沥，劳倦内伤，中风中暑，痿痹，吐血嗽血下血，血淋血崩，胎前产后诸病。（时珍）

发明

[弘景曰]人参为药切要，与甘草同功。

[杲曰]人参甘温，能补肺中元气，肺气旺则四脏之气皆旺，精自生而形自盛，肺主诸气故也。张仲景云，病人汗后身热亡血脉沉迟者，下痢身凉脉微血虚者，并加人参。古人血脱者益气，盖血不自生，须得生阳气之药乃生，阳生则阴长，血乃旺也。若单用补血药，血无由而生矣。《素问》

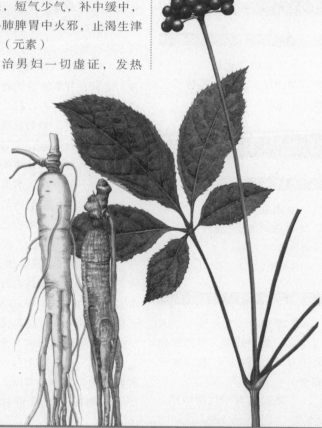

言：无阳则阴无以生，无阴则阳无以化。故补气须用人参，血虚者亦须用之。《本草十剂》云：补可去弱，人参、羊肉之属是也。盖人参补气，羊肉补形，形气者，有无之象也。

[好古曰] 洁古老人言，以沙参代人参，取其味甘也。然人参补五脏之阳，沙参补五脏之阴，安得无异？虽云补五脏，亦须各用本脏药相佐使引之。

[言闻曰] 人参生用气凉，熟用气温；味甘补阳，微苦补阴。气主生物，本乎天；味主成物，本乎地。气味生成，阴阳之造化也。凉者，高秋清肃之气，天之阴也，其性降；温者，阳春生发之气，天之阳也，其性升。甘者，湿土化成之味，地之阳也，其性浮；微苦者，火土相生之味，地之阴也，其性沉。人参气味俱薄，气之薄者，生降熟升；味之薄者，生升熟降。如土虚火旺之病，则宜生参，凉薄之气，以泻火而补土，是纯用其气；脾虚肺怯之病，则宜熟参，甘温之味，以补土而生金，是纯用其味也。东垣以相火乘脾，身热而烦，气高而喘，头痛而渴，脉洪而大者，用黄柏佐人参。孙真人治夏月热伤元气，人汗大泄，欲成痿厥，用生脉散，以泻热火而救金水。君以人参之甘寒，泻火而补元气；臣以麦门冬之苦甘寒，清金而滋水源，佐以五味子之酸温，生肾精而收耗气。此皆补天元之真气，非补热火也。白飞霞云：人参炼膏服，回元气于无何有之乡。凡病后气虚及肺虚嗽者，并宜服。若气虚有火者，合天门冬膏对服之。

◎胃寒气满，不能传化，易饥不能食。人参末二钱，生附子末半钱，生姜二钱，水七合，煎二合，鸡子清一枚，打转空心服之。（《圣济总录》）

◎脾胃虚弱，不思饮食。生姜半斤取汁，白蜜十两，人参末四两，银锅煎成膏，每米饮调服一匙。（《普济方》）

◎喘急欲绝，上气鸣息者。人参末，汤服方寸匕，日五六服效。（《肘后方》）

◎产后诸虚，发热自汗。人参、当归等分，为末，用猪腰子一个，去膜切小片，以水三升，糯米半合，葱白二茎，煮米熟，取汁一盏，入药煎至八分，食前温服。（《永类方》）

◎喘咳嗽血，咳喘上气，喘急，嗽血吐血，脉无力者。人参末每服三钱，鸡子清调之，五更初服便睡，去枕仰卧，只一服愈。年深者，再服。咯血者，服尽一两甚好。（沈存中《灵苑方》）

◎齿缝出血。人参、赤茯苓、麦门冬各二钱，水一钟，煎七分，食前温服，日再。苏东坡得此，自谓神奇。后生小子多患此病，予累试之，累如所言。（《谈野翁试效方》）

◎虚劳发热。愚鲁汤：用上党人参、银州柴胡各三钱，大枣一枚，生姜三片，水一钟半，煎七分，食远温服，日再服，以愈为度。（《奇效良方》）

◎房后困倦。人参七钱，陈皮一钱，水一盏半，煎八分，食前温服，日再服。千金不传。（《赵永庵方》）

◎霍乱烦闷。人参五钱，桂心半钱，水二盏，煎服。（《圣惠方》）

◎胃虚恶心或呕吐有痰。人参一两，水二盏，煎一盏，入竹沥一杯，姜汁三匙，食远温服，以知为度，老人尤宜。（《简便方》）

◎妊娠吐水，酸心腹痛，不能饮食。人参、干姜炮等分，为末，以生地黄汁和丸梧子大。每服五十丸，米汤下。（《和剂局方》）

◎阳虚气喘，自汗盗汗，气短头运。人参五钱，熟附子一两，分作四帖。每帖以生姜十片，流水二盏，煎一盏，食远温服。（《济生方》）

◎产后秘塞出血多。以人参、麻子仁、枳壳麸炒为末，炼蜜丸梧子大。每服五十丸，米饮下。（《济生方》）

芦

苦，温，无毒。

吐虚劳痰饮。（时珍）

[吴绶曰] 人弱者，以人参芦代瓜蒂。

[震亨曰] 人参入手太阴，补阳中之阴，芦则反能泻太阴之阳。一女子性躁味厚，暑月因怒而病呃，每作则举身跳动，昏冒不知人。其形气俱实，乃痰因怒郁，气不得降，非吐不可。遂以人参芦半两，逆流水一盏半，煎一大碗饮之，大吐顽痰数碗，大汗昏睡，一日而安。又一人作劳发疟，服疟药变为热病，舌短痰嗽，六脉洪数而滑，此痰蓄胸中，非吐不愈。以参芦汤加竹沥二服，涌出胶痰三块，次与人参、黄芪、当归煎服，半月乃安。

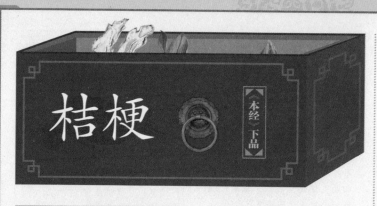

桔梗

《本经》下品

释名

白药、梗草、荠苨。

[时珍曰] 此草之根结实而梗直，故名。

集解

[颂曰] 今在处有之。根如指大，黄白色。春生苗，茎高尺余。叶似杏叶而长椭，四叶相对而生，嫩时亦可煮食。夏开小花紫碧色，颇似牵牛花，秋后结子。

根

气味

辛，微温，有小毒。

主治

胸胁痛如刀刺，腹满肠鸣幽幽，惊恐悸气。（《本经》）

利五脏肠胃，补血气，除寒热风痹，温中消谷，疗喉咽痛，下蛊毒。（《别录》）

治下痢，破血积气，消积聚痰涎，去肺热气促嗽逆，除腹中冷痛，主中恶及小儿惊痫。（甄权）

下一切气，止霍乱转筋，心腹胀痛，补五劳，养气，除邪辟温，破癥瘕肺痈，养血排脓，补内漏及喉痹。（《大明》）

利窍，除肺部风热，清利头目咽嗌，胸膈滞气及痛，除鼻塞。（元素）

治寒呕。（李杲）

主口舌生疮，赤目肿痛。（时珍）

发明

[好古曰] 桔梗气微温，味苦辛，味厚气轻，阳中之阴，升也。入手太阴肺经气分及足少阴经。

[元素曰] 桔梗清肺气，利咽喉，其色白，故为肺部引经。与甘草同行，为舟楫之剂。如大黄苦泄峻下之药，欲引至胸中至高之分成功，须用辛甘之剂升之。譬如铁石入江，非舟楫不载。所以诸药有此一味，不能下沉也。

[时珍曰] 朱肱《活人书》治胸中痞满不痛，用桔梗、枳壳，取其通肺利膈下气也。张仲景《伤寒论》治寒实结胸，用桔梗、贝母、巴豆，取其温中消谷破积也。又治肺痈唾脓，用桔梗、甘草，取其苦辛清肺，甘温泻火，又能排脓血、补内漏也。其治少阴证二三日咽痛，亦用桔梗、甘草，取其苦辛散寒，甘平除热，合而用之，能调寒热也。

附方

◎胸满不痛。桔梗、枳壳等分，水二钟，煎一钟，温服。（《南阳活人书》）

◎痰嗽喘急。桔梗一两半，为末，用童子小便半升，煎四合，去滓温服。（《简要济众方》）

◎骨槽风痛，牙根肿痛。桔梗为末，枣瓤和丸皂子大，绵裹咬之。仍以荆芥汤漱之。（《经验方》）

◎妊娠中恶心腹疼痛。桔梗一两锉，水一钟，生姜三片，煎六分，温服。（《圣惠方》）

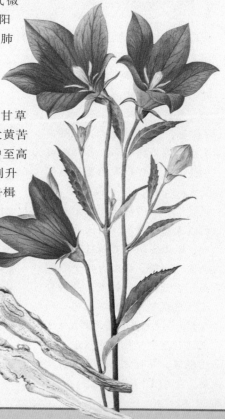

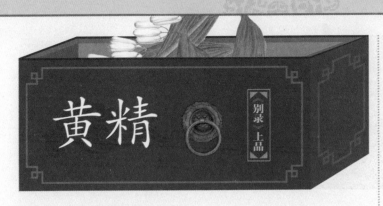

黄精

《别录》上品

释名

黄芝、戊己芝、仙人余粮。[时珍曰]黄精为服食要药，故《别录》列于草部之首，仙家以为芝草之类，以其得坤土之精粹，故谓之黄精。

集解

[时珍曰]黄精野生山中，亦可劈根长二寸，稀种之，一年后极稠，子亦可种。

根

气味

甘，平，无毒。

主治

补中益气，除风湿，安五脏。（《别录》）

补五劳七伤，助筋骨，耐寒暑，益脾胃，润心肺。（《大明》）

补诸虚，止寒热，填精髓，下三尸虫。（时珍）

发明

[时珍曰]黄精受戊己之淳气，故为补黄宫之胜品。土者万物之母，母得其养，则水火既济，木金交合，而诸邪自去，百病不生矣。《神仙芝草经》云：黄精宽中益气，使五脏调良，肌肉充盛，骨髓坚强，其力增倍，多年不老，颜色鲜明，发白更黑，齿落更生。又能下三尸虫：上尸名彭质，好宝货，百日下；中尸名彭矫，好五味，六十日下；下尸名彭居，好五色，三十日下，皆烂出也。根为精气，花实为飞英，皆可服食。又按雷氏《炮炙论》序云：驻色延年，精蒸神锦。

[禹锡曰]按《抱朴子》云：黄精服其花胜其实，服其实胜其根。但花难得，得其生花十斛，干之才可得五六斗尔，非大有力者不能办也。日服三合，服之十年，乃得其益。其断谷不及术。术饵令人肥健，可以负重涉险；但不及黄精甘美易食，凶年可与老少代粮，谓之米脯也。

[慎微曰]徐铉《稽神录》云：临川士家一婢，逃入深山中，久之见野草枝叶可爱，取根食之，久久不饥。夜息大树下，闻草中动，以为虎攫，上树避之。及晓下地，其身欻数然凌空而去，若飞鸟焉。数岁家人采薪见之，捕之不得，临绝壁下网围之，俄而腾上山顶。或云此婢安有仙骨，不过灵药服食尔。遂以酒饵置往来之路，果来，食讫，遂不能去，擒之，具述其故。指所食之草，即是黄精也。

附方

◎大风癞疮。营气不清，久风入脉，因而成癞，鼻坏色败。用黄精根去皮洁净共以洗二斤，暴，纳粟米饭中，蒸至米熟，时时食之。（《圣济总录》）

◎补虚精气。黄精、枸杞子等分，捣作饼，日干为末，炼蜜丸梧子大。每汤下五十丸。（《奇效良方》）

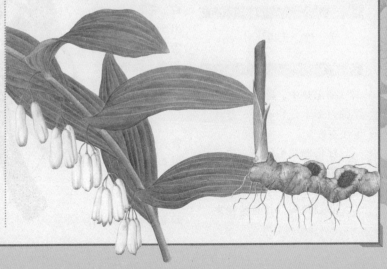

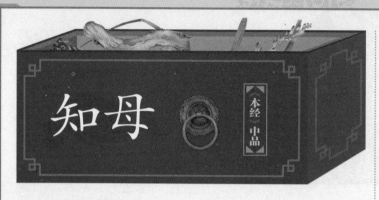

知母 《本经》中品

释名

蚳母。[时珍曰]宿根之旁，初生子根，状如蚳蝱之状，故谓之蚳母。

集解

[《别录》曰]知母生河内川谷，二月、八月采根暴干。

根

修治

[时珍曰]凡用，拣肥润里白者，去毛切。引经上行则用酒浸焙干，下行则用盐水润焙。

气味

苦，寒，无毒。

主治

消渴热中，除邪气，肢体浮肿，下水，补不足，益气。（《本经》）

疗伤寒久疟烦热，胁下邪气，膈中恶，及风汗内疸。多服令人泄。（《别录》）

心烦躁闷，骨热劳往来，产后蓐劳，肾气劳，憎寒虚烦。（甄权）

热劳传尸疰病，通小肠，消痰止嗽，润心肺，安心，止惊悸。（《大明》）

凉心去热，治阳明火热，泻膀胱、肾经火，热厥头痛，下痢腰痛，喉中腥臭。（元素）

泻肺火，滋肾水，治命门相火有余。（好古）

发明

[杲曰]知母入足阳明、手太阴。其用有四：泻无根之肾火，疗有汗之骨蒸，止虚劳之热，滋化源之阴。仲景用此入白虎汤治不得眠者，烦躁也。烦出于肺，躁出于肾，君以石膏，佐以知母之苦寒，以清肾之源；缓以甘草、粳米，使不速下也。

[时珍曰]肾苦燥，宜食辛以润之。肺苦逆，宜食辛以泻之。知母之辛苦寒凉，下则润肾燥而滋阴，上则清肺金而泻火，乃二经气分药也。黄柏则是肾经血分药。故二药必相须而行，昔人譬之虾与水母，必相依附。

附方

◎妊娠子烦。因服药致胎气不安，烦不得卧者。知母一两，洗焙为末，枣肉丸弹子大。每服一丸，人参汤下。医者不识此病，作虚烦治，反损胎气。产科郑宗文得此方于陈藏器《本草拾遗》中，用之良验。（杨归厚《产乳集验方》）

◎紫癜风疾。醋磨知母擦之，日三次。（《卫生易简方》）

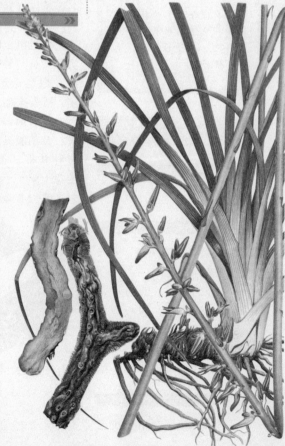

肉苁蓉

《本经》上品

● 释名

肉松容。[时珍曰]此物补而不峻，故有从容之号。

● 集解

[《别录》曰]肉苁蓉生河西山谷及代郡雁门，五月五日采，阴干。

[普曰]生河西山阴地，丛生，二月至八月采。

[恭曰]此乃《论》草苁蓉也，陶未见肉者。今人所用亦草苁蓉刮去花，代肉苁蓉，功力稍劣。

[保昇曰]出肃州福禄县沙中。三月、四月掘根，长尺余，切取中央好者三四寸，绳穿阴干，八月始好，皮有松子鳞甲。其草苁蓉四月中旬采，长五、六寸至一尺以来，茎圆紫色。

[《大明》曰]生教落树下，并土堑上，此即非马交之处，陶说误尔。又有花苁蓉，即暮春抽苗者，力较微尔。

[震亨曰]河西混一之后，今方识其真形，何尝有所谓鳞甲者？盖苁蓉罕得，人多以金莲根用盐盆制而为之，又以草苁蓉充之，用者宜审。

[嘉谟曰]今人以嫩松梢盐润伪之。

气味

甘，微温，无毒。

主治

五劳七伤，补中，除茎中寒热痛，养五脏，强阴，益精气，多子，妇人癥瘕。久服轻身。（《本经》）

除膀胱邪气腰痛，止痢。（《别录》）

益髓，悦颜色，延年，大补壮阳，日御过倍，治女人血崩。（甄权）

男子绝阳不兴，女子绝阴不产，润五脏，长肌肉，暖腰膝，男子泄精尿血遗沥，女子带下阴痛。（《大明》）

发明

[好古曰]命门相火不足者，以此补之，乃肾经血分药也。凡服苁蓉以治肾，必妨心。

[震亨曰]峻补精血。骤用，反动大便滑也。

[敩曰]强筋健髓，以苁蓉、鳝鱼二味为末，黄精汁丸服之，力可十倍。此说出《乾宁记》。

[颂曰]西人多用作食。只刮去鳞甲，以酒浸洗去黑汁，薄切，合山芋、羊肉作羹，极美好，益人，胜服补药。

[宗奭曰]洗去黑汁，气味皆尽矣。然嫩者方可作羹，老者味苦。入药少则不效。

附方

◎补益劳伤，精败面黑。用苁蓉四两，水煮令烂，薄切细研精羊肉，分为四度，下五味，以米煮粥空心食。（《药性论》）

◎汗多便秘。老人虚人皆可用。肉苁蓉酒浸焙二两，研沉香末一两，为末，麻子仁汁打糊，丸梧子大。每服七十九，白汤下。（《济生方》）

◎肾虚白浊。肉苁蓉、鹿茸、山药、白茯苓等分，为末，米糊丸梧子大，每枣汤下三十九。（《圣济总录》）

◎消中易饥。肉苁蓉、山茱萸、五味子为末，蜜丸梧子大，每盐酒下二十九。（《医学指南》）

◎破伤风病，口禁身强。肉苁蓉切片晒干，用一小盏，底上穿定，烧烟于疮上熏之，累效。（《卫生总微》）

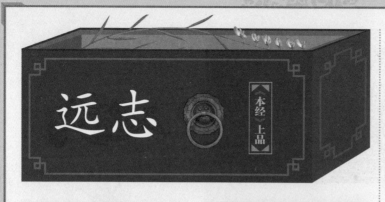

本草纲目

分药也。

[时珍曰]远志入足少阴肾经，非心经药也。其功专于强志益精，治善忘。盖精与志，皆肾经之所藏也。肾精不足，则志气衰，不能上通于心，故迷惑善忘。

释名

苗名小草、细草、棘菀。[时珍曰]此草服之能益智强志，故有远志之称。

集解

[时珍曰]远志有大叶、小叶二种，大叶者花红。

叶

主治

益精补阴气，止虚损梦泄。（《别录》）

发明

[好古曰]远志，肾经气

根

气味

苦，温，无毒。

主治

咳逆伤中，补不足，除邪气，利九窍，益智慧，耳目聪明，不忘，强志倍力。久服轻身不老。（《本经》）

利丈夫，定心气，止惊悸，益精，去心下膈气，皮肤中热，面目黄。（《别录》）

治健忘，安魂魄，令人不迷，坚壮阳道。（甄权）

长肌肉，助筋骨，妇人血噤失音，小儿客忤。（《日华》）

治一切痈疽。（时珍）

附方

◎喉痹作痛。远志肉为末，吹之，涎出为度。（《直指方》）

◎脑风头痛不可忍。远志末嚼鼻。（《宣明方》）

◎一切痈疽。远志酒：用远志不以多少，米泔浸洗，捶去心，为末。每服三钱，温酒一盏调，澄少顷，饮其清，以滓傅患处。（《三因方》）

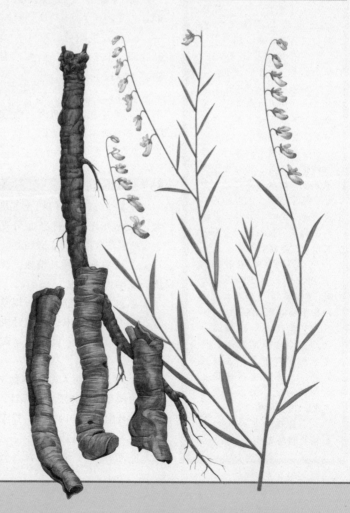

淫羊藿

香，性温不寒，能益精气，乃手足阳明、三焦、命门药也，真阳不足者宜之。

释名

仙灵脾、放杖草、弃杖草、千两金、干鸡筋、黄连祖、三枝九叶草。〔弘景曰〕服之使人好为阴阳，西川北部有淫羊，一日百遍合，盖食此藿所致，故名淫羊藿。

集解

〔颂曰〕江东、陕西、泰山、汉中、湖湘间皆有之。茎如粟秆。叶青似杏，叶上有刺。根紫色有须。四月开白花，亦有紫花者。碎小独头子。五月采叶晒干。湖湘出者，叶如小豆，枝茎紧细，经冬不凋，根似黄连。关中呼为三枝九叶草。苗高一二尺许，根叶俱堪用。《蜀本草》言生处不闻水声者良。

〔时珍曰〕生大山中。一根数茎，茎粗如线，高一二尺。一茎三桠，一桠三叶。叶长二三寸，如杏叶及豆藿，面光背淡，甚薄而细齿，有微刺。

根叶

气味

辛，寒，无毒。

主治

阴痿绝伤，茎中痛，利小便，益气力，强志。（《本经》）

坚筋骨，消瘰疬赤痈，下部有疮，洗出虫。丈夫久服，令人无子。（《别录》。机曰：无子字误，当作有子。）

丈夫绝阳无子，女人绝阴无子，老人昏耄，中年健忘，一切冷风劳气，筋骨挛急，四肢不仁，补腰膝，强心力。（《大明》）

发明

〔时珍曰〕淫羊藿味甘气

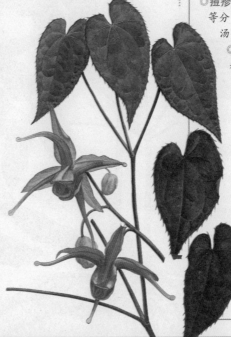

附方

◎仙灵脾酒。益丈夫兴阳，理腰膝冷。用淫羊藿一斤，酒一斗，浸三日，逐时饮之。（《食医心镜》）

◎三焦咳嗽，腹满不饮食，气不顺。仙灵脾、覆盆子、五味子炒各一两，为末，炼蜜丸梧子大，每姜茶下二十九。（《圣济录》）

◎目昏生翳。仙灵脾、生王瓜（即小栝楼红色者）等分为末。每服一钱，茶下，日二服。（《圣济录》）

◎病后青盲，日近者可治。仙灵脾一两，淡豆豉一百粒，水一碗半，煎一碗，顿服即瘥。（《百一选方》）

◎小儿雀目。仙灵脾根、晚蚕蛾各半两，炙甘草、射干各二钱半，为末。用羊子肝一枚，切开掺药二钱，扎定，以黑豆一合，米泔一盏，煮熟，分二次食，以汁送之。（《普济方》）

◎痘疹入目。仙灵脾、威灵仙等分，为末。每服五分，米汤下。（《痘疹便览》）

◎牙齿虚痛。仙灵脾为粗末，煎汤频漱，大效。（《奇效方》）

◎偏风不遂，皮肤不仁，宜服。仙灵脾酒：仙灵脾一斤，细锉，生绢袋盛，于无津器中，用无灰酒二斗浸之，重封，春、夏三日、秋、冬五日后，每日暖饮，常令醺然，不得大醉，酒尽再合，无不效验。合时，切忌鸡犬妇人见。（《圣惠方》）

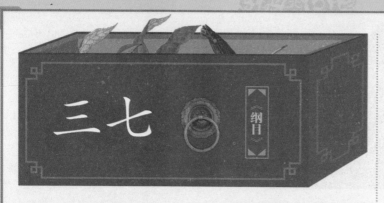

三七 《纲目》

释名

山漆、金不换。[时珍曰] 波人言其叶左三右四，故名三七，盖恐不然。或云本名山漆，谓其能合金疮，如漆粘物也，此说近之。金不换，贵重之称也。

集解

[时珍曰] 生广西南丹诸州番峒深山中，采根暴干，黄黑色。团结者，状略似白及；长者如老干地黄，有节。

根

气味

甘、微苦，温，无毒。

主治

止血散血定痛，金刃箭伤跌扑杖疮血出不止者，嚼烂涂，或为末掺之，其血即止。亦主吐血衄血，下血血痢，崩中经水不止，产后恶血不下，血运血痛，赤目痈肿，虎咬蛇伤诸病。（时珍）

发明

[时珍曰] 此药近时始出，南人军中用为金疮要药，云有奇功。又云：凡杖扑伤损，瘀血淋漓者，随即嚼烂，罨之即止，青肿者即消散。若受杖时，先服一二钱，则血不冲心，杖后尤宜服之，产后服亦良。大抵此药气温、味甘微苦，乃阳明、厥阴血分之药，故能治一切血病，与骐麟竭、紫矿相同。

◎大肠下血。三七研末，同淡白酒调一二钱服，三服可愈。加五分入四物汤，亦可。（《濒湖集简方》）
◎产后血多。山漆研末，米汤服一钱。（同上）
◎男妇赤眼。十分重者，以山漆根磨汁涂四围甚妙。（同上）
◎无名痈肿，疼痛不止。山漆磨米醋调涂即散。已破者，研末干涂。（同上）
◎吐血衄血。山漆一钱，自嚼米汤送下。或以五分，加入八核汤。（同上）
◎赤痢血痢。三七三钱，研末，米泔水调服，即愈。（同上）
◎虎咬蛇伤。山漆研末，米饮服三钱，仍嚼涂之。（同上）

叶

主治

折伤跌扑出血，傅之即止，青肿经夜即散，余功同根。（时珍）

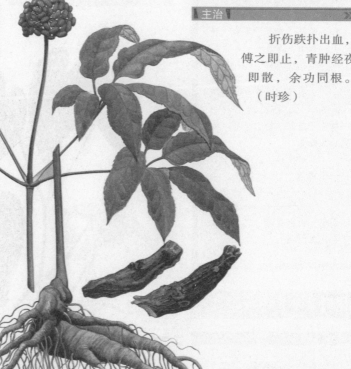

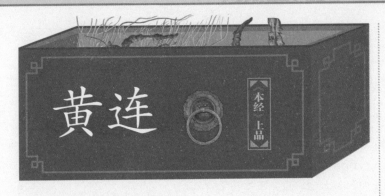

黄连

本经 上品

气味

苦，寒，无毒。

主治

热气，目痛眦伤泣出，明目，肠澼腹痛下痢，妇人阴中肿痛。久服令人不忘。（《本经》）

主五脏冷热，久下泄澼脓血，止消渴大惊，除水利骨，调胃厚肠益胆，疗口疮。（《别录》）

治五劳七伤，益气，止心腹痛，惊悸烦躁，润心肺，长肉止血，天行热疾，止盗汗并

释名

王连、支连。[时珍曰]其根连珠而色黄，故名。

集解

[时珍曰]黄连，汉末《李当之本草》，唯取蜀郡黄肥而坚者为善。唐时以澧州者为胜。今虽吴、蜀皆有，唯以雅州、眉州者为良。药物之兴废不同如此。大抵有二种：一种根粗无毛有珠，如鹰鸡爪形而坚实，色深黄；一种无珠多毛而中虚，黄色稍淡。各有所宜。

根

修治

[时珍曰]五脏六腑皆有火，平则治，动则病，故有君火相火之说，其实一气而已，黄连入手少阴心经，为治火之主药：治本脏之火，则生用之；治肝胆之实火，则以猪胆汁浸炒；治肝胆之虚火，则以醋浸炒；治上焦之火，则以酒炒；治中焦之火，则以姜汁炒；治下焦之火，则以盐水

或朴硝炒；治气分湿热之火，则以茱萸汤浸炒；治血分块中伏火，则以干漆水炒。诸法不独为之引导，盖辛热能制其苦寒，咸寒能制其燥性，在用者详酌之。

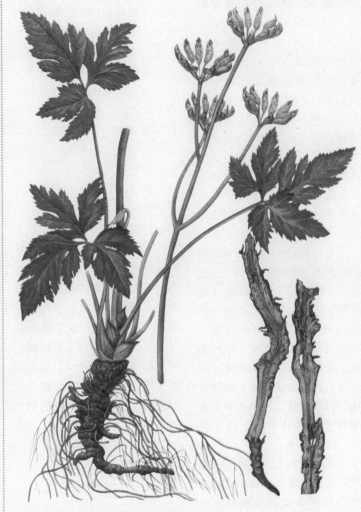

疮疥。猪肚蒸为丸，治小儿疳气，杀虫。（《大明》）

治郁热在中，烦躁恶心，兀兀欲吐，心下痞满。（元素）

主心病逆而盛，心积伏梁。（好古）

去心窍恶血，解服药过剂烦闷及巴豆、轻粉毒。（时珍）

发明

[好古曰]黄连苦燥，苦入心，火就燥。泻心者其实泻脾也，实则泻其子也。

[刘完素曰]古方以黄连为治痢之最。盖治痢唯宜辛苦寒药，辛能发散开通郁结，苦能燥湿，寒能胜热，使气宣平而已。诸苦寒药多泄，唯黄连、黄柏性冷而燥，能降火去湿而止泻痢，故治痢以之为君。

[杲曰]诸痛痒疮疡，皆属心火。凡诸疮宜以黄连、当归为君，甘草、黄芩为佐。凡眼暴发赤肿，痛不可忍者，宜黄连、当归以酒浸煎之。宿食不消，心下痞满者，须用黄连、枳实。

[弘景曰]俗方多用黄连治痢及渴，道方服食长生。

[慎微曰]刘宋王微《黄连赞》云：黄连味苦，左右相因。断凉涤暑，阐命轻身。缙云昔御，飞跸上旻。不行而至，吾闻其人。又梁江淹《黄连颂》云：黄连上草，丹砂之次。御蘖辟妖，长灵久视。骏龙行天，驯马匝地。鸿飞以仪，顺道则利。

[时珍曰]《本经》《别录》并无黄连久服长生之说，唯陶弘景言道方久服长生。

《神仙传》载封君达、黑穴公，并服黄连五十年得仙。窃谓黄连大苦大寒之药，用之降火燥湿，中病即当止。岂可久服，使肃杀之令常行，而伐其生发冲和之气乎？《素问》载岐伯言：五味入胃，各归所喜攻。久而增气，物化之常也。气增而久，夭之由也。王冰注云：酸入肝为温，苦入心为热，辛入肺为清，咸入肾为寒，甘入脾为至阴而四气兼之，皆增其味而益其气，故各从本脏之气为用。所以久服黄连、苦参反热、从火化也。余味皆然。久则脏气偏胜，即有偏绝，则有暴夭之道。是以绝粒服饵之人不暴亡者，无五味偏助也。又《秦观与乔希圣论黄连书》云：闻公以眼疾饵黄连，至十数两犹不已，殆不可也。医经有久服黄连、苦参反热之说。此虽大寒，其味至苦，入胃则先归于心，久而不已，心火偏胜则热，乃其理也。况眼疾本于肝热，肝与心为子母。心火也，肝亦火也，肾孤脏也，人患一水不胜二火。岂可久服苦药，使心有所偏胜，是以火救火，其可乎？秦公此书，盖因王公之说而推详之也。我明荆端王素多火病，医令服金花丸，乃芩、连、栀、檗四味，饵至数年，其火愈炽，遂至内障丧明。观此则寒苦之药，不但使人不能长生，久则气增偏胜，速夭之由矣。当以《素问》之言为法，陶氏道书之说，皆谬谈也。

附方

◎消渴尿多。《肘后方》：用黄连末，蜜丸梧子大。每服三十九，白汤下。《总录》：用黄连末，入猪肚内蒸烂，捣，丸如梧子大，饭饮下。

◎热毒血痢。宣黄连一两，水二升，煮取半升，露一宿，空腹热服，少卧将息，一二日即止。（《千金方》）

◎小儿下痢，赤白多时，体弱不堪。以宣连用水浓煎，和蜜，日服五六次。（《子母秘录》）

◎鸡冠痔疾。黄连末傅之。加赤小豆末尤良。（《斗门方》）

◎痢痔脱肛。冷水调黄连末涂之，良。（《经验良方》）

◎牙痛恶热。黄连末掺之，立止。（《李楼奇方》）

◎口舌生疮。用黄连煎酒，时含呷之。赴筵散：用黄连、干姜等分，为末掺之。（《肘后》）

◎心经实热。泻心汤：用黄连七钱，水一盏半，煎一盏，食远温服。小儿减之。（《和剂局方》）

◎伏暑发热、作渴呕恶，及赤白痢。川黄连一斤切，以好酒二升半，煮干焙研，糊丸梧子大。每服五十九，熟水下，日三服。（《和剂局方》）

◎破伤风病。黄连五钱，酒二盏，煎七分，入黄蜡三钱，溶化热服之。（高文虎《蓼花洲闲录》）

◎小便白淫。黄连、白茯苓等分，为末，酒糊丸梧子大。每服三十九，煎补骨脂汤下，日三服。（《普济方》）

◎小儿赤眼。水调黄连末，贴足心，甚妙。（《全幼心鉴》）

◎泪出不止。黄连浸浓汁渍拭之。（《肘后方》）

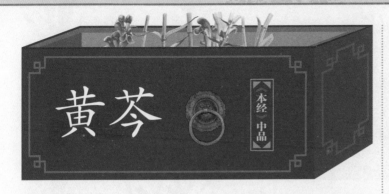

黄芩

释名

腐肠、妒妇。[时珍曰]芩，《说文》作菳，谓其色黄也。或云芩者黔也。黔乃黄黑之色也。宿芩乃旧根，多中空，外黄内黑，即今所谓片芩，故又有腐肠、妒妇诸名。妒妇心黯，故以比之。

集解

[《别录》曰]黄芩生秭归川谷及冤句，三月三日采根阴干。

根

气味

苦，平，无毒。

主治

凉心，治肺中湿热，泻肺火上逆，疗上热，目中肿赤，瘀血壅盛，上部积血，补膀胱寒水，安胎，养阴退阳。（元素）

治风热湿热头疼，奔豚热痛，火咳肺痿喉腥，诸失血。（时珍）

发明

[元素曰]黄芩之用有九：泻肺热，一也；上焦皮肤风热风湿，二也；去诸热，三也；利胸中气，四也；消痰膈，五也；除脾经诸湿，六也；夏月须用，七也；妇人产后养阴退阳，八也；安胎，九也。

附方

◎肝热生翳，不拘大人小儿。黄芩一两，淡豉三两，为末。每服三钱，以熟猪肝裹吃，温汤送下，日二服。忌酒面。（《卫生家宝方》）

◎少阳头痛，亦治太阳头痛，不拘偏正。小清空膏：用片黄芩酒浸透，晒干为末。每服一钱，茶酒任下。（东垣《兰室秘藏》）

◎产后血渴，饮水不止。黄芩、麦门冬等分，水煎温服，无时。（《杨氏家藏方》）

子

主治

肠澼脓血。（《别录》）

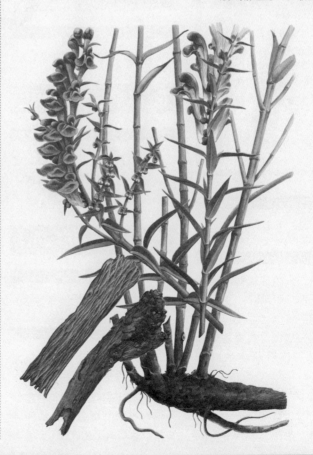

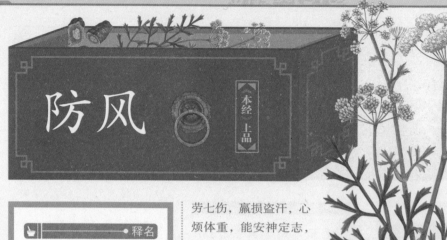

防风

本经 上品

释名

茴芸、屏风。[时珍曰]防者，御也。其功疗风最要，故名。

集解

[颂曰]今汴东、淮浙州郡皆有之。茎叶俱青绿色，茎深而叶淡，似青蒿而短小。春初时嫩紫红色，江东宋亳人采做菜茹，极爽口。五月开细白花，中心攒聚作大房，似莳萝花。实似胡荽子而大。根土黄色，与蜀葵根相类，二月、十月采之。关中生者，三月、六月采之，然轻虚不及齐州者良。

气味

甘，温，无毒。

主治

大风，头眩痛恶风，风邪目盲无所见，风行周身，骨节疼痛，久服轻身。（《本经》）

烦满胁痛恶风，头面去来，四肢挛急，字乳金疮内痉。（《别录》）

治三十六般风，男子一切劳劣，补中益神，风赤眼，止冷泪及瘫痪，通利五脏关脉，五劳七伤，羸损盗汗，心烦体重，能安神定志，匀气脉。（《大明》）

治上焦风邪，泻肺实，散头目中滞气，经络中留湿，主上部见血。（元素）

搜肝气。（好古）

叶

主治

中风热汗出。（《别录》）

花

主治

四肢拘急，行履不得，经脉虚羸，骨节间痛，心腹痛。（甄权）

子

主治

疗风更优，调食之。（苏恭）

发明

[元素曰]防风，治风通用，身半以上风邪用身，身半以下风邪用梢，治风去湿之仙药也，风能胜湿故尔。能泻肺实，误服泻人上焦元气。

[杲曰]防风治一身尽痛，乃卒伍卑贱之职，随所引而至，乃风药中润剂也。若补脾胃，非此引用不能行。凡脊痛项强，不可回顾，腰似折，项似拔者，乃手足太阳证，正当用防风。凡疮在胸膈以上，虽无手足太阳证，亦当用之，为能散结，去上部风。病人身体拘倦者，风也，诸疮见此证亦须用之。钱仲阳泻黄散中倍用防风者，乃于土中泻木也。

附方

◎自汗不止。防风用麸炒，猪皮煎汤下。（《朱氏集验方》）

◎睡中盗汗。防风二两，芎䓖一两，人参半两，为末。每服三钱，临卧饮下。（《易简方》）

独活

释名

羌活、羌青、独摇草。

[弘景曰] 一茎直上，不为风摇，故曰独活。

集解

[时珍曰] 独活、羌活乃一类二种，以他地者为独活，西羌者为羌活。

根

气味

苦、甘，平，无毒。

主治

风寒所击，金疮止痛，奔豚痫痓，女子疝瘕。（《本经》）

羌、独活：治一切风并气，筋骨挛拳，骨节酸疼，头旋目赤疼痛，五劳七伤，利五脏及伏梁水气。（《大明》）

治风寒湿痹，酸痛不仁，诸风掉眩，颈项难伸。（李杲）

去肾间风邪，搜肝风，泻肝气，治项强、腰脊痛。（好古）

发明

[恭曰] 疗风宜用独活，兼水宜用羌活。

[完素曰] 独活不摇风而治风，浮萍不沉水而利水，因其所胜而为制也。

[元素曰] 风能胜湿，故羌活能治水湿。独活与细辛同用，治少阴头痛。头运目眩，非此不能除。羌活与川芎同用，治太阳、少阴头痛，透关利节，治督脉为病，脊强而厥。

[好古曰] 羌活乃足太阳、厥阴、少阴药，与独活不分二种。后人因羌活气雄，独活气细。故雄者治足太阳风湿相搏，头痛、肢节痛、一身尽痛者，非此不能除，乃却乱反正之主君药也。细者治足少阴伏风，头痛、两足湿痹、不能动止者，非此不能治，而不治太阳之证。

[时珍曰] 羌活、独活皆能逐风胜湿，透关利节，但气有刚劣不同尔。《素问》云：从下上者，引而去之。二味苦辛而温，味之薄者，阴中之阳，故能引气上升，通达周身，而散风胜湿。按《文系》曰：唐刘师贞之兄病风。梦神人曰：但取胡王使者浸酒服便愈。师贞访问皆不晓。复梦其母曰：胡王使者，即羌活也。求而用之，兄疾遂愈。

[嘉谟曰] 羌活本手足太阳表里引经之药，又入足少阴、厥阴。名列君部之中，非比柔懦之主。小无不入，大无不通。故能散肌表八风之邪，利周身百节之痛。

附方

◎中风口噤，通身冷，不知人。独活四两，好酒一升，煎半升服。（《千金方》）

◎产后腹痛。羌活二两，煎酒服。（《必效方》）

◎风牙肿痛。用独活煮酒热漱之。（《肘后方》）

◎妊娠浮肿。羌活、萝卜子同炒香，只取羌活为末。每服二钱，温酒调下，一日一服，二日二服，三日三服。乃嘉兴主簿张昌明所传。（许学士《本事方》）

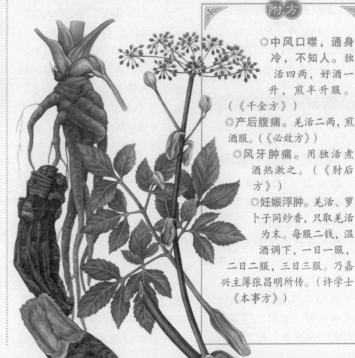

升麻

释名

周麻。[时珍曰]其叶似麻，其性上升，故名。

集解

[《别录》曰]升麻生益州山谷，二月、八月采根日干。

根

修治

[时珍曰]今人唯取里白外黑而紧实者，谓之鬼脸升麻，去须及头芦，剉用。

气味

甘、苦，平、微寒，无毒。

主治

解百毒，杀百精老物殃鬼，辟瘟疫瘴气邪气蛊毒，入口皆吐出，中恶腹痛，时气毒疠，头痛寒热，风肿诸毒，喉痛口疮。久服不夭，轻身长年。（《本经》）

治阳明头痛，补脾胃，去皮肤风邪，解肌肉间风热，疗肺痿咳唾脓血，能发浮汗。（元素）

牙根浮烂恶臭，太阳鼽衄，为疮家圣药。（好古）

消斑疹，行瘀血，治阳陷眩运，胸胁虚痛，久泄下痢，后重遗浊，带下崩中，血淋下血，阴痿足寒。（时珍）

发明

[元素曰]补脾胃药，非此为引用不能取效。脾痹非此不能除。其用有四：手足阳明引经，一也；升阳气于至阴之下，二也；去至高之上及皮肤风邪，三也；治阳明头痛，四也。

[杲曰]升麻发散阳明风邪，升胃中清气，又引甘温之药上升，以补卫气之散而实其表。故元气不足者，用此于阴中升阳，又缓带脉之缩急。凡胃虚伤冷，郁遏阳气于脾土者，宜升麻、葛根以升散其火郁。

[好古曰]升麻葛根汤，乃阳明发散药。若初病太阳证便服之，发动其汗，必传阳明，反成其害也。朱肱《活人书》言瘀血入里，吐血衄血者，犀角地黄汤，乃阳明经圣药。如无犀角，以升麻代之。二物性味相远，何以代之？盖以升麻能引地黄及余药同入阳明也。

[时珍曰]升麻引阳明清气上行，柴胡引少阳清气上行。此乃禀素弱，元气虚馁，及劳役饥饱生冷内伤，脾胃引经最要药也。升麻葛根汤乃发散阳明风寒药也。时珍用治阳气郁遏，及元气下陷诸病，时行赤眼，每有殊效，神而明之，方可执泥乎？

附方

◎卒肿毒起。升麻磨醋频涂之。（《肘后方》）

◎喉痹作痛。升麻片含咽。或以半两煎服取吐。（《直指方》）

◎胃热齿痛。升麻煎汤饮，热漱咽之，解毒。或加生地黄。（《直指方》）

◎口舌生疮。升麻一两，黄连三分，为末，绵裹含咽。（《本事方》）

◎热痱瘙痒。升麻煎汤饮，并洗之。（《千金方》）

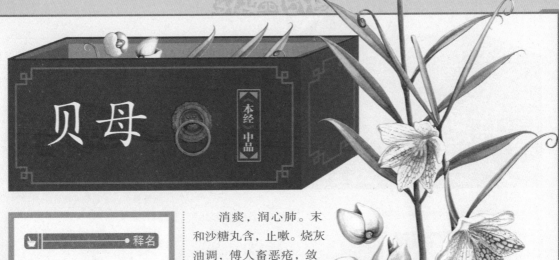

贝母

释名

莔（音萌）、勤母、苦菜、苦花、空草、药实。

［弘景曰］形似聚贝子，故名贝母。［时珍曰］诗云言采其莔，即此。一作蝱，谓根状如蝱也。苦菜、药实，与野苦荬、黄药子同名。

集解

［斅曰］贝母中有独颗团不作两片无皱者，号曰丹龙精，不入药用。误服令人筋脉永不收，唯以黄精、小蓝汁服之，立解。

根

气味

辛，平，无毒。

主治

伤寒烦热，淋沥邪气疝瘕，喉痹乳难，金疮风痉。（《本经》）

疗腹中结实，心下满，洗洗恶风寒，目眩项直，咳嗽上气，止烦热渴，出汗，安五脏，利骨髓。（《别录》）

消痰，润心肺。末和沙糖丸含，止嗽。烧灰油调，傅人畜恶疮，敛疮口。（《大明》）

主胸胁逆气，时疾黄疸。研末点目，去肤翳。以七枚作末酒服，治产难及胞衣不出。与连翘同服，主项下瘤瘿疾。（甄权）

发明

［承曰］贝母能散心胸郁结之气，故诗云"言采其莔"是也。作诗者，本以不得志而言。今用治心中气不快、多愁郁者，殊有功，信矣。

［好古曰］贝母乃肺经气分药也。仲景治寒实结胸外无热证者，三物小陷胸汤主之，白散亦可，以其内有贝母也。成无己云：辛散而苦泄，桔梗、贝母之苦辛，用以下气。

［颂曰］贝母治恶疮。唐人记其事云：江左尝有商人，左膊上有疮如人面，亦无他苦。商人戏以酒滴口中，其面赤色。以物食之，亦能食，多则膊内肉胀起。或不食，则一臂痹焉。有名医教其历试诸药，金石草木之类，悉无所苦，至贝母，其疮乃聚眉闭口。商人喜，因以小苇筒毁其口灌之，数日成痂遂愈，然不知何疾也。《本经》言主金疮，此岂金疮之类欤？

附方

◎忧郁不伸，胸膈不宽。贝母去心，姜汁炒研，姜汁面糊丸。每服七十丸，征士锁甲煎汤下。（《集效方》）

◎化痰降气，止咳解郁，消食除胀，有奇效。用贝母去心一两，姜制厚朴半两，蜜丸梧子大，每白汤下五十丸。（《笔峰方》）

◎小儿晬嗽，百日内咳嗽痰壅。贝母五钱，甘草半生半炙二钱，为末，沙糖丸芡子大，每米饮化下一丸。（《全幼心鉴》）

◎乳汁不下。二母散：贝母、知母、牡蛎粉等分，为细末，每猪蹄汤调服二钱，此祖传方也。（王海藏《汤液本草》）

◎冷泪目昏。贝母一枚，胡椒七粒，为末点之。（《儒门事亲》）

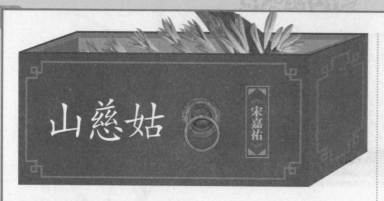

山慈姑 《宋嘉祐》

释名

金灯、鬼灯檠、朱姑、鹿蹄草、无义草。[时珍曰]根状如水慈姑，花状如灯笼而朱色，故有诸名。段成式《酉阳杂俎》云：金灯之花与叶不相见，人恶种之，谓之无义草。

集解

[时珍曰]山慈姑处处有之。冬月生叶，如水仙花之叶而狭。二月中抽一茎如箭杆，高尺许。茎端开花白色，亦有红色、黄色者，上有黑点，其花乃众花簇成一朵，如丝纽成可爱。三月结子，有三棱。四月初苗枯，即掘取其根，状如慈姑及小蒜，迟则苗腐难寻矣。根苗与老鸦蒜极相类，但老鸦根无毛，慈姑有毛壳包裹为异尔。用之，去毛壳。

根

气味

甘、微辛，有小毒。

主治

痈肿疮瘘瘰疬结核等，醋

磨傅之。亦剥人面皮，除皯黯。（藏器）

主疔肿，攻毒破皮，解诸毒蛊毒，蛇虫狂犬伤。（时珍）

附方

◎粉滓面黚。山慈姑根，夜涂旦洗。（《普济方》）
◎中溪毒生疮。山慈姑叶捣烂涂之。（《外台秘要》）

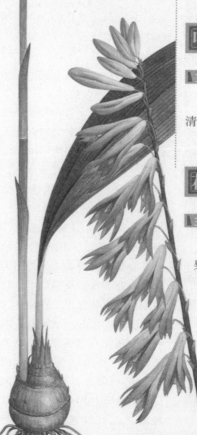

◎痈疽疔肿恶疮及黄疸。慈姑连根同苍耳草等分，捣烂，以好酒一钟，滤汁温服。或干之为末，每酒服三钱。（《乾坤生意》）
◎风痰痫疾。金灯花根似蒜者一个，以茶清研如泥，日中时以茶调下，即卧日中，良久，吐出鸡子大物，永不发。如不吐，以热茶投之。（《奇效良方》）
◎解诸毒，疗诸疮，利关节，治百病。山慈姑去皮洗极净，焙，二两，川五倍子洗刮，焙，二两，千金子仁白者，研，纸压去油，一两，红芽大戟去芦洗，焙，一两半，麝香三钱，以端午七夕重阳或天德月德黄道上吉日，预先斋戒盛服，精心治药，为末，陈设拜祷，乃重罗令匀，用糯米浓饮和之，木臼杵千下，作一钱一锭。（王璆《百一选方》）

叶

主治

疮肿，入蜜捣涂疮口，候清血出，效。（慎微）
涂乳痈、便毒尤妙。（时珍）

花

主治

小便血淋涩痛，同地檗花阴干，每用三钱，水煎服。（《圣惠》）

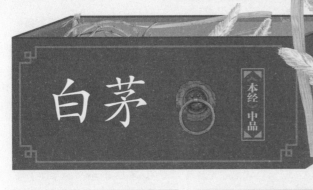

白茅

释名

根名茹根、兰根、地筋。[时珍曰] 茅叶如矛，故谓之茅。其根牵连，故谓之茹。

集解

[时珍曰] 白茅短小，三四月开白花成穗，结细实。其根甚长，白软如筋而有节，味甘，俗呼丝茅。

发明

[时珍曰] 白茅根甘，能除伏热，利小便，故能止诸血哕逆喘急消渴，治黄疸水肿，乃良物也。

茅根

气味

甘，寒，无毒。

主治

劳伤虚赢，补中益气，除瘀血血闭寒热，利小便。（《本经》）

下五淋，除客热在肠胃，止渴坚筋，妇人崩中。久服利人。（《别录》）

止吐衄诸血，伤寒哕逆，肺热喘急，水肿黄疸，解酒毒。（时珍）

附方

◎肺热气喘。生茅根一握，哎咀，水二盏，煎一盏，食后温服。甚者三服止，名如神汤。（《圣惠方》）

◎五种黄病。黄疸、谷疸、酒疸、女疸、劳疸也。用生茅根一把，细切，以猪肉一斤，合作羹食。（《肘后》）

◎反胃上气，食入即吐。茅根、芦根二两，水四升，煮二升，顿服得下，良。（《圣济总录》）

◎虚后水肿，因饮水多，小便不利。用白茅根一大把，小豆三升，水三升，煮干、去茅食豆，水随小便下也。（《肘后方》）

◎小便热淋。白茅根四升，水一斗五升，煮取五升，适冷暖饮之。日三服。（《肘后方》）

◎小便出血。茅根煎汤，频饮为佳。（《谈野翁方》）

◎鼻衄不止。茅根为末，米泔水服二钱。（《圣惠方》）

◎吐血不止。《千金翼》：用白茅根一握，水煎服之。《妇人良方》：用根洗捣汁，日饮一合。

茅针

即初生苗也。（《拾遗》）

气味

甘，平，无毒。

主治

下水。（《别录》）

治消渴，能破血。（甄权）

花

气味

甘，温，无毒。

主治

煎饮，止吐血衄血，并塞鼻。又傅灸疮不合。署刀箭金疮，止血并痛。（《大明》）

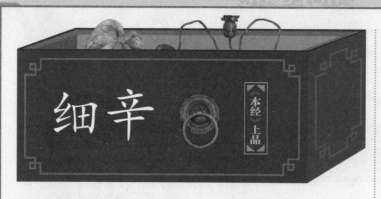

细辛

《本经·上品》

释名

小辛、少辛。[颂曰]华州真细辛，根细而味极辛，故名之曰细辛。

集解

[颂曰]今处处有之，皆不及华阴者为真，其根细而极辛。今人多以杜衡为之。杜衡根似饭帚密闹，细长四五寸，微黄白色，江淮呼为马蹄香，不可误用。

根

气味

辛，温，无毒。

主治

温中下气，破痰利水道，开胸中滞结，除喉痹齆鼻不闻香臭，风痫癫疾，下乳结，汗不出，血不行，安五脏，益肝胆，通精气。（《别录》）

添胆气，治嗽，去皮风湿痒，风眼泪下，除齿痛，血闭，妇人血沥腰痛。（甄权）

润肝燥，治督脉为病，脊强而厥。（好古）

治口舌生疮，大便燥结，起目中倒睫。（时珍）

发明

[宗奭曰]治头面风痛，不可缺此。

[元素曰]细辛气温，味大辛，气厚于味，阳也，升也，入足厥阴、少阴血分，为手少阴引经之药。香味俱细，故入少阴，与独活相类。以独活为使，治少阴头痛如神。亦止诸阳头痛，诸风通用之。味辛而热，温少阴之经，散水气以去内寒。

[成无已曰]水停心下不行，则肾气燥，宜辛以润之。细辛之辛，以行水气而润燥。

[杲曰]胆气不足，细辛补之。又治邪气自里之表，故仲景少阴证，用麻黄附子细辛汤。

[时珍曰]气之厚者能发热，阳中之阳也。辛温能散，故诸风寒风湿头痛痰饮胸中滞气

惊痫者，宜用之。口疮喉痹齿齿诸病用之者，取其能散浮热，亦火郁则发之之义也。辛能泄肺，故风寒咳嗽上气者，宜用之。辛能补肝，故胆气不足，惊痫眼目诸病，宜用之。辛能润燥，故通少阴及耳窍，便涩者宜用之。

[承曰]细辛非华阴者不得为真。若单用末，不可过一钱。多则气闷塞不通者死，虽死无伤。近年开平狱中尝治此，不可不记。非本有毒，但有识多寡耳。

附方

◎虚寒呕哕，饮食不下。细辛去叶半两，丁香二钱半，为末。每服一钱，柿蒂汤下。（《外台秘要》）

◎口舌生疮。细辛、黄连等分，为末掺之，漱涎甚效，名兼金散。（《三因方》）

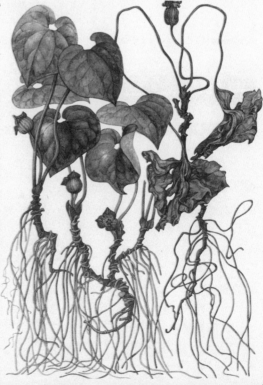

当归

《本经》中品

释名

乾归、山蕲、白蕲。[颂曰]按《尔雅》：薜，山蕲。又云：薜，白蕲。薜音百。蕲即古芹字。[时珍曰]当归本非芹类，特以花叶似芹，故得芹名。古人娶妻为嗣续也，当归调血为女人要药，有思夫之意，故有当归之名。

集解

[时珍曰]今陕、蜀、秦州、汶州诸处人多栽薜为货。以秦归头圆尾多色紫气香肥润者，名马尾归，最胜他处；头大尾粗色白坚枯者，为镵头归，止宜入发散药尔。

根

气味

苦，温，无毒。

主治

咳逆上气，温疟寒热洗洗在皮肤中，妇人漏下绝子，诸恶疮疡金疮，煮汁饮之。（《本经》）

温中止痛，除客血内塞，中风痓汗不出，湿痹中恶，客气虚冷，补五脏，生肌肉。（《别录》）

止呕逆，虚劳寒热，下痢腹痛齿痛，女人沥血腰痛，崩中，补诸不足。（甄权）

治一切风、一切气，补一切劳，破恶血，养新血，及癥癖，肠胃冷。（《大明》）

治头痛，心腹诸痛，润肠胃筋骨皮肤，治痈疽，排脓止痛，和血补血。（时珍）

主痿躄嗜卧，足下热而痛。冲脉为病，气逆里急。带脉为病，腹痛，腰溶溶如坐水中。（好古）

发明

[权曰]患人虚冷者，加而用之。

[承曰]世俗多谓唯能治血，而《金匮》《外台》《千金》诸方皆为大补不足、决取立效之药。古方用治妇人产后恶血上冲，取效无急于此。凡气血昏乱者，服之即定。可以补虚，备产后要药也。

[宗奭曰]《药性论》补女子诸不足一说，尽当归之用矣。

[成无己曰]脉者，血之府，诸血皆属心。凡通脉者，必先补心益血。故张仲景治手足厥寒、脉细欲绝者，用当归之苦温以助心血。

[元素曰]其用有三：一心经本药，二和血，三治诸病夜甚。凡血受病，必须用之。血壅而不流则痛，当归之甘温能和血，辛温能散内寒，苦温能助心散寒，使气血各有所归。

附方

◎小便出血。当归四两，锉，酒三升，煮取一升，顿服。（《肘后方》）

◎妇人百病诸气不足者。当归四两，地黄二两，为末，蜜丸梧子大。每食前，米饮下十五丸。（《太医支法存方》）

◎产后腹痛如绞。当归末五钱，白蜜一合，水一盏，煎一盏，分为二服，未效再服。（《妇人良方》）

◎小儿胎寒好啼，昼夜不止，因此成病。当归末一小豆大，以乳汁灌之，日夜三四度。（《肘后方》）

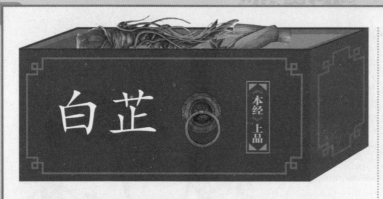

白芷

《本经》上品

子也。故所主之病不离三经。如头目眉齿诸病，三经之风热也；如漏带痈疽诸病，三经之湿热也。风热者辛以散之，湿热者温以除之。为阳明主药，故又能治血病胎病，而排脓生肌止痛。

◎风热牙痛。香白芷一钱，朱砂五分，为末。蜜丸芡子大，频用擦牙。此乃濠州一村妇以医人者，庐州郭医云，绝胜他药也。或以白芷、吴茱萸等分，浸水漱涎。（《医林集要》）

释名

白茝。[时珍曰]涂错云，初生根干为芷，则白芷之义取乎此也。

集解

[《别录》曰]白芷生河东川谷下泽，二月、八月采根暴干。

根

修治

[时珍曰]今人采根洗刮寸截，以石灰拌匀，晒收，为其易蛀，并欲色白也。入药微焙。

气味

辛，温，无毒。

主治

女人漏下赤白，血闭阴肿，寒热，头风侵目泪出，长肌肤，润泽颜色，可作面脂。（《本经》）

疗风邪，久渴吐呕，两胁满，头眩目痒。可作膏药。（《别录》）

治目赤弩肉，去面奸疵瘢，补胎漏滑落，破宿血，补新血，乳痈发背瘰疬，肠风痔瘘，疮痍疥癣，止痛排脓。（《大明》）

能蚀脓，止心腹血刺痛，女人沥血腰痛，血崩。（甄权）

解利手阳明头痛，中风寒热，及肺经风热，头面皮肤风痹燥痒。（元素）

治鼻渊鼻衄，齿痛，眉棱骨痛，大肠风秘，小便去血，妇人血风眩运，翻胃吐食，解砒毒蛇伤，刀箭金疮。（时珍）

发明

[杲曰]白芷疗风通用，其气芳香，能通九窍，表汗不可缺也。

[完素曰]治正阳明头痛，热厥头痛，加而用之。

[好古曰]同辛夷、细辛用治鼻病，入内托散用长肌肉，则入阳明可知矣。

[时珍曰]白芷色白味辛，行手阳明庚金；性温气厚，行足阳明戊土；芳香上达，入手太阴肺经。肺者，庚之弟，戊之

叶

主治

作浴汤，去尸虫。（《别录》）
浴丹毒瘾疹风瘙。（时珍）

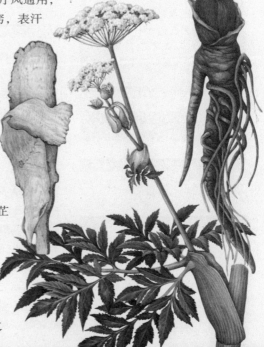

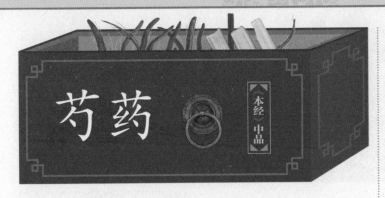

芍药

本经·中品

释名

将离、犁食、白术、余容。[时珍曰] 芍药，犹婥约也。婥约，美好貌。此草花容婥约，故以为名。

集解

[时珍曰] 昔人言洛阳牡丹、扬州芍药甲天下。今药中所用，亦多取扬州者。

根

修治

[时珍曰] 今人多生用。唯避中寒者以酒炒，入女人血药以醋炒耳。

气味

苦，平，无毒。

主治

通顺血脉，缓中，散恶血，逐贼血，去水气，利膀胱大小肠，消痈肿，时行寒热，中恶腹痛腰痛。（《别录》）

治脏腑拥气，强五脏，补肾气，治时疾骨热，妇人血闭不通，能蚀脓。（甄权）

女人一切病，胎前产后诸疾，治风补劳，退热除烦益气，惊狂头痛，目赤明目，肠风泻血痔瘘，发背疮疥。（《大明》）

泻肝，安脾肺，收胃气，止泻利，固腠理，和血脉，收阴气，敛逆气。（元素）

止下痢腹痛后重。（时珍）

发明

[元素曰] 白补赤散，泻肝补脾胃。酒浸行经，止中部腹痛。与姜同用，温经散湿通塞，利腹中痛，胃气不通。白芍入脾经补中焦，乃下利必用之药。盖泻利皆太阴病，故不可缺此。得炙甘草为佐，治腹中痛，夏月少加黄芩，恶寒加桂，此仲景神方也。其用凡六：安脾经，一也；治腹痛，二也；收胃气，三也；止泻痢，四也；和血脉，五也；固腠理，六也。

[震亨曰] 芍药泻脾火，性味酸寒，冬月必以酒炒。凡腹痛多是血脉凝涩，亦必酒炒用。然止能治血虚腹痛，余并不治。为其酸寒收敛，无温散之功也。下痢腹痛必炒用，后重者不炒。产后不可用者，以其酸寒伐生发之气也。必不得已，亦酒炒用之。

[时珍曰] 白芍药益脾，能于土中泻木。赤芍药散邪，能行血中之滞。《日华子》言赤补气，白治血，欠审矣。产后肝血已虚，不可更泻，故禁之。酸寒之药多矣，何独避芍药耶？以此颂曰张仲景治伤寒多用芍药，以其主寒热、利小便故也。

附方

◎ 脚气肿痛。白芍药六两，甘草一两，为末。白汤点服。（《事林广记》）

◎ 衄血不止。赤芍药为末，水服二钱匕。（《事林广记》）

◎ 木舌肿满。红芍药、甘草煎水热漱。（《圣济总录》）

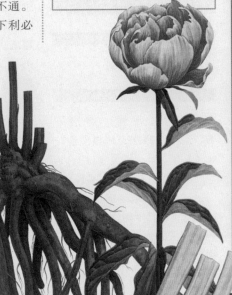

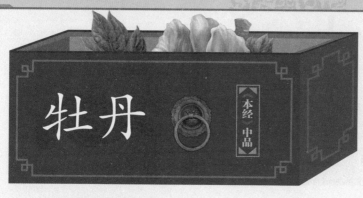

牡丹

《本经》中品

阴火即相火也。古方唯以此治相火，故仲景肾气丸用之。后人乃专以黄柏治相火，不知牡丹之功更胜也。此乃千载秘奥，人所不知，今为拈出。赤花者利，白花者补，人亦罕悟，宜分别之。

释名

木芍药、花王。[时珍曰]牡丹以色丹者为上，虽结子而根上生苗，故谓之牡丹。

集解

[时珍曰]牡丹唯取红白单瓣者入药。其千叶异品，皆人巧所致，气味不纯，不可用。

根皮

气味

辛，寒，无毒。

主治

除时气头痛，客热五劳，劳气头腰痛，风噤癫疾。（《别录》）

久服轻身益寿。（《吴普》）

治冷气，散诸痛，女子经脉不通，血沥腰痛。（甄权）

通关腠血脉，排脓，消扑损瘀血，续筋骨，除风痹，治胎下胞，产后一切冷热血气。（《大明》）

治神志不足，无汗之骨蒸，衄血吐血。（元素）

和血生血凉血，治血中伏火，除烦热。（时珍）

发明

[元素曰]牡丹乃天地之精，为群花之首。叶为阳，发生也。花为阴，成实也。丹者赤色，火也。故能泻阴胞中之火。四物汤加之，治妇人骨蒸。又曰：牡丹皮入手厥阴、足少阴，故治无汗之骨蒸；地骨皮入足少阴、手少阳，故治有汗之骨蒸。神不足者手少阴，志不足者足少阴，故仲景肾气丸用之，治神志不足也。又能治肠胃积血，及吐血、衄血必用之药，故犀角地黄汤用之。

[杲曰]心虚，肠胃积热，心火炽甚，心气不足者，以牡丹皮为君。

[时珍曰]牡丹皮治手、足少阴、厥阴四经血分伏火。盖伏火即阴火也，

附方

◎癞疝偏坠，气胀不能动者。牡丹皮、防风等分，为末，酒服二钱，甚效。（《千金方》）

◎金疮内漏。牡丹皮为末，水服三指撮，立尿出血也。（《千金方》）

◎下部生疮，已决洞者。牡丹末，汤服方寸匕，日三服。（《肘后方》）

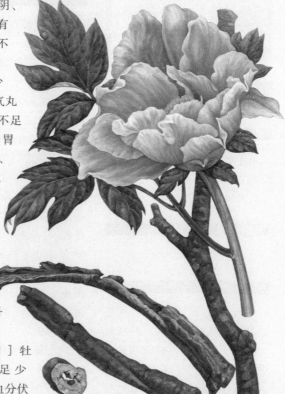

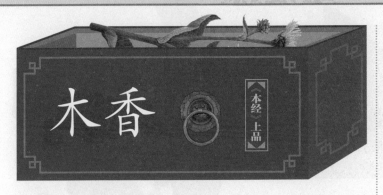

木香

《本经》上品

释名

蜜香、青木香。[时珍曰]木香，草类也。本名蜜香，因其香气如蜜也。缘沉香中有蜜香，遂讹此为木香尔。

集解

[时珍曰]木香，南番诸国皆有。《一统志》云：叶类丝瓜，冬月取根，晒干。

修治

[时珍曰]凡入理气药，只生用，不见火。若实大肠，宜面煨熟用。

气味

辛，温，无毒。

主治

邪气，辟毒疫温鬼，强志，主淋露。久服不梦寤魇寐。（《本经》）

消毒，杀鬼精物，温疟蛊毒，气劣气不足，肌中偏寒，引药之精。（《别录》）

治心腹一切气，膀胱冷痛，呕逆反胃，霍乱泄泻痢疾，健脾消食，安胎。（《大明》）

九种心痛，积年冷气，痃癖癥块胀痛，壅气上冲，烦闷羸劣，女人血气刺心，痛不可忍，末酒服之。（甄权）

散滞气，调诸气，和胃气，泄肺气。（元素）

行肝经气。煨熟，实大肠。（震亨）

治冲脉为病，逆气里急，主脬渗小便秘。（好古）

发明

[弘景曰]青木香，大秦国人以疗毒肿、消恶气有验。今唯制蛀虫丸用之。常以煮汁沐浴大佳。

[宗奭曰]木香专泄决胸腹间滞塞冷气，他则次之。得橘皮、肉豆蔻、生姜相佐使绝佳，效尤速。

[元素曰]木香除肺中滞气。若治中下二焦气结滞，及不转运，须用槟榔为使。

[震亨曰]调气用木香，其味辛，气能上升，如气郁不达者宜之。若阴火冲上者，则反助火邪，当用黄柏、知母，而少以木香佐之。

[好古曰]《本草》云：主气劣，气不足，补也；通壅气，导一切气，破也。安胎，健脾胃，补也；除痃癖癥块，破也。其不同如此。洁古张氏但言调气，不言补也。

[机曰]与补药为佐则补，与泄药为君则泄也。

[权曰]《隋书》言樊子盖为武威太守，车驾至吐谷浑，子盖以彼多瘴气，献青木香以御雾露之邪。

附方

◎小肠疝气。青木香四两，酒三斤，煮过，每日饮三次。（孙天仁《集效方》）

◎气滞腰痛。青木香、乳香各二钱，酒浸，饭上蒸，均以酒调服。（《圣惠方》）

◎耳内作痛。木香末，以葱黄染鹅脂，蘸末深纳入耳中。（《圣济录》）

◎腋臭阴湿。凡腋下、阴下湿臭，或作疮。青木香以好醋浸，夹于腋下、阴下。为末傅之。（《外台秘要》）

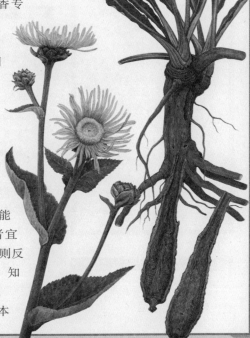

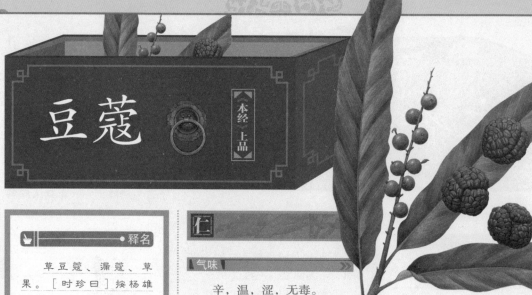

豆蔻

《本经上品》

释名

草豆蔻、漏蔻、草果。[时珍曰]按杨雄《方言》云：凡物盛多曰蔻。豆蔻之名，或取此义。豆象形也。

集解

[时珍曰]草豆蔻、草果虽是一物，然微有不同。今建宁所产豆蔻，大如龙眼而形微长，其皮黄白薄而棱峭，其仁大如缩砂仁而辛香气和。滇广所产草果，长大如诃子，其皮黑厚而棱密，其子粗而辛臭，正如斑蝥之气。彼人皆用笔茶及作食料，恒用之物。广人取生草蔻入梅汁，盐渍令红，暴干荐酒，名红盐草果，其初结小者，名鹦哥舌。元朝饮膳，皆以草果为上供。南人复用一种火杨梅伪充草豆蔻，其形圆而粗，气味辛猛而不和，人亦多用之，或云即山姜实也。不可不辨。

修治

[时珍曰]今人唯以面裹煻火煨熟，去皮用之。

仁

气味

辛，温，涩，无毒。

主治

温中，心腹痛，呕吐，去口臭气。（《别录》）

调中补胃，健脾消食，去客寒，心与胃痛。（李杲）

治瘴疠寒疟，伤暑吐下泄痢，噎膈反胃，痞满吐酸，痰饮积聚，妇人恶阻带下，除寒燥湿，开郁破气，杀鱼肉毒。制丹砂。（时珍）

发明

[弘景曰]豆蔻辛烈甚香，可常食之。其五和糁中物，皆宜人。豆蔻、廉姜、枸橼、甘蕉、麂目是也。

[震亨曰]草豆蔻性温，能散滞气，消膈上痰。若明知身受寒邪，口食寒物，胃脘作疼，方可温散，用之如鼓应桴。或湿痰郁结成病者，亦效。若热郁者不可用，恐积温成热也。

[时珍曰]豆蔻治病，取其辛热浮散，能入太阴阳明，除寒燥湿，开郁化食之力而已。南地卑下，山岚烟瘴，炊

唉酸咸，脾胃常多寒湿郁滞之病。故食料必用，与之相宜。然过多亦能助脾热伤肺损目。或云：与知母同用，治瘴疟寒热，取其一阴一阳无偏胜之害。盖草果治太阴独胜之寒，知母治阳明独胜之火也。

附方

◎心腹胀满短气。用草豆蔻一两，去皮为末。以木瓜生姜汤，调服半钱。（《千金方》）

◎香口辟臭。豆蔻、细辛为末，含之。（《肘后方》）

◎脾痛胀满。草果仁二个，酒煎服之。（《直指方》）

花

气味

辛，热，无毒。

主治

下气，止呕逆，除霍乱，调中补胃气，消酒毒。（《大明》）

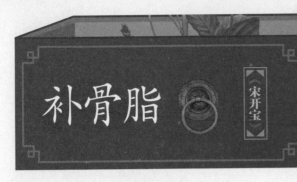

补骨脂

释名

破故纸、婆固脂、胡韭子。[时珍曰]补骨脂言其功也。胡人呼为婆固脂，而俗讹为破故纸也。

集解

[《大明》曰]徐表《南州记》云：是胡韭子也。南番者色赤，广南者色绿，入药微炒用。

子

气味

辛，大温，无毒。

主治

五劳七伤，风虚冷，骨髓伤败，肾冷精流，及妇人血气堕胎。（《开宝》）

男子腰疼，膝冷囊湿，逐诸冷痹顽，止小便，腹中冷。（甄权）

兴阳事，明耳目。（《大明》）

治肾泄，通命门，暖丹田，敛精神。（时珍）

发明

[颂曰]破故纸今人多以胡桃合服，此法出于唐郑相国。自叙云：予为南海节度，年七十有五。越地卑湿，伤于内外，众疾俱作，阳气衰绝，服乳石补药，百端不应。元和七年，有诃陵国舶主李摩诃，知予病状，遂传此方并药。予初疑而未服，摩诃稽首固请，遂服之。经七八日而觉应验，自尔常服，其功神效。十年二月。罢郡归京，录方传之。用破故纸十两，净择去皮，洗过曝，捣筛令细。胡桃瓤二十两，汤浸去皮，细研如泥，更以好蜜和，令如饴糖，瓷器盛之。旦日以暖酒二合，调药一匙服之，便以饭压。如不饮酒人，以暖热水调之，弥久则延年益气，悦心明目，补添筋骨。但禁芸薹、羊血，余无所忌。此物本自外番随海舶而来，非中华所有。番人呼为补骨脂，语讹为破故纸也。王绍颜《续传信方》，载其事颇详，故录之。

[时珍曰]此方亦可作丸，温酒服之。按白飞霞《方外奇方》云：破故纸属火，收敛神明，能使心包之火与命门之火相通。故元阳坚固，骨髓充实，涩以治脱也。胡桃属木，润燥养血。血属阴，恶燥。故油以润之。佐破故纸，有木火相生之妙。故语云：破故纸无胡桃，犹水母之无虾也。

附方

◎肾虚腰痛。用破故纸一两，炒为末，温酒服三钱，神妙。或加木香一钱。（《经验方》）

◎精气不固。破故纸、青盐等分，同炒为末。每服二钱，米饮下。（《三因方》）

◎小便无度，肾气虚寒。破故纸十两酒蒸，茴香十两盐炒，为末。酒糊丸梧子大。每服百丸，盐酒下。或以米糁猪肾煨食之。（《普济方》）

◎小儿遗尿，膀胱冷也。夜属阴，故小便不禁。破故纸炒为末，每夜热汤服五分。（《婴童百问》）

◎脾肾虚泻。二神丸：用破故纸炒半斤，肉豆蔻生用四两，为末，肥枣丸研膏，和丸梧子大，每空心米饮服五七十丸。（《本事方》。加木香二两，名三神丸。）

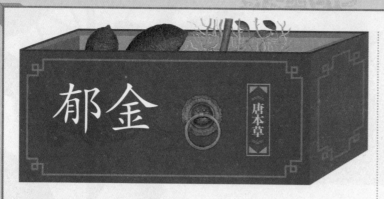

郁金

《唐本草》

释名

马蒁。[时珍曰]此根形状皆似莪蒁，而医马病，故名马蒁。

集解

[恭曰]郁金生蜀地及西戎。苗似姜黄，花白质红，末秋出茎心而无实。其根黄赤，取四畔子根去皮火干，马药用之，破血而补，胡人谓之马蒁。岭南者有实似小豆蔻，不堪啖。

根

气味

辛、苦，寒，无毒。

主治

血积下气，生肌止血，破恶血，血淋尿血，金疮。（《唐本》）

单用，治女人宿血气心痛，冷气结聚，温醋摩服之。亦治马胀。（甄权）

凉心。（元素）

治阳毒入胃，下血频痛。（李杲）

治血气心腹痛，产后败血冲心欲死，失心癫狂蛊毒。（时珍）

发明

[震亨曰]郁金属火、属土与水，其性轻扬上行，治吐血衄血，唾血血腥，及经脉逆行，并宜郁金末加韭汁、姜汁、童尿同服，其血自清。痰中带血者，加竹沥。又鼻血上行者，郁金、韭汁加四物汤服之。

[时珍曰]郁金入心及包络，治血病。《经验方》治失心癫狂，用真郁金七两，明矾三两，为末，薄糊丸梧子大。每服五十丸，白汤下。有妇人癫狂十年，至人授此。初服心胸间有物脱去，神气洒然，再服而苏，此惊忧痰血络聚心窍所致。郁金入心去恶血，明矾化顽痰故也。

附方

◎厥心气痛不可忍。郁金、附子、干姜等分，为末，醋糊丸梧子大，朱砂为衣。每服三十丸，男酒女醋下。（《奇效方》）

◎阳毒下血，热气入胃，痛不可忍。郁金五大个，牛黄一皂荚子，为散。每服用醋浆水一盏，同煎三沸，温服。（《孙用和秘宝方》）

◎尿血不定。郁金末一两，葱白一握，水一盏，煎至三合，温服，日三服。（《经验方》）

◎风痰壅滞。郁金一分，藜芦十分，为末。每服一字，温浆水调下。仍以浆水一盏漱口，以食压之。（《经验方》）

◎痔疮肿痛。郁金末，水调涂之，即消。（《医方摘要》）

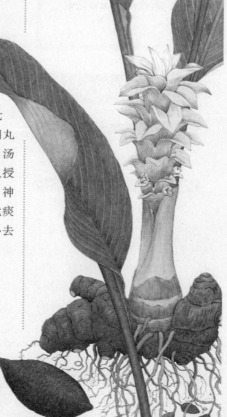

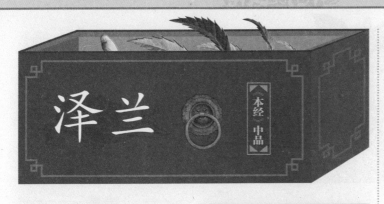

泽兰

痈毒，破瘀血，消癥瘕，而为妇人要药。虽是一类而功用稍殊，正如赤、白茯苓、芍药，补泻皆不同也。雷敩言，雌者调气生血，雄者破血通积，正合二兰主治。大泽兰之为兰草，尤可凭据。血生于气，故曰调气生血也。又荀子云，泽芷以养鼻，谓泽兰、白芷之气，芳香通乎肺也。

释名

水香、都梁香、虎兰、虎蒲、龙枣、孩儿菊、风药，根名地笋。[弘景曰]生于泽旁，故名泽兰，亦名都梁香。[时珍曰]此草亦可为香泽，不独指其生泽旁也。齐安人呼为风药，《吴普本草》一名水香，陶氏云亦名都梁，今俗通呼为孩儿菊，则其与兰草为一物二种，尤可证矣。其根可食，故曰地笋。

集解

[颂曰]今荆、徐、随、寿、蜀、梧州、河中府皆有之。根紫黑色，如粟根。二月生苗，高二三尺。茎干青紫色，作四棱。叶生相对，如薄荷，微香。七月开花，带紫白色，萼通紫色，亦似薄荷花。三月采苗阴干。荆湖岭南人家多种之。寿州出者无花子。此与兰草大抵相类。但兰草生水旁，叶光润，根小紫，五六月盛；而泽兰生水泽中及下湿地，叶尖，微有毛，不光润，方茎紫节，七月、八月初采微辛，此为异尔。

叶

气味

苦，微温，无毒。

主治

金疮，痈肿疮脓。（《本经》）
产后金疮内塞。（《别录》）
产后腹痛，频产血气衰冷，成劳瘦羸，妇人血沥腰痛。（甄权）
产前产后百病。通九窍，利关节，养血气，破宿血，消癥瘕，通小肠，长肌肉，消扑损瘀血，治鼻血吐血，头风目痛，妇人劳瘦，丈夫面黄。（《大明》）

发明

[颂曰]泽兰，妇人方中最为急用。古人治妇人泽兰丸甚多。
[时珍曰]兰草、泽兰气香而温，味辛而散，阴中之阳，足太阴、厥阴经药也。脾喜芳香，肝宜辛散。脾气舒，则三焦通利而正气和；肝郁散，则营卫流行而病邪解。兰草走气道，故能利水道，除痰癖，杀蛊辟恶，而为消渴良药；泽兰走血分，故能治水肿，涂

附方

◎产后水肿，血虚浮肿。泽兰、防己等分，为末。每服二钱，醋汤下。（张文仲《备急方》）
◎小儿蓐疮。嚼泽兰心封之良。（《子母秘录》）
◎疮肿初起。泽兰捣封之良。（《集简方》）
◎产后阴翻，产后阴户燥热，遂成翻花。泽兰四两，煎汤熏洗二三次，再入枯矾煎洗之，即安。（《集简方》）

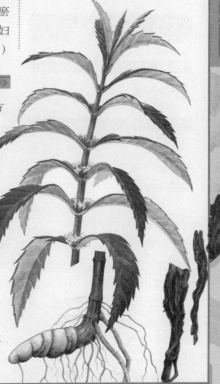

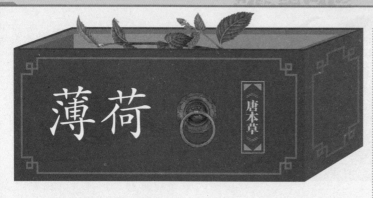

薄荷

《唐本草》

● 释名

蕃荷菜、南薄荷、金钱薄荷。

● 集解

[时珍曰] 薄荷，人多栽莳。二月宿根生苗，清明前后分之。方茎赤色，其叶对生，初时形长而头圆，及长则尖。

茎叶

气味

辛，温，无毒。

主治

作菜久食，却肾气，辟邪毒，除劳气，令人口气香洁。煎汤洗漆疮。（思邈）

通利关节，发毒汗，去愤气，破血止痢。（甄权）

疗阴阳毒，伤寒头痛，四季宜食。（士良）

治中风失音吐痰。（《日华》）

主伤风头脑风，通关格，及小儿风涎，为要药。（苏颂）

杵汁服，去心脏风热。（孟诜）

清头目，除风热。（李杲）

利咽喉口齿诸病，治瘰疬疮疥，风瘙瘾疹。捣汁含漱，去舌胎语涩。按叶塞鼻，止衄血。涂蜂螫蛇伤。（时珍）

发明

[元素曰] 薄荷辛凉，气味俱薄，浮而升，阳也。故能去高巅及皮肤风热。

[士良曰] 薄荷能引诸药入营卫，故能发散风寒。

[宗奭曰] 小儿惊狂壮热，须此引药。又治骨蒸热劳，用其汁与众药熬为膏。猫食薄荷则醉，物相感尔。

[好古曰] 薄荷，手、足厥阴气分药也。能搜肝气，又主肺盛有余肩背痛，及风寒汗出。

[时珍曰] 薄荷入手太阴、足厥阴，辛能发散，凉能清利，专于消风散热，故头痛头风眼目咽喉口齿诸病，小儿惊热及瘰疬疮疥，为要药。戴原礼氏治

猫咬，取其汁涂之有效，盖取其相制也。

[陆农师曰] 薄荷，猫之酒也。犬，虎之酒也。桑椹，鸠之酒也。茵草，鱼之酒也。昝殷《食医心镜》云：薄荷煎豉汤暖酒和饮，煎茶生食，并宜。盖菜之有益者也。

附方

◎清上化痰，利咽膈，治风热。以薄荷末，炼蜜丸芡子大，每噙一丸。白砂糖和之亦可。（《简便单方》）

◎舌胎语蹇。薄荷自然汁，和白蜜、姜汁擦之。（《医学集成》）

◎眼弦赤烂。薄荷，以生姜汁浸一宿，晒干为末。每用一钱，沸汤泡洗。（《明目经验方》）

◎衄血不止。薄荷汁滴之。或以干者水煮，绵裹塞鼻。（许学士《本事方》）

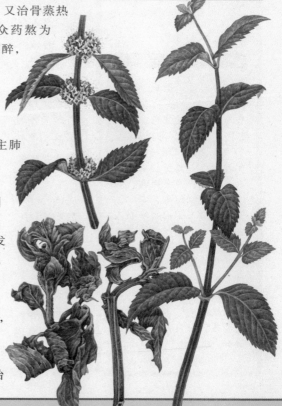

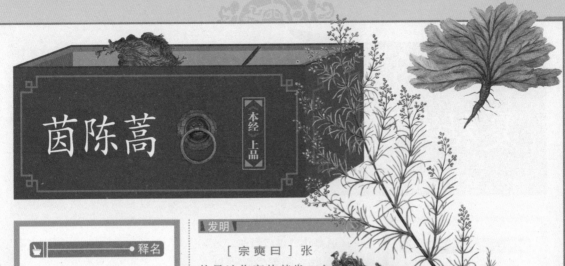

茵陈蒿

释名

[藏器曰]此虽蒿类，经冬不死，更因旧苗而生，故名因陈，后加蒿字耳。

[时珍曰]按张揖《广雅》及《吴普本草》并作因尘，不知何义。

集解

[时珍曰]茵陈昔人多莳为蔬，故入药用山茵陈，所以别家茵陈也。

茎叶

气味

苦，平、微寒，无毒。

主治

风湿寒热邪气，热结黄疸。久服轻身益气耐老。面白悦长年。白兔食之仙。（《本经》）

治通身发黄，小便不利，除头热，去伏瘕。（《别录》）

通关节，去滞热，伤寒用之。（藏器）

石茵陈：治天行时疾热狂，头痛头旋，风眼疼，瘴疟。女人癥瘕，并闪损乏绝。（《大明》）

发明

[宗奭曰]张仲景治伤寒热甚发黄，身面悉黄者，用之极效。一僧因伤寒后发汗不彻，有留热，面身皆黄，多热，期年不愈。医作食黄治不对，而食不减。予与此药，服五日病减三分之一，十日减三分之二，二十日病悉去。方用山茵陈、山栀子各三分，秦艽、升麻各四钱，为散。每用三钱，水四合，煎二合，去滓，食后温服，以知为度。此药以山茵陈为本，故书之。

[好古曰]张仲景茵陈栀子大黄汤，治湿热也。栀子柏皮汤，治燥热也。如苗涝则湿黄，苗旱则燥黄。湿则泻之，燥则润之可也。此二药治阳黄也。韩祗和、李思训治阴黄，用茵陈附子汤。大抵以茵陈为君主，而佐以大黄、附子，各随其寒热也。

附方

◎风疾挛急。茵陈蒿一斤、秫米一石，曲三斤，和匀，如常法酿酒服之。

◎茵陈羹。除大热黄疸，伤寒头痛，风热瘴疟，利小便。以茵陈细切，煮羹食之。生食亦宜。（《食医心镜》）

◎遍身风痒，生疮疥。用茵陈煮浓汁洗之，立瘥。（《千金方》）

◎病黄如金，好眠吐涎。茵陈蒿、白鲜皮等分，水二钟煎服，日二服。（《三十六黄方》）

◎遍身黄疸。茵陈蒿一把，同生姜一块，捣烂，于胸前四肢，日日擦之。（《直指方》）

◎男子酒疸。用茵陈蒿四根，栀子七个，大田螺一个，连壳捣烂，以百沸白酒一大盏，冲汁饮之，秘方也。（《直指方》）

◎眼热赤肿。山茵陈、车前子等分。煎汤调茶调散，服数服。（《直指方》）

◎疬疡风病。茵陈蒿两握，水一斗五升，煮取七升。先以皂荚汤洗，次以此汤洗之，冷更作。隔日一洗，不然恐痛也。（崔行功《纂要》）

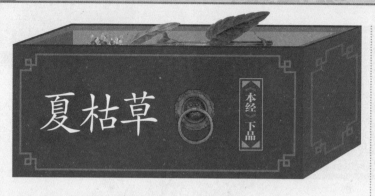

夏枯草

本经下品

释名

夕句、乃东、燕面、铁色草。[震亨曰]此草夏至后即枯。盖禀纯阳之气，得阴气则枯，故有是名。

集解

[时珍曰]原野间甚多，苗高一二尺许，其茎微方。叶对节生，似旋覆叶而长大，有细齿，背白多纹。茎端作穗，长一二寸，穗中开淡紫小花，一穗有细子四粒。丹溪云无子，亦欠察矣。嫩苗渝过，浸去苦味，油盐拌之可食。

茎叶

气味

苦、辛，寒，无毒。

主治

寒热瘰疬鼠瘘头疮，破癥，散瘿结气，脚肿湿痹，轻身。（《本经》）

发明

[震亨曰]《本草》言夏枯草大治瘰疬，散结气。有补养厥阴血脉之功，而不言及。观其退寒热，虚者可使；若实者以行散之药佐之，外以艾灸，亦渐取效。

[时珍曰]黎居士《易简方》，夏枯草治目疼，用沙糖水浸一夜用，取其能解内热、缓肝火也。楼全善云：夏枯草治目珠疼至夜则甚者，神效。或用苦寒药点之反甚者，亦神效。盖目珠连目本，即系也，属厥阴之经。夜甚及点苦寒药反甚者，夜与寒亦阴故也。夏枯禀纯阳之气，补厥阴血脉，故治此如神，以阳治阴也。一男子至夜目珠疼，连眉棱骨，及头半边肿痛。用黄连膏点之反甚，诸药不效。灸厥阴、少阳，疼随止，半日又作。月余，以夏枯草二两，香附二两，甘草四钱，为末。每服一钱半，清茶调服。下咽则疼减半，至四五服良愈矣。

附方

◎明目补肝。肝虚目睛痛，冷泪不止，筋脉痛，羞明怕日。夏枯草半两，香附子一两，为末。每服一钱，腊茶汤调下。（《简要济众》）

◎赤白带下。夏枯草，花开时采，阴干为末。每服二钱，米饮下，食前。（《徐氏家传方》）

◎血崩不止。夏枯草为末，每服寸匕，米饮调下。（《圣惠方》）

◎汗斑白点。夏枯草煎浓汁，日日洗之。（《乾坤生意》）

◎瘰疬马刀，不问已溃未溃，或日久成漏。用夏枯草六两，水二钟，煎七分，食远温服。虚甚者，则煎汁熬膏服。并涂患处，兼以十全大补汤加香附、贝母、远志尤善。此物生血，乃治瘰疬之圣药也。其草易得，其功甚多。（薛己《外科经验方》）

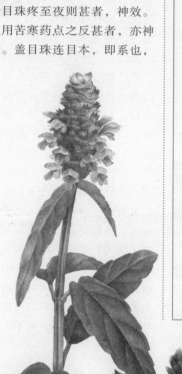

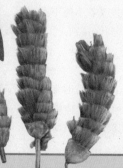

旋覆花

释名

金沸草、金钱花、滴滴金、盗庚、夏菊、戴椹。[时珍曰]诸名皆因花状而命也。《尔雅》云：蕧，盗庚也。盖庚者金也，谓其夏开黄花，盗窃金气也。《酉阳杂俎》云：金钱花一名毘尸沙，自梁武帝时始进入中国。

集解

[时珍曰]花状如金钱菊。水泽边生者，花小瓣单；人家栽者，花大蕊簇，盖壤瘠使然。其根细白。俗传露水滴下即生，故易繁，盖亦不然。

花

气味

咸，温，有小毒。

主治

结气胁下满，惊悸，除水，去五脏间寒热，补中下气。（《本经》）

消胸上痰结，唾如胶漆，心胸痰水，膀胱留饮，风气湿痹，皮间死肉，目中眵䁾，利大肠，通血脉，益色泽。（《别录》）

主水肿，逐大腹，开胃，止呕逆不下食。（甄权）

行痰水，去头目风。（宗奭）

消坚软痞，治噫气。（好古）

发明

[颂曰]张仲景治伤寒汗下后，心下痞坚，噫气不除，有七物旋覆代赭汤；杂治妇人，有三物旋覆汤。胡洽居士治痰饮在两胁胀满，有旋覆花丸，用之尤多。

[成无己曰]硬则气坚，旋覆之咸，以软痞坚也。

[震亨曰]寇宗奭言其行痰水去头目风，亦走散之药。病人涉虚者，不宜多服，冷利大肠，宜戒之。

[时珍曰]旋覆乃手太阴肺、手阳明大肠药也。所治诸病，其功只在行水下气通血脉尔。李卫公言嗅其花能损目。

附方

◎中风壅滞。旋覆花，洗净焙研，炼蜜丸梧子大。夜卧以茶汤下五丸至七丸、十丸。（《经验方》）

◎半产漏下，虚寒相抟，其脉弦芤。旋覆花汤：用旋覆花三两，葱十四茎，新绛少许，水三升，煮一升，顿服。（《金匮要略》）

◎月蚀耳疮。旋覆花烧研，羊脂和涂之。（《集简方》）

◎小儿眉癣。小儿眉毛眼睫，因癣退不生。用野油花即旋覆花、赤箭即天麻苗、防风等分，为末。洗净，以油调涂之。（《总微论》）

叶

主治

傅金疮，止血。（《大明》）
治疔疮肿毒。（时珍）

根

主治

风湿。（《别录》）

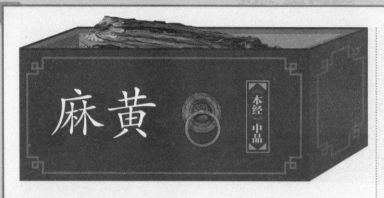

麻黄

本经 中品

释名

龙沙、卑相、卑盐。

[时珍曰] 诸名殊不可解。或云其味麻，其色黄，未审然否？

集解

[时珍曰] 其根皮色黄赤，长者近尺。

茎

气味

苦，温，无毒。

主治

中风伤寒头痛，温疟，发表出汗，去邪热气，止咳逆上气，除寒热，破癥坚积聚。（《本经》）

五脏邪气缓急，风胁痛，字乳余疾，止好唾，通腠理，解肌，泄邪恶气，消赤黑斑毒。不可多服，令人虚。（《别录》）

治身上毒风癍痹，皮肉不仁，主壮热温疫，山岚瘴气。（甄权）

通九窍，调血脉，开毛孔皮肤。（《大明》）

去营中寒邪，泄卫中风热。（元素）

散赤目肿痛，水肿风肿，产后血滞。（时珍）

发明

[弘景曰] 麻黄疗伤寒，解肌第一药。

[颂曰] 张仲景治伤寒，有麻黄汤及葛根汤、大小青龙汤，皆用麻黄。治肺痿上气，有射干麻黄汤、厚朴麻黄汤，皆大方也。

[时珍曰] 麻黄乃肺经专药，故治肺病多用之。张仲景治伤寒无汗用麻黄，有汗用桂枝。

根节

气味

甘，平，无毒。

主治

止汗，夏月杂粉扑之。（弘景）

发明

[权曰] 麻黄根节止汗，以故竹扇杵末同扑之。又牡蛎粉、粟粉并麻黄根等分，为末，生绢袋盛贮。盗汗出，即扑，手摩之。

[时珍曰] 麻黄发汗之气駃不能御，而根节止汗效如影响，物理之妙，不可测度如此。自汗有风湿、伤风、风温、气虚、血虚、脾虚、阴虚、胃热、痰饮、中暑、亡阳、柔痉诸证，皆可随证加而用之。当归六黄汤加麻黄根，治盗汗尤捷。盖其性能行周身肌表，故能引诸药外至卫分而固腠理也。《本草》但知扑之之法，而不知服饵之功尤良也。

附方

◎产后腹痛及血下不尽。麻黄去节，为末，酒服方寸匕，一日二三服，血下尽即止。（《子母秘录》）

◎心下悸病。半夏麻黄丸：用半夏、麻黄等分，末之，炼蜜丸小豆大。每饮服三丸，日三服。（《金匮要略》）

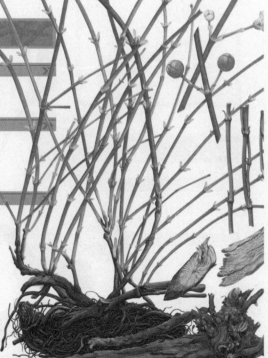

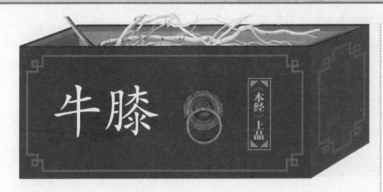

牛膝

本经·上品

释名

牛茎、百倍、山苋菜、对节菜。[时珍曰]《本经》又名百倍，隐语也。言其滋补之功，如牛之多力也。

集解

[时珍曰]牛膝处处有之，谓之土牛膝，不堪服食。唯北土及川中人家栽莳者为良。

根

修治

[时珍曰]今唯以酒浸入药，欲下行则生用，滋补则焙用，或酒拌蒸过用。

气味

苦、酸，平，无毒。

主治

寒湿痿痹，四肢拘挛，膝痛不可屈伸，逐血气，伤热火烂，堕胎。久服轻身耐老。（《本经》）

疗伤中少气，男子阴消，老人失溺，补中续绝，益精利阴气，填骨髓，止发白，除脑中痛及腰脊痛，妇人月水不通，血结。（《别录》）

治阴痿，补肾，助十二经脉，逐恶血。（甄权）

强筋，补肝脏风虚。（好古）

治久疟寒热，五淋尿血，茎中痛，下痢，喉痹口疮齿痛，痈肿恶疮伤折。（时珍）

发明

[权曰]病人虚羸者，加而用之。

[震亨曰]牛膝能引诸药下行，筋骨痛风在下者，宜加用之。凡用土牛膝，春夏用叶，秋冬用根，唯叶汁效尤速。

[时珍曰]牛膝乃足厥阴、少阴之药。所主之病，大抵得酒则能补肝肾，生用则能去恶血，二者而已。其治腰膝骨痛、足痿阴消、失溺久疟、伤中少气诸病，非取其补肝肾之功欤？其癥瘕心腹诸痛、痈肿恶疮、金疮折伤喉齿、淋痛尿血、经候胎产诸病，非取其去恶血之功欤？按陈

日华《经验方》云：方夷吾所编《集要方》，予刻之临汀。后在鄂渚，得九江守王南强书云：老人久苦淋疾，百药不效。偶见临汀《集要方》中用牛膝者，服之而愈。

附方

◎产后尿血。川牛膝水煎频服。（《熊氏补遗》）
◎口舌疮烂。牛膝浸酒含漱，亦可煎饮。（《肘后方》）
◎牙齿疼痛。牛膝研末含漱，亦可烧灰。（《千金方》）

茎叶

气味

缺。

主治

寒湿痿痹，老疟淋秘，诸疮。功同根，春夏宜用之。（时珍）

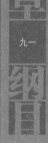

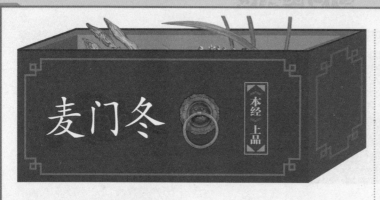

麦门冬

《本经·上品》

释名

䵂冬、秦名乌韭、齐名爱韭、楚名马韭、越名羊韭。禹韭、禹余粮、忍冬、忍凌、不死草、阶前草。[时珍曰]麦须䵂曰，此草根似麦而有须，其叶如韭，凌冬不凋，故谓之麦䵂冬，及有诸韭、忍冬诸名，俗作门冬，便于字也。可以服食断谷。故又有余粮、不死之称。

集解

[时珍曰]古人唯用野生者。后世所用多是种莳而成。

根

气味

甘，平，无毒。

主治

心腹结气，伤中伤饱，胃络脉绝，羸瘦短气。久服轻身不老不饥。（《本经》）

疗身重目黄，心下支满，虚劳客热，口干燥渴，止呕吐，愈痿蹶，强阴益精，消谷调中

保神，定肺气，安五脏，令人肥健，美颜色，有子。（《别录》）

去心热，止烦热，寒热体劳，下痰饮。（藏器）

治五劳七伤，安魂定魄，止嗽，定肺痿吐脓，时疾热狂头痛。（《大明》）

治热毒大水，面目肢节浮肿，下水，主泄精。（甄权）

治肺中伏火，补心气不足，主血妄行，及经水枯，乳汁不下。（元素）

发明

[宗奭曰]麦门冬治肺热之功为多，其味苦，但专泄而不专收，寒多人禁服。治心肺虚热及虚劳。与地黄、阿胶、麻仁，同为润经益血、复脉通心之剂；与五味子、枸杞子，同为生脉之剂。

[元素曰]麦门冬治肺中伏火、脉气欲绝者，加五味子、人参二味为生脉散，补肺中元气不足。

[杲曰]六七月间湿热方旺，人病骨乏无力，身重

气短，头旋眼黑，甚则痿软。故孙真人以生脉散补其天元真气。脉者，人之元气也。人参之甘寒，泻热火而益元气。麦门冬之苦寒，滋燥金而清水源。五味子之酸温，泻丙火而补庚金，兼益五脏之气也。

[时珍曰]按赵继宗《儒医精要》云：麦门冬以地黄为使，服之令人头不白，补髓，通肾气，定喘促，令人肌体滑泽，除身上一切恶气不洁之疾，盖有君而有使也。若有君无使，是独行无功矣。此方唯火盛气壮之人服之相宜。若气弱胃寒者，必不可饵也。

附方

◎劳气欲绝。麦门冬一两，甘草炙二两，粳米半合，枣二枚，竹叶十五片，水二升，煎一升，分三服。（《南阳活人书》）

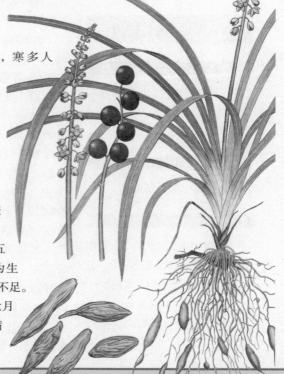

败酱

《本经》中品

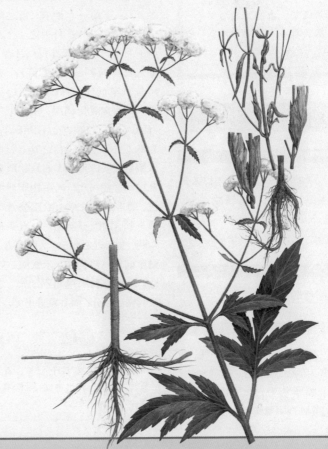

释名

苦菜、苦蕺、泽败、鹿肠、鹿首、马草。[弘景曰]根作陈败豆酱气，故以为名。[时珍曰]南人采嫩者，暴蒸作菜食，味微苦而有陈酱气，故又名苦菜，与苦荬、龙葵同名，亦名苦蕺，与酸浆同名，苗形则不同也。

集解

[时珍曰]处处原野有之，俗名苦菜，野人食之，江东人每采收储焉。春初生苗，深冬始凋。其根白紫，颇似柴胡。

根苗

气味

苦，平，无毒。

主治

暴热火疮赤气，疥瘙疽痔，马鞍热气。（《本经》）

除痈肿浮肿结热，风痹不足，产后腹痛。（《别录》）

治毒风㿄痹，破多年凝血，能化脓为水，产后诸病，止腹痛，余疹烦渴。（甄权）

治血气心腹痛，破癥结，催生落胞，血运鼻衄吐血，赤白带下。赤眼障膜弩肉，聤耳，疮疖疥癣丹毒，排脓补瘘。（《大明》）

发明

[时珍曰]败酱乃手足阳明厥阴药也。善排脓破血，故仲景治痈及古方妇人科皆用之。乃易得之物，而后人不知用，盖未遇识者耳。

附方

◎腹痈有脓。薏苡仁附子败酱汤：用薏苡仁十分，附子二分，败酱五分，捣为末。每以方寸匕，水二升，煎一升，顿服。小便当下。即愈。（张仲景《金匮玉函》）

◎产后腰痛，乃血气流入腰腿，痛不可转者。败酱、当归各八分，芎䓖、芍药、桂心各六分，水二升，煮八合，分二服。忌葱。（《广济方》）

◎产后腹痛如锥刺者。败酱草五两，水四升，煮二升，每服二合，日三服，良。（《卫生易简方》）

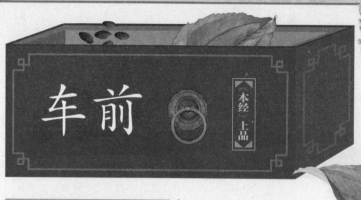

车前

本经 上品

释名

［时珍曰］按《尔雅》云：芣苢，马舄。马舄，车前。陆机《诗疏》云：此草好生道边及牛马迹中，故有车前、当道、马舄、牛遗之名。

集解

［时珍曰］王旻《山居录》，有种车前剪苗食法，则昔人常以为蔬矣。今野人犹采食之。

子

修治

［时珍曰］凡用须以水淘洗去泥沙，晒干。入汤液，炒过用；入丸散，则以酒浸一夜，蒸熟研烂。作饼晒干，焙研。

气味

甘，寒，无毒。

主治

气癃止痛，利水道小便，除湿痹。久服轻身耐老。（《本经》）

男子伤中，女子淋沥不欲食，养肺强阴益精，令人有子，明

目疗赤痛。（《别录》）

去风毒，肝中风热，毒风冲眼，赤痛障翳，脑痛泪出，压丹石毒，去心胸烦热。（甄权）

养肝。（萧炳）

治妇人难产。（陆玑）

导小肠热，止暑湿泻痢。（时珍）

发明

［时珍曰］按《神仙服食经》云：车前一名地衣，雷之精也。服之形化，八月采之。今车前五月子已老，而云七八月者，地气有不同尔。唐张籍诗云：开州午月车前子，作药人皆道有神。惭愧文君怜病眼，三千里外寄闲人。观此亦以五月采开州者为良，又可见其治目之功。大抵入服食，须佐他药，如六味地黄丸之用泽泻可也。若单用则泄太过，恐非久服之物。欧阳公常得暴下病，国医不能治。夫人买市人药一贴，进之而愈。力叩其方，则车前子一味为末，米饮服二钱匕。云此药利水道而不动气，水道利则清浊分，而谷藏自止矣。

附方

◎滑胎易产。车前子为末。酒服方寸匕。不饮酒者，水调服。（《妇人良方》）

草及根

气味

甘，寒，无毒。

主治

金疮止血，衄鼻，瘀血，血瘕，下血，小便赤，止烦下气，除小虫。（《别录》）

附方

◎小便不通。车前草一斤，水三升，煎取一升半，分三服。（《百一方》）

◎小便尿血。车前捣汁五合，空心服。（《外台秘要》）

◎鼻衄不止。生车前叶，捣汁饮之甚善。（《图经本草》）

◎热痢不止。车前叶捣汁，入蜜一合煎，温服。（《圣惠方》）

◎目赤作痛。车前草自然汁，调朴硝末，卧时涂眼胞上，次早洗去。（《圣济总录》）

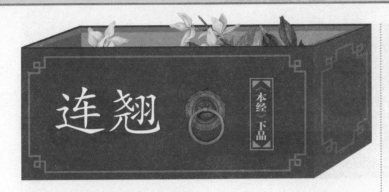

连翘

《本经》下品

释名

连、异翘、旱莲子、兰华、三廉、根名连轺、竹根。[时珍曰]按《尔雅》云：连，异翘。则是本名连，又名异翘，人因合称为连翘矣。

集解

[恭曰]此物有两种，大翘、小翘。大翘生下湿地，叶狭长如水苏。花黄可爱，着子似椿实之未开者，作房翘出众草。其小翘生冈原之上，叶花实皆似大翘而小细。山南人并用之，今长安唯用大翘子，不用茎花也。

气味

苦，平，无毒。

主治

寒热鼠瘘瘰疬，痈肿恶疮瘿瘤，结热蛊毒。（《本经》）

通利五淋，小便不通，除心家客热。（甄权）

通小肠，排脓，治疮疖，止痛，通月经。（《大明》）

散诸经血结气聚，消肿。（李杲）

泻心火，除脾胃湿热，治中部血证，以为使。（震亨）

治耳聋浑浑焞焞。（好古）

发明

[元素曰]连翘之用有三：泻心经客热，一也；去上焦诸热，二也；为疮家圣药，三也。

[杲曰]十二经疮药中不可无此，乃结者散之之义。

[好古曰]手足少阳之药，治疮疡瘤瘿结核有神，与柴胡同功，但分气血之异尔。与鼠粘子同用治疮疡，别有神功。

[时珍曰]连翘状似人心，两片合成，其中有仁甚香，乃少阴心经、厥阴包络气分主药也。诸痛痒疮疡皆属心火，故为十二经疮家圣药，而兼治手足少阳手阳明三经气分之热也。

翘根

气味

甘，寒、平，有小毒。

主治

下热气，益阴精，令人面悦好，明目。久服轻身耐老。（《本经》）

治伤寒瘀热欲发黄。（时珍）

发明

[好古曰]此即连翘根也。能下热气，故张仲景治伤寒瘀热在里，麻黄连轺赤小豆汤用之。注云：即连翘根也。

附方

◎痈疽肿毒。连翘草及根各一升，水一斗六升，煮汁三升服取汁。（《外台秘要》）

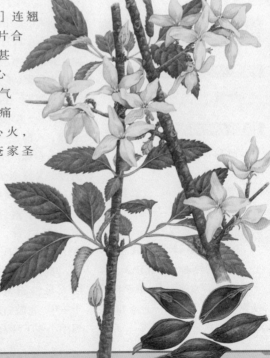

虎杖

别录·中品

释名

苦杖、大虫杖、斑杖、酸杖。[时珍曰]杖言其茎，虎言其斑也。或云一名杜牛膝者，非也。一种斑杖似蒟头者，与此同名异物。

集解

[时珍曰]其茎似菽蓼，其叶圆似杏，其枝黄似柳，其花状似菊，色似桃花。

根

气味

微温。

主治

通利月水，破留血癥结。（《别录》）。

渍酒服，主暴瘕。（弘景）

风在骨节间，及血瘀，煮作酒服之。（藏器）

治大热烦躁，止渴利小便，压一切热毒。（甄权）

治产后血运，恶血不下，心腹胀满，排脓，主疮疖痈毒，扑损瘀血，破风毒结气。

（《大明》）

烧灰，贴诸恶疮，焙研炼蜜为丸，陈米饮服，治肠痔下血。（苏颂）

研末酒服，治产后瘀血血痛，及坠扑昏闷有效。（时珍）

发明

[权曰]暑月以根和甘草同煎为饮，色如琥珀可爱，甚甘美。瓶置井中，令冷澈如冰，时人呼为冷饮子，啜之且尊于茗，极解暑毒。其汁染米作糜糕益美，捣末浸酒常服，破女子经脉不通。有孕人勿服。

[时珍曰]孙真人《千金方》：治女人月经不通，腹内积聚，虚胀雷鸣，四肢沉重，亦治丈夫积聚，有虎杖煎：取高地虎杖根，剉二斛，水二石五斗，煮取一斗半，去滓，入醇酒五升，煎如饧。每服一合，以知为度。又许学士《本事方》：治男妇诸般淋疾。用苦杖根洗净，剉一合，以水五合，煎一盏，去滓，入乳香、麝香少许服之。鄞县尉耿梦得，内人患沙石淋，已十三年。每漩痛楚不可忍，溺器中小便下沙石剥剥有声。

百方不效，偶得此方服之，一夕而愈。乃予目击者。

附方

◎小便五淋。苦杖为末，每服二钱，用饭饮下。（《集验方》）

◎月水不利。虎杖三两，凌霄花、没药一两，为末，热酒每服一钱。又方：治月经不通，腹大如瓮，气短欲死。虎杖一斤，去头暴干，切。土瓜根汁、牛膝汁二斗。水一斛，浸虎杖一宿，煎取二斗，入二汁，同煎如饧。每酒服一合，日再夜一，宿血当下。（《圣惠方》）

◎消渴引饮。虎杖烧过、海浮石、乌贼鱼骨、丹砂等分，为末。渴时以麦门冬汤服二钱，日三次。忌酒色鱼面鲊酱生冷。（《卫生家宝方》）

◎时疫流毒攻手足，肿痛欲断。用虎杖根剉，煮汁渍之。（《肘后方》）

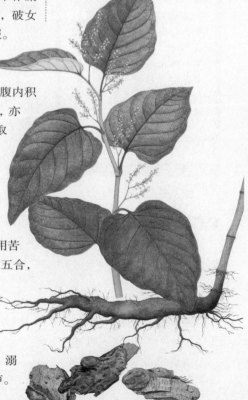

商陆

释名

蓫薚（音逐汤）、当陆、章柳、白昌、马尾、夜呼。[时珍曰]此物能逐荡水气，故曰蓫薚。讹为商陆，又讹为当陆，北音讹为章柳。或云枝枝相值，叶叶相当，故曰当陆。或云多当陆路而生也。

集解

[时珍曰]商陆昔人亦种之为蔬，取白根及紫色者劈破，作畦栽之，亦可种子。根苗茎并可洗蒸食，或用灰汁煮过亦良。其赤与黄色者有毒，不可食。

根

气味

辛，平，有毒。

主治

水肿疝瘕痹，熨除痈肿，杀鬼精物。（《本经》）

疗胸中邪气，水肿痿痹，腹满洪直，疏五脏，散水气。（《别录》）

泻十种水病。喉痹不通，薄切醋炒，涂喉外，良。（甄权）

通大小肠，泻蛊毒，堕胎，爁肿毒，傅恶疮。（《大明》）

发明

[弘景曰]方家不甚用，唯疗水肿，切生根，杂鲤鱼煮作汤服。道家乃散用之，及煎酿服，皆能去尸虫，见鬼神。其实子亦入神药。花名荡花，尤良。

[时珍曰]商陆苦寒，沉也，降也，阴也。其性下行，专于行水。与大戟、甘遂，盖异性而同功。胃气虚弱者不可用。方家治肿满、小便不利者，以赤根捣烂，入麝香三分，贴于脐心，以帛束之，得小便利即肿消。又治湿水，以指画肉上，随散不成文者。用白商陆、香附子炒干，出火毒，以酒浸一夜，日干为末。每服二钱，米饮下。或以大蒜同商陆煮汁服亦可。其茎叶作蔬食，亦治肿疾。

[嘉谟曰]古赞云：其味酸辛，其形类人。疗水贴肿，其效如神。斯言尽之矣。

附方

◎湿气脚软。章柳根切小豆大，煮熟，更以绿豆同煮为饭。每日食之，以瘥为度，最效。（《斗门方》）

◎疝癖如石，在胁下坚硬。生商陆根汁一升，杏仁一两，浸去皮，捣如泥，以商陆汁绞杏泥，火煎如饧。每服枣许，空腹热酒服，以利下恶物为度。（《圣惠方》）

◎一切毒肿。章陆根和盐少许，捣傅，日再易之。（孙真人《千金方》）

◎水气肿满。《外台秘要》：用白商陆根去皮，切如豆大，一大盏，以水二升，煮一升。更以粟米一大盏，同煮成粥。每日空心服之，取微利，不得杂食。《千金髓》：用白商陆六两，取汁半合，和酒半升，看人乃服。当利下水，取效。《梅师方》：用白商陆一升，羊肉六两，水一斗，煮取六升，去滓，和葱、豉作臛食之。

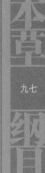

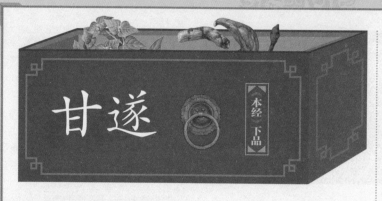

释名

甘藁、陵藁、陵泽、甘泽、重泽、苦泽、白泽、主田、鬼丑。[时珍曰]诸名义多未详。

集解

[恭曰]甘遂苗似泽漆，其根皮赤肉白，作连珠实重者良。草甘遂乃是蚤休，疗体全别，苗亦不同，俗名重台，叶似鬼臼、蓖麻，根皮白色。

根

修治

[时珍曰]今人多以面煨熟用，以去其毒。

气味

苦，寒，有毒。

主治

大腹疝瘕，腹满，面目浮肿，留饮宿食，破癥坚积聚，利水谷道。（《本经》）

下五水，散膀胱多热，皮中痞，热气肿满。（《别录》）

能泻十二种水疾，去痰水。（甄权）

泻肾经及隧道水湿，脚气，阴囊肿坠，痰迷癫痫，噎膈痞塞。（时珍）

发明

[宗奭曰]此药专于行水，攻决为用。

[元素曰]味苦气寒。苦性泄，寒胜热，直达水气所结之处，乃泄水之圣药。水结胸中，非此不能除，故仲景大陷胸汤用之。但有毒不可轻用。

[时珍曰]肾主水，凝则为痰饮，溢则为肿胀。甘遂能泄肾经湿气，治痰之本也。不可过服，但中病则止可也。张仲景治心下留饮，与甘草同用，取其相反而立功也。刘河间《保命集》云：凡水肿服药未全消者，以甘遂末涂腹，绕脐令满，内服甘草水，其肿便去。又王璆《百一选方》云：脚气上攻，结成肿核，及一切肿毒。用甘遂末，水调傅肿处，即浓煎甘草汁服，其肿即散。二物相反，而感应如此。清流韩诜病脚疾用此，一服病去七八，再服而愈也。

附方

◎水肿腹满。甘遂炒二钱二分，黑牵牛一两半，为末，水煎，时时呷之。（《普济方》）

◎脚气肿痛，肾脏风气，攻注下部疮痒。甘遂半两，木鳖子仁四个，为末。猪腰子一个，去皮膜，切片，用药四钱掺在内，湿纸包煨熟，空心食之，米饮下。服后便伸两足。大便行后，吃白粥二三日为妙。（《本事方》）

◎痞证发热盗汗，胸背疼痛。甘遂面包，浆水煮十沸，去面，以细糠火炒黄为末。大人三钱，小儿一钱，冷蜜水卧时服。忌油腻鱼肉。（《普济方》）

◎麻木疼痛。万灵膏：用甘遂二两，蓖麻子仁四两，樟脑一两，捣作饼贴之。内饮甘草汤。（《摘玄方》）

◎耳卒聋闭。甘遂半寸，绵裹插入两耳内，口中嚼少甘草，耳卒自然通也。（《永类方》）

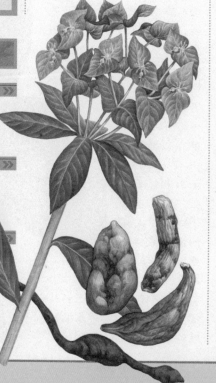

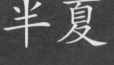

半夏

本经 下品

释名

守田、水玉、地文、和姑。[时珍曰]《礼记·月令》：五月半夏生。盖当夏之半也，故名。守田会意，水玉因形。

集解

[颂曰]在处有之，以齐州者为佳。二月生苗一茎，茎端三叶，浅绿色，颇似竹叶，而生江南者似芍药叶。根下相重，上大下小，皮黄肉白。五月、八月采根，以灰裹二日，汤洗暴干。《蜀图经》云：五月采则虚小，八月采乃实大。其平泽生者甚小，名羊眼半夏。由跋绝类半夏，而苗不同。

根

气味

辛，平，有毒。

主治

伤寒寒热，心下坚，胸胀咳逆，头眩，咽喉肿痛，肠鸣，下气止汗。（《本经》）

消心腹胸膈痰热满结，咳嗽上气，心下急痛坚痞，时气呕逆，消痈肿，疗痿黄，悦泽面目，堕胎。（《别录》）

消痰，下肺气，开胃健脾，止呕吐，去胸中痰满。生者：摩痈肿，除瘤瘿气。（甄权）

治吐食反胃，霍乱转筋，肠腹冷，痰疟。（《大明》）

治寒痰，及形寒饮冷伤肺而咳，消胸中痞，膈上痰，除胸寒，和胃气，燥脾湿，治痰厥头痛，消肿散结。（元素）

治眉棱骨痛。（震亨）

补肝风虚。（好古）

除腹胀，目不得瞑，白浊梦遗带下。（时珍）

发明

[权曰]半夏使也。虚而有痰气，宜加用之。

[颂曰]胃冷呕哕，方药之最要。

[成无己曰]辛者散也，润也。半夏之辛，以散逆气结气，除烦呕，发音声，行水气而润肾燥。

[时珍曰]脾无留湿不生痰，故脾为生痰之源，肺为贮痰之器。半夏能主痰饮及腹胀者，为其体滑而味辛性温也。涎滑能润，辛温能散亦能润，故行湿而通大便，利窍而泄小便。所谓辛走气，能化液，辛以润之是矣。

附方

◎肺热痰嗽。制半夏、栝楼仁各一两，为末，姜汁打糊丸梧子大。每服二三十九，白汤下。或以栝楼瓤煮熟丸。（《济生方》）

◎湿痰心痛喘急者。半夏油炒为末，粥糊丸绿豆大。每服二十九，姜汤下。（《丹溪心法》）

◎伏暑引饮，脾胃不利。消暑丸：用半夏醋煮一斤，茯苓半斤，生甘草半斤，为末，姜汁面糊丸梧子大。每服五十九，热汤下。（《和剂局方》）

◎面上黑气。半夏焙研，米醋调敷。不可见风，不计遍数，从早至晚，如此三日，皂角汤洗下，面莹如玉也。（《摘玄方》）

◎白浊梦遗。半夏一两，洗十次，切破，以木猪苓二两，同炒黄，出火毒，去猪苓，入煅过牡蛎一两，以山药糊丸梧子大。每服三十九，茯苓汤送下。（《本事方》）

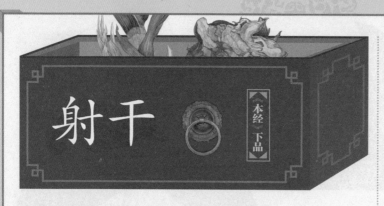

射干

《本经》下品

释名

乌扇、乌吹、乌蒲、凤翼、鬼扇、扁竹、仙人掌、紫金牛、野萱花、草姜、黄远。[颂曰]射干之形，茎梗疏长，正如射人长竿之状，得名由此尔。

集解

[时珍曰]射干即今扁竹也。今人所种，多是紫花者，呼为紫蝴蝶。

根

气味

苦，平，有毒。

主治

咳逆上气，喉痹咽痛，不得消息，散结气，腹中邪逆，食饮大热。（《本经》）

疗老血在心脾间，咳唾，言语气臭，散胸中热气。（《别录》）

苦酒摩涂毒肿。（弘景）

治疰气，消瘀血，通女人月闭。（甄权）

消痰，破癥结，胸膈满腹胀，气喘痰癖，开胃下食，镇肝明目。（《大明》）

治肺气喉痹为佳。（宗奭）

去胃中痈疮。（元素）

利积痰疝毒，消结核。（震亨）

降实火，利大肠，治疟母。（时珍）

发明

[震亨曰]射干属金，有木与火，行太阴、厥阴之积痰，使结核自消甚捷。又治便毒，此足厥阴湿气，因疲劳而发。取射干三寸，与生姜同煎，食前服，利三两行，甚效。

[时珍曰]射干能降火，故古方治喉痹咽痛为要药。孙真人《千金方》，治喉痹有乌翣膏。张仲景《金匮玉函方》，治咳而上气，喉中作水鸡声，有射干麻黄汤。又治疟母鳖甲煎丸，亦用乌扇烧过。皆取其降厥阴相火也。火降则血散肿消，而痰结自解，癥瘕自除矣。

附方

◎咽喉肿痛。射干花根、山豆根阴干为末，吹之如神。（《袖珍方》）

◎伤寒咽闭肿痛。用生射干、猪脂各四两，合煎令焦，去滓，每噙枣许取瘥。（庞安常《伤寒论》）

◎喉痹不通，浆水不入。《外台秘要》：用射干一片，含咽汁良。《医方大成》：用扁竹新根擂汁咽之，大腑动即解。或醋研汁噙，引涎出亦妙。《便民方》：用紫蝴蝶根一钱，黄芩、生甘草、桔梗各五分，为末，水调顿服，立愈。名夺命散。

◎二便不通，诸药不效。紫花扁竹根，生水边者佳，研汁一盏服，即通。（《普济》）

◎水蛊，腹大动摇水声，皮肤黑。用鬼扇根捣汁，服一杯，水即下。（《肘后方》）

◎阴疝肿刺，发时肿痛如刺。用生射干捣汁与服取利。亦可丸服。（《肘后方》）

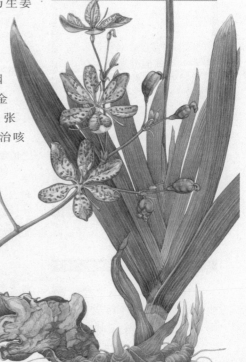

菟丝子

释名

菟缕、菟累、菟芦、菟丘、火焰草、野狐丝、金线草。〔时珍曰〕毛诗注女萝即菟丝。《吴普本草》菟丝一名松萝。陆佃言在木为女萝，在草为菟丝，二物殊别，皆由《尔雅》释诗误以为一物故也。

集解

〔时珍曰〕按宁献王《庚辛玉册》云：火焰草即菟丝子，阳草也。多生荒园古道。其子入地，初生有根，及长延草物，其根自断。无叶有花，白色微红，香亦袭人。结实如秕豆而细，色黄，生于梗上尤佳，唯怀孟林中多有之，入药更良。

子

修治

〔时珍曰〕凡用以温水淘去沙泥，酒浸一宿，曝干捣之。不尽者，再浸曝捣，须臾悉细。

气味

辛、甘，平，无毒。

主治

续绝伤，补不足，益气力，肥健人。（《本经》）

养肌强阴，坚筋骨，主茎中寒，精自出，溺有余沥，口苦燥渴，寒血为积。久服明目轻身延年。（《别录》）

补五劳七伤，治鬼交泄精，尿血，润心肺。（《大明》）

补肝脏风虚。（好古）

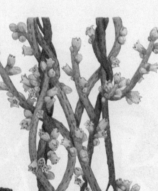

发明

〔敩曰〕菟丝子禀中和凝正阳之气，一茎从树感枝而成，从中春上阳结实，故偏补人卫气，助人筋脉。

〔颂曰〕《抱朴子》仙方单服法：取实一斗，酒一斗浸，曝干再浸又曝，令酒尽乃止，捣筛。每酒服二钱，日二服。此药治腰膝去风，兼能明目。久服令人光泽，老变为少。十日外，饮啖如汤沃雪也。

附方

◎阳气虚损。用菟丝子、熟地黄等分，为末，酒糊丸梧子大。每服五十九。气虚，人参汤下；气逆，沉香汤下。（《简便方》）

◎白浊遗精。菟丝子五两，白茯苓三两，石莲肉二两，为末，酒糊丸梧子大。每服三五十九，空心盐汤下。（《和剂局方》）

◎肝伤目暗。菟丝子三两，酒浸三日，暴干为末，鸡子白和丸梧子大。空心温酒下二十九。（《圣惠方》）

苗

气味

甘，平，无毒。

主治

挼碎煎汤，浴小儿，疗热痱。（弘景）

附方

◎面疮粉刺。菟丝子苗绞汁涂之，不过三上。（《肘后方》）

◎小儿头疮。菟丝苗，煮汤频洗之。（《子母秘录》）

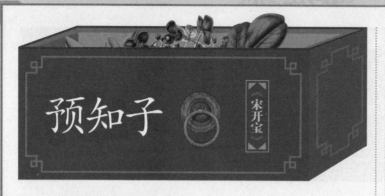

预知子

《宋开宝》

释名

圣知子、圣先子、盍合子、仙沼子。[《志》曰]相传取子二枚缀衣领上，遇有蛊毒，则闻其有声，当预知之，故有诸名。[时珍曰]仙沼，疑是仙枣之讹耳。

集解

[《志》曰]预知子有皮壳，其实如皂荚子。

[颂曰]旧不著所出州土，今淮、蜀、黔、壁诸州皆有之。作蔓生，依大木上。叶绿，有三角，面深背浅。七月、八月有实作房，生青，熟深红色，每房有子五七枚，如皂荚子，斑褐色，光润如飞蛾。今蜀人极贵重之，云亦难得。采无时。其根冬月采之，阴干。治蛊，其功胜于子也。山民目为圣无忧。

子仁

气味

苦，寒，无毒。

主治

杀虫疗蛊，治诸毒。去皮研服，有效。（《开宝》）

治一切风，补五劳七伤，其功不可备述。治痃癖气块，消宿食，止烦闷，利小便，催生，中恶失音，发落，天行温疾。涂一切蛇虫蚕咬，治一切病，每日吞二七粒，不过三十粒，永瘥。（《大明》）

附方

◎耳卒聋闭。八九月取石榴开一孔，留盖，入米醋满中，盖定，面裹塘火中煨熟取出，入少仙沼子、黑李子末，取水滴耳中，脑痛勿惊。如此二夜，又点一耳。（《圣惠方》）

◎预知子丸。治心气不足，精神恍惚，语言错妄，怔悸烦郁，忧愁惨戚，喜怒多恐，健忘少睡，夜多异梦，寐即惊魇，或发狂眩暴不知人，并宜服此。预知子去皮、白茯苓、枸杞子、石菖蒲、茯神、柏子仁、人参、地骨皮、远志、山药、黄精蒸熟、朱砂水飞，等分，为末。炼蜜丸芡子大。每嚼一丸，人参汤下。（《和剂局方》）

◎疠风有虫，眉落声变。预知子膏：用预知子、雄黄各二两，为末。以乳香三两，同水一斗，银锅煮至五升。入二末熬成膏，瓶盛之。每服一匙，温酒调下。有虫如尾，随大便而出。（《圣惠方》）

根

气味

苦，冷，无毒。

主治

解蛊毒。石臼捣筛，每用三钱，温水服，立已。（苏颂）

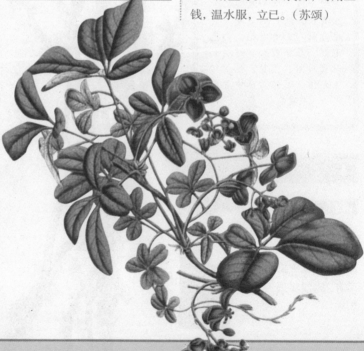

牵牛子

《别录》下品

释名

黑丑、草金铃、盆甑草、狗耳草。〔时珍曰〕近人隐其名为黑丑，白者为白丑，盖以丑属牛也。金铃象子形，盆甑、狗耳象叶形。

集解

〔时珍曰〕牵牛有黑白二种：黑者处处野生尤多。其蔓有白毛，断之有白汁。叶有三尖，如枫叶。白者人多种之。其蔓微红，无毛有柔刺，断之有浓汁。叶圆有斜尖，并如山药茎叶。

子

气味

苦，寒，有毒。

主治

下气，疗脚满水肿，除风毒，利小便。（《别录》）

治痃癖气块，利大小便，除虚肿，落胎。（甄权）

取腰痛，下冷脓，泻蛊毒药，并一切气壅滞。（《大明》）

和山茱萸服，去水病。（孟诜）

除气分湿热，三焦壅结。（李杲）

逐痰消饮，通大肠气秘风秘，杀虫，达命门。（时珍）

发明

〔好古曰〕牵牛以气药引则入气，以大黄引则入血。利大肠，下水积。色白者，泻气分湿热上攻喘满，破血中之气。

〔震亨曰〕牵牛属火善走。黑者属水，白者属金。若非病形与证俱实，不胀满、不大便秘者，不可轻用。驱逐致虚，先哲深戒。

〔杲曰〕牵牛非《神农》药也。《名医续注》云：味苦寒，能除湿气，利小便，治下注脚气。此说气味主治俱误矣。何也？凡用牵牛，少则动大便，多则泄下如水，乃泻气之药。其味辛辣，久嚼猛烈雄壮，所谓苦寒安在哉？夫湿者水之别称，有形者也。若肺先受湿，湿气不得施化，致大小便不通，则宜用之。盖牵牛感南方热火之化所生，火能平金而泄肺，湿去则气得周流。所谓五脏有邪，更相平也。今不问有湿无湿，但伤食或有热证，俱用牵牛克化之药，岂不误哉？况牵牛止能泄气中之湿热，不能除血中之湿热。湿从下受之，下焦主血，血中之湿，宜苦寒之味，反以辛药泄之，伤人元气。

附方

◎**一切积气，宿食不消。**黑牵牛头为末四两，用萝卜剜空，安末盖定，纸封蒸熟取出，入白豆蔻末一钱，捣丸梧子大。每服一二十丸，白汤下。名顺气丸。（《普济方》）

◎**疝气耳聋，疝气攻肾，耳聋阴肿。**牵牛末一钱，猪腰子半个，去膜薄切，掺入内，加少盐，湿纸包煨。空心食。（郑氏方）

◎**风热赤眼。**白牵牛末，以葱白煮研丸绿豆大。每服五丸，葱汤下。服讫睡半时。（《卫生家宝方》）

◎**面上粉刺。**黑牵牛末对入面脂药中，日日洗之。（《圣惠方》）

◎**面上雀斑。**黑牵牛末，鸡子清调，夜傅日洗。（《摘玄方》）

◎**大便不通。**用牵牛子半生半熟，为末。每服二钱，姜汤下。未通，再以茶服。（《简要方》）

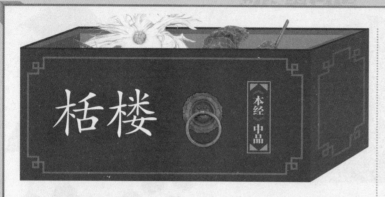

栝楼

本经·中品

👆 释名

果蠃、瓜蒌、天瓜、黄瓜、地楼、泽姑。根名白药、天花粉、瑞雪。［时珍曰］蠃与蒌同。许慎云：木上曰果，地下曰蒌。此物蔓生附木，故得兼名。

🥄 集解

［时珍曰］其根直下生，年久者长数尺。秋后掘者结实有粉，夏月掘者有筋无粉，不堪用。

实

气味

苦，寒，无毒。

主治

胸痹，悦泽人面。（《别录》）

润肺燥，降火，治咳嗽，涤痰结，利咽喉，止消渴，利大肠，消痈肿疮毒。（时珍）

子：炒用，补虚劳口干，润心肺，治吐血，肠风泻血，赤白痢，手面皱。（《大明》）

发明

［时珍曰］张仲景治胸痹痛引心背，咳唾喘息，及结胸满痛，皆用栝楼实。乃取其甘寒不犯胃气，能降上焦之火，使痰气下降也。成无己不知此意，乃云苦寒以泻热。盖不尝其味原不苦，而随文傅会尔。

附方

◎小便不通、腹胀。用瓜蒌焙研。每服二钱，热酒下。频服，以通为度。绍兴刘驻云：魏明州病此，御医用此方治之，得效。（《圣惠方》）

根

气味

苦，寒，无毒。

主治

消渴身热，烦满大热，补虚安中，续绝伤。（《本经》）

除肠胃中痼热，八疸身面黄，唇干口燥短气，止小便利，通月水。（《别录》）

治热狂时疾，通小肠，消肿毒，乳痈发

背，痔瘘疮疖，排脓生肌长肉，消扑损瘀血。（《大明》）

发明

［时珍曰］栝楼根味甘微苦酸。其茎叶味酸。酸能生津，感召之理，故能止渴润枯。微苦降火，甘不伤胃。昔人只言其苦寒，似未深察。

茎、叶

气味

酸，寒，无毒。

主治

中热伤暑。（《别录》）

附方

◎耳聋未久。栝楼根三十斤细切，以水煮汁，如常酿酒，久服甚良。（《肘后方》）

◎乳汁不下。栝楼根烧存性，研末，饮服方寸匕。或以五钱，酒水煎服。（《杨氏产乳》）

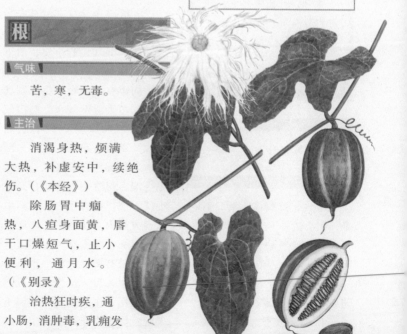

天门冬

释名

颠棘、天棘、万岁藤。

[时珍曰] 草之茂者为虋，俗作门。此草蔓茂，而功同麦门冬，故曰天门冬，或曰天棘。

集解

[时珍曰] 生苗时，亦可以沃地栽种。子亦堪种，但晚成。

根

气味

苦，平，无毒。

主治

诸暴风湿偏痹，强骨髓，杀三虫，去伏尸。久服轻身益气，延年不饥。（《本经》）

保定肺气，去寒热，养肌肤，利小便，冷而能补。（《别录》）

肺气咳逆，喘息促急，肺痿生痈吐脓，除热，通肾气，止消渴，去热中风，治湿疥，宜久服。煮食之，令人肌体滑泽白净，除身上一切恶气不洁之疾。（甄权）

镇心，润五脏，补五劳七伤，吐血，治嗽消痰，去风热烦闷。（《大明》）

主心病，嗌干心痛，渴而欲饮，痿蹶嗜卧，足下热而痛。（好古）

润燥滋阴，清金降火。（时珍）

阳事不起，宜常服之。（思邈）

发明

[元素曰] 苦以泄滞血，甘以助元气，及治血妄行，此天门冬之功也。保定肺气，治血热侵肺，上气喘促，宜加人参、黄芪为主，用之神效。

[嘉谟曰] 天、麦门冬并入手太阴，驱烦解渴，止咳消痰。而麦门冬兼行手少阴，清心降火，使肺不犯邪，故止咳立效。天门冬复走足少阴，滋肾助元，全其母气，故清痰殊功。盖肾主津液，燥则凝而为痰，得润剂则化，所谓治痰之本也。

[好古曰] 入手太阴、足少阴经。营卫枯涸，宜以湿剂润之。天门冬、人参、五味、枸杞子同为生脉之剂，此上焦独取寸口之意。

[赵继宗曰] 五药虽为生脉之剂，然生地黄、贝母为天门冬之使，地黄、车前为麦门冬之使，茯苓为人参之使。若有君无使，是独行无功也。故张三丰与胡濙尚书长生不老方，用天门冬三斤，地黄一斤，乃有君而有使也。

[时珍曰] 天门冬清金降火，益水之上源，故能下通肾气，入滋补方合群药用之有效。若脾胃虚寒人，单饵既久，必病肠滑，反成痼疾。此物性寒而润，能利大肠故也。

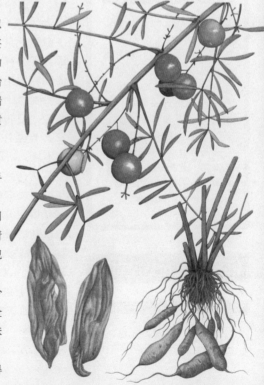

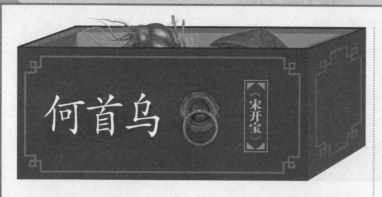

何首乌

《宋开宝》

▶ 释名

交藤、夜合、地精、陈知白、马肝石、桃柳藤、九真藤、赤葛、疮帚、红内消。[《大明》曰]其药《本草》无名，因何首乌见藤夜交，便即采食有功，因以采人为名尔。[时珍曰]汉武时，有马肝石能乌人发，故后人隐此名，亦曰马肝石。

▶ 集解

[颂曰]何首乌本出顺州南河县，今在处有之，以西洛、嵩山及河南柘城县者为胜。春生苗，蔓延竹木墙壁间，茎紫色。叶叶相对如薯蓣，而不光泽。夏秋开黄白花，如葛勒花。结子有棱，似荞麦而杂小，才如粟大。秋冬取根，大者如拳，各有五棱瓣，似小甜瓜。有赤白二种：赤者雄，白者雌。

根

气味

苦、涩，微温，无毒。

主治

瘰疬，消痈肿，疗头面风疮，治五痔，止心痛，益血气，黑髭发，悦颜色。久服长筋骨，益精髓，延年不老。亦治妇人产后及带下诸疾。（《开宝》）

久服令人有子，治腹脏一切宿疾，冷气肠风。（《大明》）

泻肝风。（好古）

发明

[时珍曰]何首乌，足厥阴、少阴药也。白者入气分，赤者入血分。肾主闭藏，肝主疏泄。此物气温，味苦涩。苦补肾，温补肝，涩能收敛精气。所以能养血益肝，固精益肾，健筋骨，乌髭发，为滋补良药。不寒不燥，功在地黄、天门冬诸药之上。气血太和，则风虚痈肿瘰疬诸疾可知矣。此药流传虽久，服者尚寡。嘉靖初，邵应节真人，以七宝美髯丹方上进。世宗肃皇帝服饵有效，连生皇嗣。于是何首乌之方，天下大行矣。

附方

◎皮里作痛，不问何处。用何首乌末，姜汁调成膏涂之，以帛裹住，火炙鞋底熨之。（《经验方》）

◎自汗不止。何首乌末，津调，封脐中。（《集简方》）

◎疥癣满身不可治者。何首乌、艾叶等分，水煎浓汤洗浴。甚能解痛，生肌肉。（王衮《博济方》）

◎骨软风疾，腰膝疼，行步不得，遍身瘙痒。用何首乌大而有花纹者，同牛膝各一斤，以好酒一升，浸七宿，曝干，木臼杵末，枣肉和，丸梧子大。每一服三十五丸，空心酒下。（《经验方》）

茎叶

主治

风疮疥癣作痒，煎汤洗浴，甚效。（时珍）

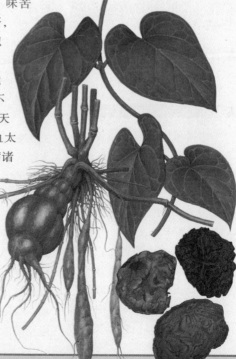

泽泻

释名

水泻、及泻、禹孙。

[时珍曰]去水曰泻，如泽水之泻也。禹能治水，故曰禹孙。余未详。

集解

[《别录》曰]泽泻生汝南池泽。五月采叶，八月采根，九月采实，阴干。

根

气味

甘，寒，无毒。

主治

补虚损五劳，除五脏痞满，起阴气，止泄精消渴淋沥，逐膀胱三焦停水。（《别录》）

主肾虚精自出，治五淋，利膀胱热，宣通水道。（甄权）

主头旋耳虚鸣，筋骨挛缩，通小肠，止尿血，主难产，补女人血海，令人有子。（《大明》）

入肾经，去旧水，养新水，利小便，消肿胀，渗泄止渴。（元素）

渗湿热，行痰饮，止呕吐泻痢，疝痛脚气。（时珍）

发明

[宗奭曰]泽泻之功长于行水。张仲景治水蓄渴烦，小便不利，或吐或泻，五苓散主之，方用泽泻，故知其长于行水。《本草》引扁鹊云：多服病人眼。诚为行去其水也。凡服泽泻散人，未有不小便多者。小便既多，肾气焉得复实？今人止泄精，多不敢用之。仲景八味丸用之者，亦不过引接桂、附等，归就肾经，别无他意。

[好古曰]《本经》云久服明目，扁鹊云多服昏目，何也？易老云：去脬中留垢，以其味咸能泻伏水故也。泻伏水，去留垢，故明目；小便利，肾气虚，故昏目。

[时珍曰]泽泻气平，味甘而淡。淡能渗泄，气味俱薄，所以利水而泄下。脾胃有湿热，则头重而目昏耳鸣。泽泻渗去其湿，则热亦随去，而土气得令，清气上行，天气明爽，故泽泻有养五脏、益气力、治头旋、聪明耳目之功。若久服，则降令太过，清

气不升，真阴潜耗，安得不目昏耶？仲景地黄丸用茯苓、泽泻者，乃取其泻膀胱之邪气，非引接也。古人用补药必兼泻邪，邪去则补药得力，一辟一阖，此乃玄妙。

叶

气味

咸，平，无毒。

主治

大风，乳汁不出，产难，强阴气。久服轻身。（《别录》）

实

气味

甘，平，无毒。

主治

风痹消渴，益肾气，强阴，补不足，除邪湿。久服面生光。（《别录》）

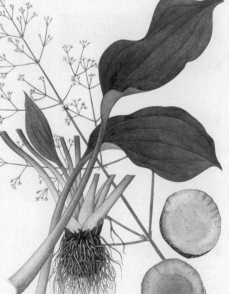

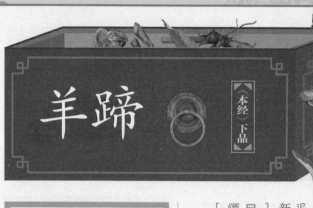

羊蹄

《本经》下品

● 释名

蓄、秃菜、败毒菜、牛舌菜、鬼目。[时珍曰]羊蹄以根名，牛舌以叶形，名秃菜以治秃疮名也。

● 集解

[时珍曰]近水及湿地极多。叶长尺余，似牛舌之形，不似菠薐。入夏起薹，开花结子，花叶一色。夏至即枯，秋深即生，凌冬不死。根长近尺，赤黄色，如大黄、胡萝卜形。

[颂曰]新采者，磨醋涂癣速效。亦煎作丸服。采根不限多少，捣绞汁一大升，白蜜半升，同熬如稠饧，更用防风末六两，搜和令可丸，丸如梧子大。用栝楼、甘草煎酒下三二十丸，日二三服。

根

气味

苦，寒，无毒。

主治

头秃疥瘙，除热，女子阴蚀。（《本经》）
浸淫疽痔，杀虫。（《别录》）
治癣，杀一切虫。醋磨，贴肿毒。（《大明》）

发明

[震亨曰]羊蹄根属水，走血分。

附方

◎大便卒结。羊蹄根一两，水一大盏，煎六分，温服。（《圣惠方》）
◎头风白屑。羊蹄草根曝干杵末，同羊胆汁涂之，永除。（《圣惠方》）
◎癣久不瘥。《简要济众方》：用羊蹄根杵绞汁，入轻粉少许，和如膏，涂之。三五次即愈。《千金方》：治细癣。用羊蹄根五升，桑柴灰汁煮三五沸，取汁洗之。仍以羊蹄汁和矾末涂之。
◎肠风下血。败毒菜根洗切，用连皮老姜各半盏，同炒赤，以无灰酒淬之，碗盖少顷，去滓，任意饮。（《永类方》）
◎喉痹不语。羊蹄独根者，勿见风日及妇人鸡犬，以三年醋研如泥，生布拭喉外令赤，涂之。（《千金方》）
◎面上紫块如钱大，或满面俱有。野大黄四两取汁，穿山甲十片烧存性，川椒末五钱，生姜四两取汁和研，生绢包擦。如干，入醋润湿。数次如初，累效。（陆氏《积德堂方》）

叶

气味

甘，滑，寒，无毒。

主治

小儿疳虫，杀胡夷鱼、鲑鱼、檀胡鱼毒，作菜。多食，滑大腑。（《大明》）

实

气味

苦，涩，平，无毒。

主治

赤白杂痢。（恭）
妇人血气。（时珍）

菖蒲

释名

昌阳、尧韭、水剑草。

[时珍曰] 菖蒲，乃蒲类之昌盛者，故曰菖蒲。

集解

[时珍曰] 菖蒲凡五种：生于池泽，蒲叶肥，根高二三尺者，泥菖蒲、白菖也；生于溪涧，蒲叶瘦，根高二三尺者，水菖蒲、溪荪也；生于水石之间，叶有剑脊，瘦根密节，高尺余者，石菖蒲也；人家以砂栽之一年，至春剪洗，愈剪愈细，高四五寸，叶如韭，根如匙柄粗者，亦石菖蒲也；甚则根长二三分，叶长寸许，谓之钱蒲是矣。服食入药须用二种石菖蒲，余皆不堪。

根

气味

辛，温，无毒。

主治

风寒湿痹，咳逆上气，开心孔，补五脏，通九窍，明耳目，出音声。主耳聋痈疮，温肠胃，止小便利。久服轻身，不忘不迷惑，延年。益心智，高志不老。（《本经》）

四肢湿痹，不得屈伸，小儿温疟，身积热不解，可作浴汤。（《别录》）

治耳鸣头风泪下，鬼气，杀诸虫，恶疮疥瘙。（甄权）

除风下气，丈夫水脏，女人血海冷败，多忘，除烦闷，止心腹痛，霍乱转筋，及耳痛者，作末炒，乘热裹罯甚验。（《大明》）

心积伏梁。（好古）

治中恶卒死，客忤癫痫，下血崩中，安胎漏，散痈肿。捣汁服，解巴豆、大戟毒。（时珍）

发明

[颂曰] 古方有单服菖蒲法。蜀人治心腹冷气㽲痛者，取一二寸捶碎，同吴茱萸煎汤饮之。亦将随行，卒患心痛，嚼一二寸，热汤或酒送下，亦效。

[时珍曰] 国初周颠仙对太祖高皇帝常嚼菖蒲饮水。问其故。云服之无腹痛之疾。高皇御制碑中载之。菖蒲气温味辛，乃手少阴、足厥阴之药。心气不足者用之，虚则补其母也。肝苦急以辛补之，是矣。

附方

◎产后崩中，下血不止。菖蒲一两半，酒二盏，煎取一盏，去滓分三服，食前温服。（《千金方》）

◎耳卒聋闭。菖蒲根一寸，巴豆一粒去心，同捣作七丸。绵裹一丸，塞耳，日一换。（《肘后方》）

◎病后耳聋。生菖蒲汁滴之。（《圣惠方》）

◎头疮不瘥。菖蒲末，油调傅之，日三、夜二次。（《法天生意》）

◎阴汗湿痒。石菖蒲、蛇床子等分，为末。日搽二三次。（《济急仙方》）

叶

主治

洗疥、大风疮。（时珍）

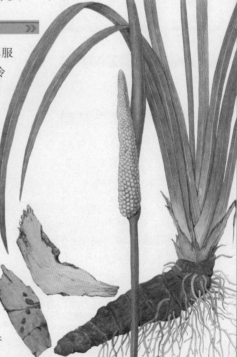

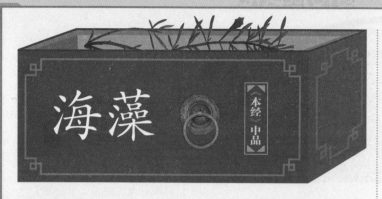

海藻

《本经》中品

下，寒能泄热引水，故能消瘿瘤结核，阴㿗坚聚，而除浮肿脚气留饮痰气之湿热，使邪气自小便出也。

释名

落首、海萝。

集解

[藏器曰]此有二种：马尾藻生浅水中，如短马尾细，黑色，用之当浸去咸味；大叶藻生深海中及新罗国，叶如水藻而大。海人以绳系腰没水取之。五月以后，有大鱼伤人，不可取也。《尔雅》云，纶似纶，组似组，东海有之，正为二藻也。

气味

苦、咸，寒，无毒。

主治

瘿瘤结气，散颈下硬核痛，痈肿癥瘕坚气，腹中上下雷鸣，下十二水肿。（《本经》）

疗皮间积聚暴㿗，瘤气结热，利小便。（《别录》）

辟百邪鬼魅，治气急心下满，疝气下坠，疼痛卵肿，去腹中幽幽作声。（甄权）

治奔豚气脚气，水气浮肿，宿食不消，五膈痰壅。（李珣）

发明

[元素曰]海藻气味俱厚，纯阴，沉也。治瘿瘤马刀诸疮，坚而不溃者。《经》云：咸能软坚。营气不从，外为浮肿。随各引经药治之，肿无不消。

[成无己曰]咸味涌泄。故海藻之咸，以泄水气也。

[诜曰]海藻起男子阴，消男子癞疾，宜常食之。南方人多食，北方人效之，倍生诸疾，更不宜矣。

[时珍曰]海藻咸能润

附方

◎海藻酒。治瘿气。用海藻一斤，绢袋盛之，以清酒二升浸之，春夏二日，秋冬三日。每服两合，日三。酒尽再作。其滓曝干为末。每服方寸匕，日三服。不过两剂即瘥。（《范汪方》）

◎项下瘰疬如梅李状。宜连服前方海藻酒消之。（《肘后方》）

◎瘿气初起。海藻一两，黄连二两，为末。时时舐咽。先断一切厚味。（《丹溪方》）

◎蛇盘瘰疬，头项交接者。海藻菜以荞面炒过，白僵蚕炒，等分为末，以白梅泡汤和丸梧子大。每服六十九，米饮下，必泄出毒气。（《危氏得效方》）

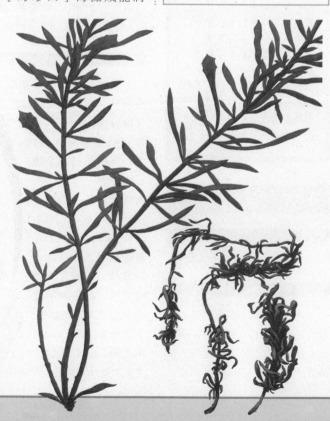

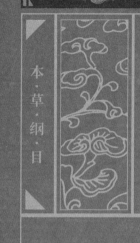

谷部

◎李

时珍曰：太古民无粒食，茹毛饮血。神农氏出，始尝草别谷，以教民耕蓺，又尝草别药，以救民疾夭。轩辕氏出，教以烹饪，制为方剂，而后民始得遂养生之道。《周官》有五谷、六谷、九谷之名，诗人有八谷、百谷之咏，谷之类可谓繁矣。《素问》云：五谷为养。麻、麦、稷、黍、豆，以配肝、心、脾、肺、肾。职方氏辨九州之谷，地官辨土宜种稷之种，以教稼穑树蓺，皆所以重民天也。五方之气，九州之产，百谷各异其性，岂可终日食之而不知其气味损益乎？

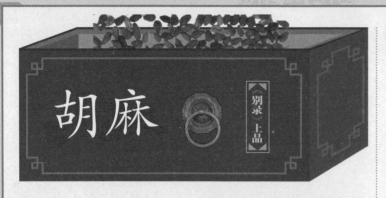

胡麻

别录 上品

● 释名

巨胜、方茎、油麻、脂麻。[时珍曰]古者中国止有大麻，其实为蕡，汉使张骞始自大宛浔油麻种来，故名胡麻，以别中国大麻也。

● 集解

[时珍曰]胡麻即脂麻也。有迟、早两种，黑、白、赤三色，其茎皆方。

胡麻

气味

甘，平，无毒。

主治

伤中虚羸，补五内，益气力，长肌肉，填髓脑。久服，轻身不老。（《本经》）

补中益气，润养五脏，补肺气，止心惊，利大小肠，耐寒暑，逐风湿气、游风、头风，治劳气，产后羸困，催生落胞。细研涂发令长。白蜜蒸饵，治百病。（《日华》）

生嚼涂小儿头疮，煎汤浴恶疮、妇人阴疮，大效。（苏恭）

白油麻

气味

甘，大寒，无毒。

主治

治虚劳，滑肠胃，行风气，通血脉，去头上浮风，润肌肉。食后生啖一合，终身勿辍。又与乳母服之，孩子永不生病。客热，可作饮汁服之。生嚼，傅小儿头上诸疮，良。（孟诜）

发明

[时珍曰]胡麻取油以白者为胜，服食以黑者为良，胡地者尤妙。取其黑色入通于肾，而能润燥也。赤者状如老茄子，壳厚油少，但可食尔，不堪服食。

附方

◎白发返黑。乌麻九蒸九晒，研末，枣膏丸，服之。（《千金方》）

青蘘

气味

甘，寒，无毒。

主治

五脏邪气，风寒湿痹，益气，补脑髓，坚筋骨。久服，耳目聪明，不饥不老增寿。（《本经》）

作汤沐头，去风润发，滑皮肤，益血色。（《日华》）

祛风解毒润肠。又治飞丝入咽喉者，嚼之即愈。（时珍）

胡麻花

主治

生秃发。（思邈）

润大肠。人身上生肉疔者，擦之即愈。（时珍）

麻秸

主治

烧灰，入点痣去恶肉方中用。（时珍）

附方

◎小儿盐哮。脂麻秸，瓦内烧存性，出火毒，研末。以淡豆腐蘸食之。（《摘玄方》）

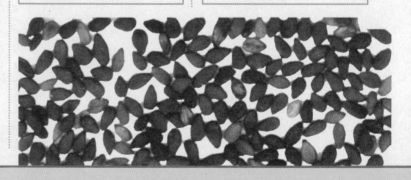

大麻

释名

火麻、黄麻、汉麻。雄者名枲麻、牡麻，雌者名苴麻、荸麻。花名麻蕡。

集解

[时珍曰] 大麻即今火麻，亦曰黄麻。处处种之，剥麻收子。有雌有雄：雄者为枲，雌者为苴。

麻勃

[普曰] 一名麻花。

气味

辛，温，无毒。

主治

一百二十种恶风，黑色遍身苦痒，逐诸风恶血，治女人经候不通。（《药性》）

治健忘及金疮内漏。（时珍）

附方

◎金疮内漏。麻勃一两，蒲黄二两，为末。酒服一钱匕，日三，夜一。（《外台秘要》）

麻蕡

[时珍曰]
此当是麻子连壳者，故《周礼》朝事之笾供蕡。

气味

辛，平，有毒。

主治

利五脏，下血，寒气，破积止痹散脓。久服，通神明，轻身。（《别录》）

麻仁

气味

甘，平，无毒。

主治

治中风汗出，逐水气，利小便，破积血，复血脉，乳妇产后余疾。沐发，长润。（《别录》）

润五脏，利大肠风热结燥及热淋。（士良）

补虚劳，逐一切风气，长肌肉，益毛发，通乳汁，止消渴，催生难产。（《日华》）

利女人经脉，调大肠下

痢。涂诸疮癣，杀虫。取汁煮粥食，止呕逆。（时珍）

附方

◎耐老益气，久服不饥。麻子仁二升，大豆一升，熬香为末，蜜丸。日二服。（《药性论》）

◎老人风痹。麻子煮粥，空心食。（《食医心镜》）

◎五淋涩痛。麻子煮粥，如上法食之。（同上）

◎大便不通。麻子煮粥，如上法服之。（《肘后方》）

油

主治

熬黑压油，傅头，治发落不生。煎熟，时时啜之，治硫黄毒发身热。（时珍。出《千金方》《外台秘要》）

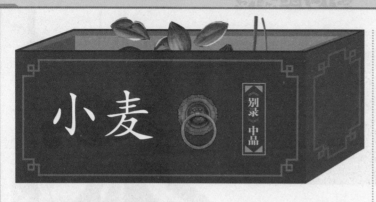

小麦

《别录·中品》

◆ 释名

来。［时珍曰］许氏《说文》云：天降瑞麦，一来二麰，象芒刺之形，天所来也。

◆ 集解

［时珍曰］北人种麦漫撒，南人种麦撮撒。北麦皮薄面多，南麦反此。

小麦

气味

甘，微寒，无毒。

主治

除客热，止烦渴咽燥，利小便，养肝气，止漏血唾血。（《别录》）

养心气，心病宜食之。（思邈）

煎汤饮，治暴淋。（宗奭）

陈者煎汤饮，止虚汗。（时珍）

发明

［时珍曰］按《素问》云：麦属火，心之谷也。郑玄云：麦有孚甲，属木。许慎云：麦属金，金王而生，火王而死。三说各异。而《别录》云，麦养肝气，与郑说合。孙思邈云，麦养心气，与《素问》合。夷考其功，除烦、止渴、收汗、利溲、止血，皆心之病也，当以《素问》为准。盖许以时，郑以形，而《素问》以功性，故立论不同尔。

［震亨曰］饥年用小麦代谷，须晒燥，以少水润，舂去皮，煮为饭食，可免面热之患。

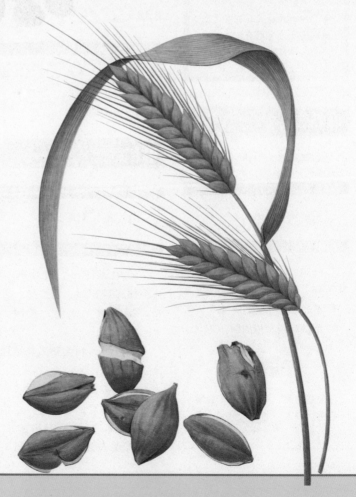

附方

◎消渴心烦。用小麦作饭及粥食。（《心镜》）

◎老人五淋，身热腹满。小麦一升，通草二两，水三升，煮一升，饮之即愈。（《奉新书》）

◎眉炼头疮。用小麦烧存性，为末。油调傅。（《儒门事亲》）

◎白癜风癣。用小麦摊石上，烧铁物压出油。搽之甚效。（《医学正传》）

浮麦

即水淘浮起者，焙用。

气味

甘、咸，寒，无毒。

主治

益气除热，止自汗盗汗，骨蒸虚热，妇人劳热。（时珍）

麦麸

主治

时疾热疮，汤火疮烂，扑损伤折瘀血，醋炒罨贴之。（《日华》）

和面作饼，止泄痢，调中去热健人。以醋拌蒸热，袋盛，包熨人马冷失腰脚伤折处，止痛散血。（藏器）

醋蒸，熨手足风湿痹痛，寒湿脚气，互易至汗出，并良。末服，止虚汗。（时珍）

发明

[时珍曰] 麸乃麦皮也，与浮麦同性，而止汗之功次于浮麦，盖浮麦无肉也。凡人身体疼痛及疮疡肿烂沾渍，或小儿暑月出痘疮，溃烂不能着席睡卧者，并用夹褥盛麸缝合藉卧，性凉而软，诚妙法也。

附方

◎虚汗盗汗。用浮小麦文武火炒，为末。每服二钱半，米饮下，日三服。或煎汤代茶饮。（《卫生宝鉴》）

◎小便尿血。面麸炒香，以肥猪肉蘸食之。（《集玄方》）

面

气味

甘，温，有微毒。

主治

补虚。久食，实人肤体，厚肠胃，强气力。（藏器）

水调服，治人中暑，马病肺热。（宗奭）

傅痈肿损伤，散血止痛。生食，利大肠。水调服，止鼻衄吐血。（时珍）

发明

[诜曰] 面有热毒者，多是陈黝之色，又为磨中石末在内故也。但杵食之，即良。

[藏器曰] 面性热，唯第二磨者凉，为其近麸也。河渭以西，白麦面性凉，以其春种，阙二气也。

[颖曰] 东南卑湿，春多雨水，麦已受湿气，又不曾出汗，故食之作渴，动风气，助湿发热。西北高燥，春雨又少，麦不受湿，复入地窖出汗，北人禀厚少湿，故常食而不病也。

[时珍曰] 北面性温，食之不渴；南面性热，食之烦渴；西边面性凉，皆地气使然也。吞汉椒，食萝卜，皆能解其毒。医方中往往用飞罗面，取其无石末而性平易尔。陈麦面，水煮食之，无毒。以糟发胀者，能发病发疮，唯作蒸饼和药，取其易消也。按李鹏飞《延寿书》云：北多霜雪，故面无毒；南方雪少，故面有毒。顾元庆《檐曝偶谈》云：

江南麦花夜发，故发病；江北麦花昼发，故宜人。又且鱼稻宜江淮，羊面宜京洛，亦五方有宜不宜也。面性虽热，而寒食日以纸袋盛悬风处，数十年亦不坏，则热性皆去而无毒矣。入药尤良。

附方

◎热渴心闷。温水一盏，调面一两，饮之。（《圣济总录》）

◎远行脚趼成泡者。水调生面涂之，一夜即平。（《海上》）

◎白秃头疮。白面、豆豉和研，酢和傅之。（《普济方》）

麦粉

气味

甘，凉，无毒。

主治

补中，益气脉，和五脏，调经络。又炒一合，汤服，断下痢。（孟诜）

醋熬成膏，消一切痈肿、汤火伤。（时珍）

麦苗

气味

辛，寒，无毒。

主治

消酒毒暴热，酒疸目黄，并捣烂绞汁日饮之。又解蛊毒，煮汁滤服。（藏器）

除烦闷，解时疾狂热，退胸膈热，利小肠。作韲食，甚益颜色。（《日华》）

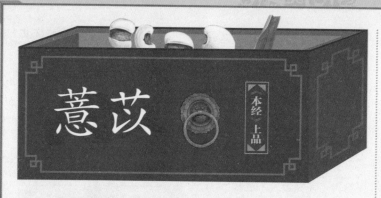

薏苡 《本经·上品》

正《倦游录》云：辛稼轩忽患疝疾，重坠大如杯。一道人教以薏珠用东壁黄土炒过，水煮为膏服，数服即消。程沙随病此，稼轩授之亦效。《本草》薏苡乃上品养心药，故此有功。

释名

解蠡、芑实、薏珠子。

[时珍曰]薏苡名义未详。其叶似蠡实叶而解散。又似芑黍之苗，故有解蠡、芑实之名。

集解

[时珍曰]薏苡人多种之。有二种：一种黏牙者，尖而壳薄，即薏苡也；一种圆而壳厚坚硬者，即菩提子也。

薏苡仁

气味

甘，微寒，无毒。

主治

筋急拘挛，不可屈伸，久风湿痹，下气。久服，轻身益气。（《本经》）

除筋骨中邪气不仁，利肠胃，消水肿，令人能食。（《别录》）

健脾益胃，补肺清热，去风胜湿。炊饭食，治冷气。煎饮，利小便热淋。（时珍）

发明

[时珍曰]薏苡仁属土，阳明药也，故能健脾益胃。虚则补其母，故肺痿、肺痈用之。筋骨之病，以治阳明为本，故拘挛筋急风痹者用之。土能胜水除湿，故泄痢水肿用之。按古方小续命汤注云：中风筋急拘挛，语迟脉弦者，加薏苡仁。亦扶脾抑肝之义。又《后汉书》云：马援在交趾尝饵薏苡实，云能轻身省欲以胜瘴气也。又张师

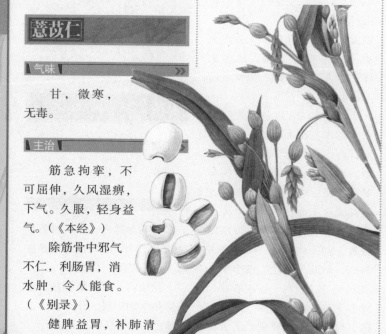

◎薏苡仁粥。治久风湿痹，补正气，利肠胃，消水肿，除胸中邪气，治筋脉拘挛。薏苡仁为末，同粳米煮粥，日日食之，良。（《金匮要略》）

◎肺痿咳唾脓血。薏苡仁十两杵破，水三升，煎一升，酒少许，服之。（《梅师》）

根

气味

甘，微寒，无毒。

主治

治卒心腹烦满及胸胁痛者，剉煮浓汁，服三升乃定。（苏颂。出《肘后方》）

捣汁和酒服，治黄疸有效。（时珍）

◎经水不通。薏苡根一两，水煎服之。不过数服，效。（《海上方》）

叶

主治

作饮气香，益中空膈。（苏颂）

暑月煎饮，暖胃益气血。（时珍。出《琐碎录》）

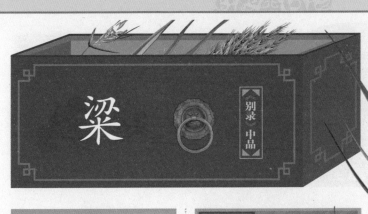

梁

《别录》中品

释名

[时珍曰] 梁者，良也，谷之良者也。或云种出自梁州，或云梁米性凉，故得梁名，皆各执己见也。

集解

[颂曰] 梁者，粟类也。粟虽粒细而功用则无别也。

黄粱米

气味

甘，平，无毒。

主治

益气，和中，止泄。（《别录》）

去客风顽痹。（《日华》）

止霍乱下痢，利小便，除烦热。（时珍）

附方

◎小儿生疮，满身面如火烧。以黄粱米研粉，和蜜水调之，以瘥为度。（《外台》）

白粱米

气味

甘，微寒，无毒。

主治

除热，益气。（《别录》）

除胸膈中客热，移五脏气，缓筋骨。凡患胃虚并呕吐食及水者，以米汁二合，姜汁一合，和服之，佳。（孟诜）

炊饭食之，和中，止烦渴。（时珍）

附方

◎手足生疣。取白粱米粉，铁铫炒赤研末。以众人唾和涂之，厚一寸，即消。（《肘后》）

青粱米

气味

甘，微寒，无毒。

主治

胃痹，热中消渴，止泄痢，利小便，益气补中，轻身长年。煮粥食之。（《别录》）

健脾，治泄精。（《大明》）

附方

◎补脾益胃。羊肉汤入青粱米、葱、盐，煮粥食。（《正要》）

◎脾虚泄痢。青粱米半升，神曲一合，日日煮粥食，即愈。（《养老书》）

◎冷气心痛。桃仁二两去皮，水研绞汁，入青粱米四合，煮粥常食之。（《养老书》）

◎五淋涩痛。青粱米四合，入浆水煮粥，下土苏末三两，每日空心食之。（同上）

◎乳石发渴。青粱米煮汁饮之。（《外台》）

◎一切毒药及鸩毒，烦懑不止。用甘草三两，水五升，煮取二升，去滓，入黍米粉一两，白蜜三两，煎如薄粥食之。（《外台》）

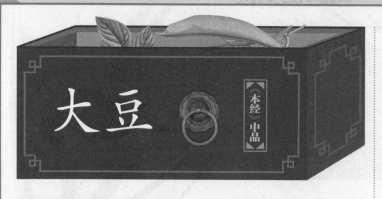

大豆

本经 中品

释名

尗，俗作菽。[时珍曰]豆、尗皆荚谷之总称也。篆文尗，象荚生附茎下垂之形。豆象子在荚中之形。

集解

[时珍曰]大豆有黑、白、黄、褐、青、斑数色：黑者名乌豆，可入药，及充食，作豉；黄者可作腐，榨油，造酱；余但可作腐及炒食而已。

黑大豆

气味

甘，平，无毒。

主治

逐水胀，除胃中热痹，伤中淋露，下瘀血，散五脏结积内寒。杀乌头毒。炒为屑，主胃中热，除痹去肿，止腹胀消谷。（《别录》）

炒黑，热投酒中饮之，治风痹瘫缓口

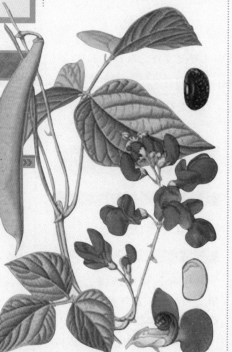

噤，产后头风。食罢生吞半两，去心胸烦热，热风恍惚，明目镇心，温补。久服，好颜色，变白不老。煮食性寒，下热气肿，压丹石烦热，消肿。（藏器）

主中风脚弱，产后诸疾。同甘草煮汤饮，去一切热毒气，治风毒脚气。煮食，治心痛筋挛膝痛胀满。同桑柴灰煮食，下水鼓腹胀。和饭捣，涂一切毒肿。疗男女人阴肿，以绵裹纳之。（孟诜）

治肾病，利水下气，制诸风热，活血，解诸毒。（时珍）

发明

[时珍曰]按《养老书》云：李守愚每晨水吞黑豆二七枚，谓之五脏谷，到老不衰。夫豆有五色，各治五脏。唯黑豆属水性寒，为肾之谷，入肾功多，故能治水消胀下气，制风热而活血解毒，所谓同气相求也。

附方

◎男子便血。黑豆一升，炒焦研末，热酒淋之，去豆饮酒，神效。（《活人心统》）

◎折伤堕坠，瘀血在腹，气短。大豆五升，水一斗，煮汁二升，顿服。剧者不过三作。（《千金方》）

◎小儿头疮。黑豆炒存性研，水调傅之。（《普济方》）

大豆皮

主治

生用，疗痘疮目翳。嚼烂，傅小儿尿灰疮。（时珍）

豆叶

主治

捣傅蛇咬，频易取瘥。（时珍。出《广利方》）

附方

◎小便血淋。大豆叶一把，水四升，煮二升，顿服。（《圣惠方》）

大豆花

主治

主目盲，翳膜。（时珍）

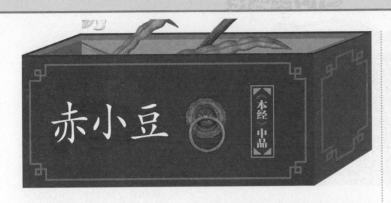

赤小豆

《本经》中品

● 释名

赤豆、红豆。

● 集解

[时珍曰] 此豆以紧小而赤黯色者入药，其稍大而鲜红、淡红色者，并不治病。

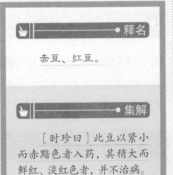

气味

甘、酸，平，无毒。

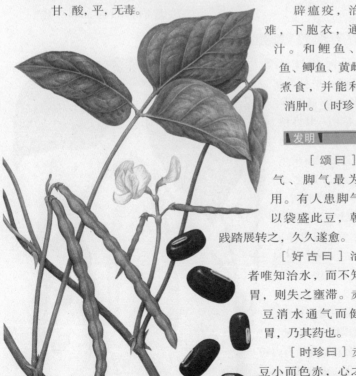

主治

疗寒热热中消渴，止泄痢，利小便，下腹胀满，吐逆卒澼。（《别录》）

治热毒，散恶血，除烦满，通气，健脾胃，令人美食。捣末同鸡子白，涂一切热毒痈肿。煮汁，洗小儿黄烂疮，不过三度。（甄权）

散气，去关节烦热，令人心孔开。暴痢后，气满不能食者，煮食一顿即愈。和鲤鱼煮食，甚治脚气。（孟诜）

辟瘟疫，治产难，下胞衣，通乳汁。和鲤鱼、蠡鱼、鲫鱼、黄雌鸡煮食，并能利水消肿。（时珍）

发明

[颂曰] 水气、脚气最为急用。有人患脚气，以袋盛此豆，朝夕践踏展转之，久久遂愈。

[好古曰] 治水者唯知治水，而不知补胃，则失之壅滞。赤小豆消水通气而健脾胃，乃其药也。

[时珍曰] 赤小豆小而色赤，心之谷也。其性下行，通乎小肠，能入阴分，治有形之病。故行津液，利小便，消胀除肿止吐，而治下痢肠澼，解酒病，除寒热痈肿，排脓散血，而通乳汁，下胞衣产难，皆病之有形者。久服则降令太过，津血渗泄，所以令人肌瘦身重也。其吹鼻瓜蒂散以辟瘟疫用之，亦取其通气除湿散热耳。或言共工氏有不才子，以冬至死为疫鬼，而畏赤豆，故于是日作小豆粥厌之，亦傅会之妄说也。

叶

主治

去烦热，止小便数。（《别录》）

煮食明目。（《日华》）

发明

[时珍曰] 小豆利小便，而藿止小便，与麻黄发汗而根止汗同意，物理之异如此。

附方

◎小便频数。小豆叶一斤，入豉汁中煮，和作羹食之。（《心镜》）

◎小儿遗尿。小豆叶捣汁服之。（《千金》）

芽

主治

妊娠数月，经水时来，名曰漏胎；或因房室，名曰伤胎。用此为末，温酒服方寸匕，日三，得效乃止。（时珍。出《普济》）

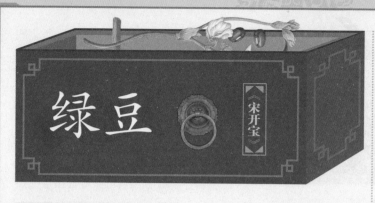

绿豆

《宋开宝》

释名

［时珍曰］绿以色名也。旧本作菉者，非矣。

集解

［时珍曰］绿豆处处种之。北人用之甚广，可作豆粥、豆饭、豆酒，炒食、秒食，磨而为面，澄滤取粉，可以作饵顿糕，荡皮搓索，为食中要物。以水浸湿生白芽，又为菜中佳品。牛马之食亦多赖之。真济世之良谷也。

气味

甘，寒，无毒。

主治

治寒热热中，止泄痢卒澼，利小便胀满。（思邈）

厚肠胃。作枕，明目，治头风头痛。除吐逆。（《日华》）

补益元气，和调五脏，安精神，行十二经脉，去浮风，润皮肤，宜常食之。煮汁，止消渴。（孟诜）

治痘毒，利肿胀。（时珍）

发明

［时珍曰］绿豆肉平皮寒，解金石、砒霜、草木一切诸毒，宜连皮生研水服。

绿豆粉

气味

甘，凉、平，无毒。

主治

解诸热，益气，解酒食诸毒，治发背痈疽疮肿，及汤火伤灼。（吴瑞）

痘疮湿烂不结痂疕者，干扑之良。（宁源）

发明

［时珍曰］绿豆色绿，小豆之属木者也，通于厥阴、阳明。其性稍平，消肿治痘之功虽同赤豆，而压热解毒之力过之。且益气，厚肠胃，通经脉，无久服枯人之忌。但以作凉粉，造豆酒，或偏于冷，或偏于热，能致人病，皆人所为，非豆之咎也。豆粉须以绿色黏腻者为真。外科治痈疽有内托护心散，极言其神效，丹溪朱氏有论发挥。

豆皮

气味

甘，寒，无毒。

主治

解热毒，退目翳。（时珍）

豆荚

主治

赤痢经年不愈，蒸熟，随意食之良。（时珍。出《普济》）

豆芽

气味

甘，平，无毒。

主治

解酒毒热毒，利三焦。（时珍）

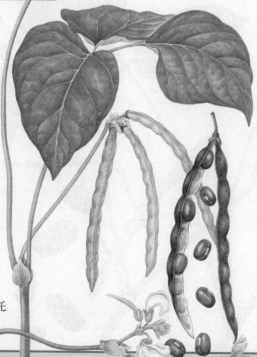

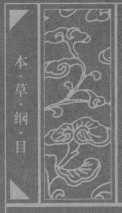
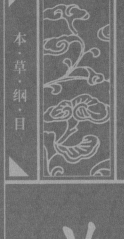

菜部

◎李

时珍曰：凡草木之可茹者谓之菜。韭、薤、葵、葱、藿，五菜也。《素问》云：五谷为养，五菜为充。所以辅佐谷气，疏通壅滞也。古者三农生九谷，场圃蓺草木，以备饥馑，菜固不止于五而已。我国初周定王图草木之可济生者四百余种，为《救荒本草》。厥有旨哉。夫阴之所生，本在五味，阴之五宫，伤在五味。谨和五味，脏腑以通，气血以流，骨正筋柔，腠理以密，可以长久。是以内则有训，食医有方，菜之于人，补非小也。但五气良毒，各不同，五味之所入有偏胜，民生日用而不知。

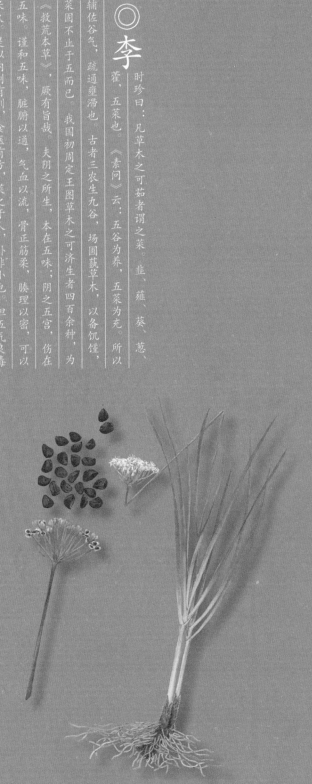

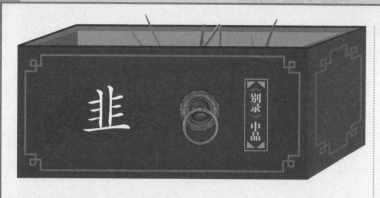

韭

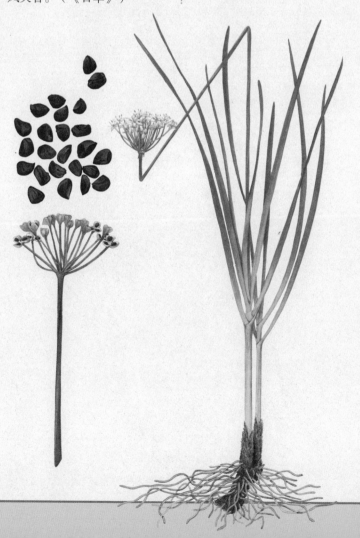

《别录》中品

释名

草钟乳、起阳草。〔颂曰〕按许慎《说文》：韭字象叶出地上形。一种而久生，故谓之韭。一岁三四割，其根不伤，至冬壅培之，先春复生，信乎久生者也。〔藏器曰〕俗谓韭是草钟乳，言其温补也。

集解

〔时珍曰〕韭丛生丰本，长叶青翠。可以根分，可以子种。其性内生，不得外长。叶高三寸便剪，剪忌日中。一岁不过五剪，收子者只可一剪。八月开花成丛，收取腌藏供馔，谓之长生韭，言剪而复生，久而不乏也。

气味

辛、微酸，温，涩，无毒。

主治

归心，安五脏，除胃中热，利病人，可久食。（《别录》）

叶：煮鲫鱼鲊食，断卒下痢。根：入生发膏用。（弘景）

根、叶：煮食，温中下气，补虚益阳，调和脏腑，令人能食，止泄血脓，腹中冷痛。生捣汁服，主胸痹骨痛不可触者，又解药毒，疗狂狗咬人数发者，亦涂诸蛇虺、蝎虿、恶虫毒。（藏器）

煮食，充肺气，除心腹痼冷痃癖。捣汁服，治肥白人中风失音。（《日华》）

煮食，归肾壮阳，止泄精，暖腰膝。（宁源）

炸熟，以盐、醋空心吃十顿，治胸膈噎气。捣汁服，治胸痹刺痛如锥，即吐出胸中恶血甚验。又灌初生小儿，吐去恶水恶血，永无诸病。（诜）

主吐血唾血，衄血尿血，妇人经脉逆行，打扑伤损及膈噎病。捣汁澄清，和童尿饮之，能消散胃脘瘀血，甚效。（震亨）

饮生汁，主上气喘息欲绝，解肉脯毒。煮汁饮，止消渴盗汗。熏产妇血运，洗肠痔脱肛。（时珍）

发明

[弘景曰] 此菜殊辛臭，虽煮食之，便出犹熏灼，不如葱、薤熟即无气，最是养生所忌。

[颂曰] 菜中此物最温而益人，宜常食之。昔人正月节食五辛以辟疠气，谓韭、薤、葱、蒜、姜也。

[宗奭曰] 韭黄未出粪土，最不益人，食之滞气，盖含抑郁未申之气故也。孔子曰"不时不食。"正谓此类。花食之亦动风。

[思邈曰] 韭味酸，肝病宜食之，大益人心。

[时珍曰] 韭，叶热根温，功用相同。生则辛而散血，熟则甘而补中。入足厥阴经，乃肝之菜也。《素问》言心病宜食韭，《食鉴本草》言归肾，文虽异而理则相贯。盖心乃肝之子，肾乃肝之母，母能令子实，虚则补其母也。道家目为五荤之一，谓其能昏人神而动虚阳也。有一贫叟病噎膈，食入即吐，胸中刺痛。或令取韭汁，入盐、梅、卤汁少许，细呷，得入渐加，忽吐稠涎数升而愈。此亦仲景治胸痹用薤白，皆取其辛温能散胃脘痰饮恶血之义也。

[震亨曰] 心痛有食热物及怒郁，致死血留于胃口作痛者，宜用韭汁、桔梗加入药中，开提气血。有肾气上攻以致心痛者，宜用韭汁和五苓散为丸，空心茴香汤下。盖韭性急，能散胃口血滞也。又反胃宜用韭汁二杯，入姜汁、牛乳各一杯，细细温服。盖韭汁消血，姜汁下气消痰和胃，牛乳能解热润燥补虚也。一人腊月饮刮剁酒三杯，自后食必屈曲下膈，硬涩微痛，右脉甚涩，关脉沉。此污血在胃脘之口，气因郁而成痰，隘塞食道也。遂以韭汁半盏，细细冷呷，尽半斤而愈。

附方

◎夜出盗汗。韭根四十九根，水二升，煮一升，顿服。（《千金方》）

◎消渴引饮。韭苗日用三五两，或炒或作羹，勿入盐，入酱无妨。吃至十斤即住，极效。过清明勿吃。有人病此，引饮无度，得此方而愈。（《秦宪副方》）

◎小儿腹胀。韭根捣汁，和猪脂煎服一合。间日一服，取愈。（《秘录》）

◎痘疮不发。韭根煎汤服之。（《海上方》）

◎五般疮癣。韭根炒存性，捣末，以猪脂和涂之。数度愈。（《经验方》）

◎聤耳出汁。韭汁日滴三次。（《圣惠方》）

◎食物中毒。生韭汁服数升，良。（《千金》）

◎脱肛不收。生韭一斤切，以酥拌炒热，绵裹作二包，更互熨之，以入为度。（《圣惠》）

◎小儿胎毒。初生时，以韭汁少许灌之，即吐出恶水恶血，永无诸疾。（《四声本草》）

韭子

气味

辛、甘，温，无毒。

主治

梦中泄精，溺血。（《别录》）

暖腰膝，治鬼交，甚效。（《日华》）

补肝及命门，治小便频数、遗尿，女人白淫、白带。（时珍）

发明

[颂曰] 韭子得龙骨、桑螵蛸，主漏精补中。葛洪、孙思邈诸方多用之。

[弘景曰] 韭子入棘刺诸丸，主漏精。

附方

◎梦遗溺白。[藏器曰] 韭子，每日空心生吞一二十粒，盐汤下。

◎女人带下及男子肾虚冷，梦遗。用韭子七升，醋煮千沸，焙研末，炼蜜丸梧子大。每服三十丸，空心温酒下。（《千金方》）

◎梦泄遗尿。韭子一升，稻米二斗，水一斗七升，煮粥取汁六升，分三服。（《千金方》）

◎玉茎强中。玉茎强硬不痿，精流不住，时时如针刺，捏之则脆碎，病名强中，乃肾滞漏疾也。用韭子、破故纸各一两，为末。每服三钱，水一盏，煎服。日三即住。（《经验方》）

◎腰脚无力。韭子一升拣净，蒸两次久，暴干，簸去黑皮，炒黄捣粉。安息香二大两，水煮一二百沸，慢火炒赤色，和捣为丸梧子大。如干，入少蜜。每日空腹酒下三十丸。以饭三五匙压之，大佳。（《崔元亮海上方》）

◎烟熏虫牙。用瓦片煅红，安韭子数粒，清油数点，待烟起，以筒吸引至痛处。良久以温水漱，吐有小虫出为效。未尽再熏。（《救急易方》）

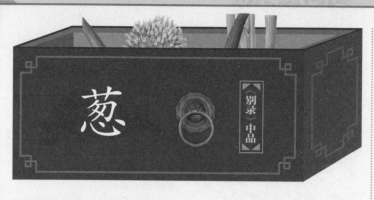

葱

《别录》中品

释名

茐、菜伯、和事草、鹿胎。[时珍曰]葱从囱。外直中空，有囱略通之象也。

集解

[颂曰]入药用山葱、胡葱，食品用冬葱、汉葱。又有一种楼葱，亦冬葱类，江南人呼为龙角葱，荆楚间多种之，其皮赤，每茎上出岐如八角，故云。

葱茎白

气味

辛，平。叶：温。根须：平。并无毒。

主治

作汤，治伤寒寒热，中风面目浮肿，能出汗。（《本经》）

伤寒骨肉碎痛，喉痹不通，安胎，归目益目睛，除肝中邪气，安中利五脏，杀百药毒。根：治伤寒头痛。（《别录》）

主天行时疾，头痛热狂，霍乱转筋，及奔豚气、脚气，心腹痛，目眩，止心迷闷。（《大明》）

通关节，止衄血，利大小便。（孟诜）

治阳明下痢、下血。（李杲）

达表和里，止血。（宁源）

除风湿，身痛麻痹，虫积心痛，止大人阳脱，阴毒腹痛，小儿盘肠内钓，妇人妊娠溺血，通乳汁，散乳痈，利耳鸣，涂猘犬伤，制蚯蚓毒。（时珍）

杀一切鱼、肉毒。（士良）

发明

[元素曰]葱茎白，味辛而甘平，气厚味薄，升也，阳也。入手太阴、足阳明经，专主发散，以通上下阳气。故《活人书》治伤寒头痛如破，用连须葱白汤主之。张仲景治少阴病，下利清谷，里寒外热，厥逆脉微者，白通汤主之，内用葱白。若面色赤者，四逆汤加葱白。腹中痛者，去葱白。成无己解之云：肾恶燥，急食辛以润之。葱白辛温以通阳气也。

[时珍曰]葱乃释家五荤之一。生辛散，熟甘温，外实中空，肺之菜也，肺病宜食

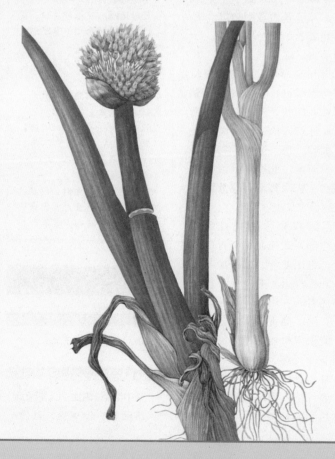

之。肺主气，外应皮毛，其合阳明。故所治之症多属太阴、阳明，皆取其发散通气之功，通气故能解毒及理血病。气者血之帅也，气通则血活矣。金疮磕损，折伤血出，疼痛不止者，王璆《百一方》，用葱白、砂糖等分研封之。云痛立止，更无痕瘢也。葱叶亦可用。又葱管吹盐入玉茎内，治小便不通及转脬危急者，极有捷效。余常用治数人得验。

◎感冒风寒初起。即用葱白一握，淡豆豉半合，泡汤服之，取汗。（《濒湖集简方》）
◎伤寒头痛如破者。连须葱白半斤，生姜二两，水煮温服。（《活人书》）
◎风湿身痛。生葱捣烂，入香油数点，水煎，调川芎䓖、郁金末一钱服，取吐。（《丹溪心法》）
◎肠痔有血。葱白三斤，煮汤熏洗立效。（《外台》）

叶

主治

煨研，傅金疮水入轭肿。盐研，傅蛇、虫伤及中射工、溪毒。（《日华》）

主水病足肿。（苏颂）

利五脏，益目精，发黄疸。（思邈）

发明

［颂曰］煨葱治打扑损，见刘禹锡《传信方》，云得于崔给事。取葱新折者，糖火煨热剥皮，其间有涕，便将罨

损处。仍多煨，续续易热者。崔云：顷在泽潞，与李抱真作判官。李相方以球杖按球子。其军将以杖相格，因伤李相拇指并爪甲劈裂。遽索金创药裹之，强索酒饮，而面色愈青，忍痛不止。有军吏言此方，遂用之。三易面色却赤，斯须云已不痛。凡十数度，用热葱并涕缠裹其指，遂毕席笑语。

［时珍曰］按《张氏经验方》云：金创折伤血出，用葱白连叶煨热，或锅烙炒热，捣烂傅之，冷即再易。石城尉戴尧臣，试马损大指，血出淋漓。余用此方，再易而痛止。翌日洗面，不见痕迹。宋推官、鲍县尹皆得此方，每有杀伤气未绝者，亟令用此，活人甚众。又凡人头目重闷疼痛，时珍每用葱叶插入鼻内二三寸并耳内，气通即便清爽也。

附方

◎水病足肿。葱茎叶煮汤渍之，日三五次妙。（韦宙《独行方》）
◎代指毒痛。取萋黄葱叶煮汁，热渍之。（《千金方》）

汁

气味

辛，温，滑，无毒。

主治

溺血，饮之。解藜芦及桂毒。（《别录》）

散瘀血，止衄止痛，治头痛耳聋，消痔漏，解众药毒。（时珍）

附方

◎金疮出血不止。取葱炙热，接汁涂之即止。（《梅师方》）
◎痔瘘作痛。葱涎、白蜜和涂之，先以木鳖子煎汤熏洗，其冷如冰即效。一人苦此，早间用之，午刻即安也。（《唐仲举方》）
◎解钩吻毒面青口噤欲死。以葱涕喙之，即解。（《千金》）

花

主治

心脾痛如锥刀刺，腹胀。用一升，同吴茱萸一升，水八合，煎七合，去滓，分三服，立效。（苏颂。出《崔元亮方》）

实

气味

辛，大温，无毒。

主治

明目，补中气不足。（《本经》）

温中益精。（《日华》）

附方

◎眼暗补中。葱子半升为末，每取一匙，水二升，煎汤一升半，去滓，入米煮粥食之。亦可为末，蜜丸梧子大，食后米汤服一二十九，日三服。（《食医心镜》）

本草纲目

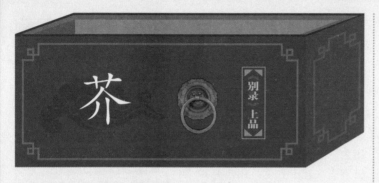

芥

别录·上品

释名

[时珍曰]按《王祯农书》云：其气味辛烈，菜中之介然者，食之有刚介之象，故字从介。

集解

[时珍曰]芥有数种：青芥，又名刺芥，似白菘，有柔毛。有大芥，亦名皱叶芥，大叶皱纹，色尤深绿。味更辛辣。二芥宜入药用。有马芥，叶如青芥。有花芥，叶多缺刻，如萝卜英。有紫芥，茎叶皆紫如苏。有石芥，低小。

茎叶

气味

辛，温，无毒。

主治

归鼻，除肾经邪气，利九窍，明耳目，安中。久食温中。（《别录》）

止咳嗽上气，除冷气。（《日华》）

主咳逆下气，去头面风。

（孟诜）

通肺豁痰，利膈开胃。

（时珍）

发明

[时珍曰]芥性辛热而散，故能通肺开胃，利气豁痰。久食则积温成热，辛散太甚，耗人真元，肝木受病，昏人眼目，发人疮痔；而《别录》谓其能明耳目者，盖知暂时之快，而不知积久之害也。《素问》云：辛走气，气病无多食辛。多食辛则筋急而爪枯，此类是矣。陆佃云：望梅生津，食芥堕泪，五液之自外至也。慕而涎垂，愧而汗出，五液之自内生也。

附方

◎牙龈肿烂，出臭水者。芥菜秆烧存性，研末，频傅之，即愈。（《摘玄方》）
◎漆疮搔痒。芥菜煎汤，洗之。（《千金方》）
◎痔疮肿痛。芥叶捣饼，频坐之。（《谈野翁经效方》）

子

气味

辛，热，无毒。

主治

疰气发无常处，及射工毒，丸服之，或捣末醋和涂之，随手有验。（苏恭）

治风毒肿及麻痹，醋研傅之。扑损瘀血，腰痛肾冷，和生姜研涂贴之。又治心痛，酒调服之。（《日华》）

温中散寒，豁痰利窍，治胃寒吐食，肺寒咳嗽，风冷气痛，口噤唇紧，消散痈肿瘀血。（时珍）

发明

[时珍曰]芥子功与菜同。其味辛，其气散，故能利九窍，通经络，治口噤、耳聋、鼻衄之证，消瘀血、痈肿、痛痹之邪。其性热而温中，故又能利气豁痰，治嗽止吐，主心腹诸痛。

附方

◎雀目不见。真紫芥菜子，炒黑为末，用羊肝一具，分作八服。每用芥末三钱，掺肝上，笋箨裹定，煮熟冷食，以汁送下。（《圣济总录》）
◎腰脊胀痛。芥子末调酒，贴之立效。（《摘玄方》）
◎五种瘰疾。芥子末，以水、蜜和傅，干即易之。（《广济方》）
◎身体麻木。芥菜子末，醋调涂之。（《济生秘览》）
◎一切痈肿。猪胆汁和芥子末贴之，日三上。（猪脂亦可。《千金翼》）
◎阴证伤寒，腹痛厥逆。芥菜子研末，水调贴脐上。（《生生编》）
◎反胃吐食。芥子末，酒服方寸匕，日三服。（《千金方》）

白芥

〈宋开宝 附〉

释名

胡芥、蜀芥。[时珍曰] 其种来自胡戎而盛于蜀，故名。

集解

[时珍曰] 白芥处处可种，但人知莳之者少尔。以八九月下种，冬生可食。至春深茎高二三尺，其叶花而有丫，如花芥叶，青白色。茎易起而中空，性脆，最畏狂风大雪，须谨护之，乃免折损。

茎叶

气味

辛，温，无毒。

主治

冷气。（藏器）

安五脏，功与芥同。（《日华》）

子

气味

辛，温，无毒。

主治

发汗，主胸膈痰冷，上气，面目黄赤。又醋研，傅射工毒。（《别录》）

御恶气遁尸飞尸，及暴风毒肿流四肢疼痛。（弘景）

咳嗽，胸胁支满，上气多唾者，每用温酒吞下七粒。（思邈）

利气豁痰，除寒暖中，散肿止痛，治喘嗽反胃，痹木脚气，筋骨腰节诸痛。（时珍）

发明

[震亨曰] 痰在胁下及皮里膜外，非白芥子莫能达。古方控涎丹用白芥子，正此义也。

[时珍曰] 白芥子辛能入肺，温能发散，故有利气豁痰、温中开胃、散痛消肿辟恶之功。

附方

◎反胃上气。白芥子末，酒服一二钱。（《普济方》）

◎胸胁痰饮。白芥子五钱，白术一两，为末，枣肉和搗，丸梧子大，每白汤服五十丸。（《摘玄方》）

◎腹冷气起。白芥子一升，微炒研末，汤浸蒸饼丸小豆大。每姜汤吞十丸，甚妙。（《续传信方》）

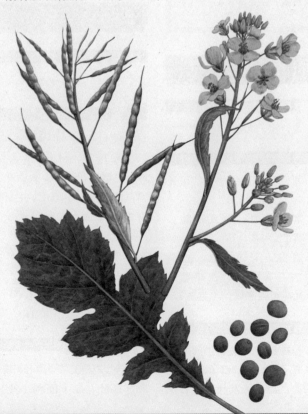

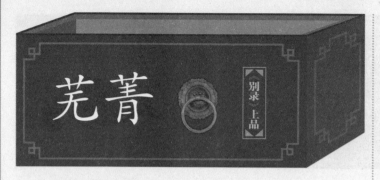

芜菁

别录 上品

释名

蔓菁、九英菘、诸葛菜。

集解

[时珍曰] 其蔓菁六月种者，根大而叶蠹；八月种者，叶美而根小；唯七月初种者，根叶俱良。拟卖者纯种九英，九英根大而味短，削净为菹甚佳。今燕京人以瓶腌藏，谓之闭瓮菜。

根叶

气味

苦，温，无毒。

主治

利五脏，轻身益气，可长食之。（《别录》）

常食通中，令人肥健。（苏颂）

消食，下气治嗽，止消渴，去心腹冷痛，及热毒风肿，乳痈妒乳寒热。（孟诜）

发明

[诜曰] 九英菘出河西，叶大根亦粗长。和羊肉食甚美，常食都不见发病。冬日作

菹煮羹食，消宿食，下气治嗽。诸家商略其性冷，而本草云温，恐误也。

附方

◎预禳时疾。立春后遇庚子日，温蔓菁汁，合家大小并服之，不限多少，一年可免时疾。（《神仙教子法》）

◎小儿头秃。芜菁叶烧灰，和脂傅之。（《千金》）

子

气味

苦、辛、平，无毒。

主治

明目。（《别录》）

疗黄疸，利小便。水煮汁服，主癥瘕积聚。少少饮汁，治霍乱心腹胀。末服之，主目暗。为油入面膏，去黑䵟皱纹。（苏恭）

压油涂头，能变蒜发。（孟诜）

入丸药服，令人肥健，尤宜妇人。（萧炳）

发明

[时珍曰] 蔓菁子可升可降，能汗能吐，能下能利小便，又

能明目解毒，其功甚伟。

附方

◎明目益气。芜菁子一升，水九升，煮汁尽，日干。如此三度，研细。水服方寸匕，日三。亦可研水和米煮粥食。（《外台秘要》）

◎面䵟痣点。蔓菁子研末，入面脂中，夜夜涂之。亦去面皱。（《圣惠方》）

花

气味

辛，平，无毒。

主治

虚劳眼暗。久服长生，可夜读书。三月三日采花，阴干为末，每服二钱，空心井华水下。（慎微）

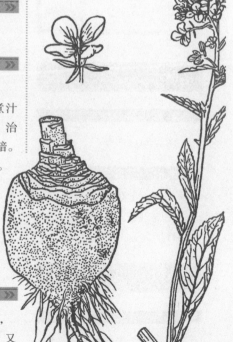

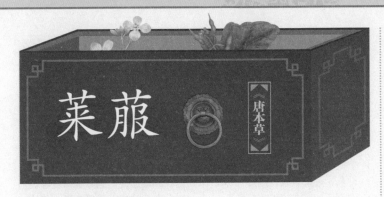

莱菔

《唐本草》

释名

芦菔、萝卜、雹突、紫花菘、温菘、土酥。［保昇曰］莱菔俗名萝卜。［颂曰］紫花菘、温菘，皆南人所呼。吴人呼楚菘。广南人呼秦菘。

集解

［时珍曰］莱菔今天下通有之。大抵生沙壤者脆而甘，生瘠地者坚而辣。根、叶皆可生可熟，可菹可酱，可豉可醋，可糖可腊，可饭，乃蔬中之最有利益者。

气味

根：辛、甘。叶：辛、苦，温，无毒。

主治

利关节，理颜色，练五脏恶气，制面毒，行风气，去邪热气。（萧炳）

消痰止咳，治肺痿吐血，温中补不足。同羊肉、银鱼煮食，治劳瘦咳嗽。（《日华》）

同猪肉食，益人。生捣服，治禁口痢。（汪颖）

宽胸膈，利大小便。生食，止渴宽中；煮食，化痰消导。（宁源）

主吞酸，化积滞，解酒毒，散瘀血，甚效。末服，治五淋。丸服，治白浊。煎汤，洗脚气。饮汁，治下痢及失音，并烟熏欲死。生捣，涂打扑汤火伤。（时珍）

发明

［颂曰］莱菔功同芜菁，然力猛更出其右。断下方亦用其根，烧熟入药。尤能制面毒。昔有婆罗门僧东来，见食麦面者，惊云：此大热，何以食之。又见食中有芦菔，乃云：赖有此以解其性。自此相传，食面必啖芦菔。

［炳曰］捣烂制面，作馎饦食之最佳，饱食亦不发热。酥煎食之，下气。凡人饮食过度，生嚼咽之便消。

［慎微曰］按《杨亿谈苑》云：江东居民言种芋三十亩，计省米三十斛；种萝卜三十亩，计益米三十斛。则知萝卜果能消食也。

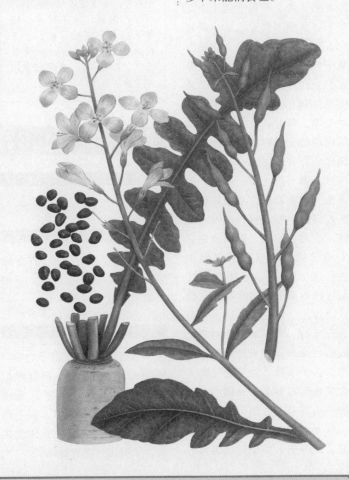

[宗奭曰] 服地黄、何首乌人食莱菔，则令人髭发白。世皆以为此物味辛、下气速也。然生姜、芥子更辛，何止能散而已。盖莱菔辛而又甘，故能散缓，而又下气速也。所以散气用生姜，下气用莱菔。

[震亨曰] 莱菔根属土，有金与水。寇氏言其下气速，人往往煮食过多，停滞成溢饮，岂非甘多而辛少乎？

[时珍曰] 莱菔根、叶同功，生食升气，熟食降气。苏、寇二氏止言其下气速，孙真人言久食涩营卫，亦不知其生则噫气，熟则泄气，升降之不同也。大抵入太阴、阳明、少阳气分，故所主皆肺、脾、肠、胃、三焦之病。李九华云：莱菔多食渗人血。则其白人髭发，盖亦由此，非独因其下气、涩营卫也。按《洞微志》云：齐州有人病狂，云梦中见红裳女子引入宫殿中，小姑令歌，每日遂歌云：五灵楼阁晓玲珑，天府由来是此中。惆怅闷怀言不尽，一丸萝卜火吾官。有一道士云：此犯大麦毒也。少女心神，小姑脾神。医经言萝卜制面毒，故曰火吾官。火者，毁也。遂以药并萝卜治之果愈。又按《张杲医说》云：饶民李七病鼻衄甚危，医以萝卜自然汁和无灰酒饮之即止。盖血随气运，气滞故血妄行，萝卜下气而酒导之故也。又云：有人好食豆腐中毒，医治不效。忽见卖豆腐人言其妻误以萝卜汤入锅中，遂致不成。其人心悟，乃以萝卜汤饮之而瘳。物理之妙如此。又《延寿书》载李师逃难入石

窟中，贼以烟熏之垂死，摸得萝卜菜一束，嚼汁咽下即苏。此法备急，不可不知。

附方

◎消渴饮水。独胜散：用出了子萝卜三枚，净洗切片，日干为末。每服二钱，煎猪肉汤澄清调下，日三服，渐增至三钱。生者捣汁亦可，或以汁煮粥食之。（《图经本草》）

◎肺痿咳血。萝卜和羊肉或鲫鱼，煮熟频食。（《普济方》）

◎脚气走痛。萝卜煎汤洗之。仍以萝卜晒干为末，铺袜内。（《圣济总录》）

◎满口烂疮。萝卜自然汁，频漱去涎妙。（《濒湖集简方》）

◎汤火伤灼。生萝卜捣涂之。子亦可。（《圣济总录》）

◎沙石诸淋，疼不可忍。用萝卜切片，蜜浸少时，炙干数次，不可过焦。细嚼盐汤下，日三服。名暝眩膏。（《普济》）

子

气味

辛、甘，平，无毒。

主治

下气定喘治痰，消食除胀，利大小便，止气痛，下痢后重，发疮疹。（时珍）

发明

[时珍曰] 莱菔子之功，长于利气。生能升，熟能降。升则吐风痰，散风寒，发疮疹；降则定痰喘咳嗽，调下痢后重，止内痛，皆是利气之效。予曾用，果有殊绩。

附方

◎上气痰嗽，喘促唾脓血。以莱菔子一合，研细煎汤，食上服之。（《食医心镜》）

◎肺痰咳嗽。莱菔子半升淘净焙干，炒黄为末，以糖和，丸芡子大。绵裹含之，咽汁甚妙。（《胜金方》）

◎齁喘痰促，遇厚味即发者。萝卜子淘净，蒸熟晒研，姜汁浸蒸饼丸绿豆大。每服三十丸，以口津咽下，日三服。名清金丸。（《医学集成》）

◎痰气喘息。萝卜子炒，皂荚烧存性，等分为末，姜汁和，炼蜜丸梧子大。每服五七十丸，白汤下。（《简便单方》）

◎久嗽痰喘。萝卜子炒，杏仁去皮尖炒，等分，蒸饼丸麻子大。每服三五丸，时时津咽。（《医学集成》）

◎高年气喘。萝卜子炒，研末，蜜丸梧子大。每服五十九，白汤下。（《济生秘览》）

◎中风口噤。萝卜子、牙皂荚各二钱，以水煎服，取吐。（《丹溪方》）

◎小儿风寒。萝卜子生研末一钱，温葱酒服之，取微汗大效。（《卫生易简方》）

◎风秘气秘。萝卜子炒一合擂水，和皂荚末二钱服，立通。（《寿域神方》）

◎气胀气蛊。莱菔子研，以水滤汁，浸缩砂一两一夜，炒干又浸又炒，凡七次，为末。每米饮服一钱，如神。（《朱氏集验方》）

◎牙齿疼痛。萝卜子十四粒生研，以人乳和之。左疼点右鼻，右疼点左鼻。（《卫生易简方》）

花

主治

用糟下酒藏，食之甚美，明目。（士良）

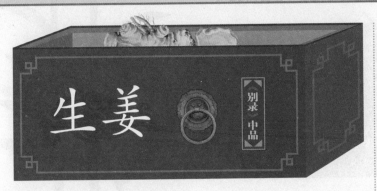

生姜

别录·中品

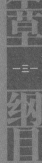

释名

[时珍曰] 按许慎《说文》，姜乃御湿之菜也。《王安石字说》云：薑能疆御百邪，故谓之薑。初生嫩者其尖微紫，名紫姜，或作子姜；宿根谓之母姜也。

集解

[时珍曰] 姜宜原隰沙地。四月取母姜种之。五月生苗如初生嫩芦，而叶稍阔似竹叶，对生，叶亦辛香。秋社前后新芽顿长，如列指状，采食无筋，谓之子姜。

气味

辛，微温，无毒。

主治

久服去臭气，通神明。（《本经》）

归五脏，除风邪寒热，伤寒头痛鼻塞，咳逆上气，止呕吐，去痰下气。（《别录》）

去水气满，疗咳嗽时疾。和半夏，主心下急痛。和杏仁作煎，下急痛气实，心胸拥隔冷热气，神效。捣汁和蜜服，治中热呕逆不能下食。（甄权）

散烦闷，开胃气。汁作煎服，下一切结实，冲胸膈恶气，神验。（孟诜）

破血调中，去冷气。汁，解药毒。（藏器）

除壮热，治痰喘胀满，冷痢腹痛，转筋心满，去胸中臭气、狐臭，杀腹内长虫。（张鼎）

益脾胃，散风寒。（元素）

解菌蕈诸物毒。（吴瑞）

生用发散，熟用和中。解食野禽中毒成喉痹。浸汁，点赤眼。捣汁和黄明胶熬，贴风湿痛甚妙。（时珍）

干生姜

主治

治嗽温中，治胀满，霍乱不止，腹痛，冷痢，血闭。病人虚而冷，宜加之。（甄权）

姜屑，和酒服，治偏风。（孟诜）

发明

[杲曰] 生姜之用有四：制半夏、厚朴之毒，一也；发散风寒，二也；与枣同用，辛温益脾胃元气，温中去湿，三也；与芍药同用，温经散寒，四也。孙真人云，姜为呕家圣药。

盖辛以散之。呕乃气逆不散，此药行阳而散气也。

[时珍曰] 姜辛而不荤，去邪辟恶，生啖熟食，醋、酱、糟、盐、蜜煎调和，无不宜之。可蔬可和，可果可药，其利博矣。

姜皮

气味

辛，凉，无毒。

主治

消浮肿腹胀痞满，和脾胃，去翳。（时珍）

叶

气味

辛，温，无毒。

主治

食鲙成癥，捣汁饮，即消。（张机）

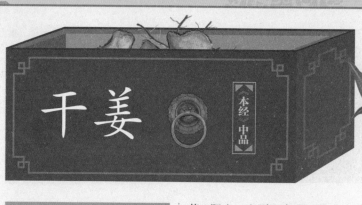

干姜

《本经》中品

释名

白姜。

集解

[时珍曰] 干姜以母姜造之。今江西、襄、均皆造，以白净结实者为良，故人呼为白姜，又曰均姜。凡入药并宜炮用。

气味

辛，温，无毒。

主治

胸满咳逆上气，温中止血，出汗，逐风湿痹，肠澼下痢。生者尤良。（《本经》）

治腰肾中疼冷、冷气，破血去风，通四肢关节，开五脏六腑，宣诸络脉，去风毒冷痹，夜多小便。（甄权）

消痰下气，治转筋吐泻，腹脏冷，反胃干呕，瘀血扑损，止鼻红，解冷热毒，开胃，消宿食。（《大明》）

主心下寒痞，目睛久赤。（好古）

发明

[李杲曰] 干姜生辛炮苦，阳也。生则逐寒邪而发表，炮则除胃冷而守中。多用则耗散元气，辛以散之，是壮火食气故也，须以生甘草缓之。辛热以散里寒，同五味子用以温肺，同人参用以温胃也。

[时珍曰] 干姜能引血药入血分，气药入气分，又能去恶养新，有阳生阴长之意，故血虚者用之；而人吐血、衄血、下血，有阴无阳者，亦宜用之。乃热因热用，从治之法也。

附方

◎头运吐逆，胃冷生痰。用川干姜炮二钱半，甘草炒一钱二分，水一钟半，煎减半服。累用有效。（《传信适用方》）

◎虚劳不眠。干姜为末，汤服三钱，取微汗出。（《千金方》）

◎赤眼涩痛。白姜末，水调贴足心，甚妙。（《普济方》）

◎牙痛不止。川姜（炮）、川椒等分为末，掺之。（《御药院方》）

◎脾胃虚冷不下食，积久羸弱成瘵者。用温州白干姜，浆水煮透，取出焙干捣末，陈廪米煮粥饮丸梧子大。每服三五十丸，白汤下。其效如神。（苏颂《图经》）

◎脾胃虚弱，饮食减少，易伤难化，无力肌瘦。用干姜频研四两，以白饧切块，水浴过，入铁铫溶化，和丸梧子大。每空心米饮下三十丸。（《十便方》）

◎心脾冷痛，暖胃消痰。二姜丸：用干姜、高良姜等分，炮研末，糊丸梧子大。每食后，猪皮汤下三十丸。（《和剂局方》）

◎心气卒痛。干姜末，米饮服一钱。（《外台秘要》）

◎中寒水泻。干姜炮研末，粥饮服二钱，即效。（《千金方》）

◎血痢不止。干姜烧黑存性，放冷为末。每服一钱。米饮下，神妙。（《姚氏集验》）

◎冷气咳嗽结胀者。干姜末，热酒调服半钱。或饧糖丸嚼。（《姚僧垣方》）

◎咳嗽上气。用合州干姜（炮），皂荚（炮，去皮子及蛀者），桂心（紫色者去皮），并捣筛等分，炼白蜜和捣三千杵，丸梧子大。每饮服三丸，嗽发即服，日三五服。禁食葱、面、油腻。其效如神。（刘禹锡《传信方》）

◎冷泪目昏。干姜粉一字炮，汤点洗之。（《圣济录》）

◎目忽不见。令人嚼母姜，以舌日舐六七次，以明为度。（《圣济方》）

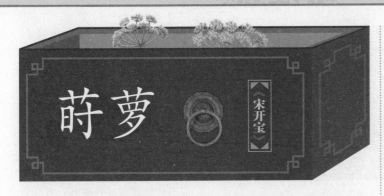

莳萝

《宋开宝》

释名

慈谋勒、小茴香。[时珍曰]莳萝、慈谋勒，皆雷言也。

集解

[时珍曰]其子簇生，状如蛇床子而短，微黑，气辛臭，不及茴香。

[颂曰]今岭南及近道皆有之。三月、四月生苗，花实大类蛇床而簇生，辛香，六七月采实。今人多用和五味，不闻入药用。

[藏器曰]莳萝生佛誓国，实如马芹子，辛香。

[珣曰]按《广州记》云：生波斯国。马芹子色黑而重，莳萝子色褐而轻，以此为别。善滋食味，多食无损。即不可与阿魏同食，夺其味也。

[嘉谟曰]俗呼莳萝椒。内有黑子，但皮薄色褐不红耳。

苗

气味

辛，温，无毒。

主治

下气利膈。（时珍）

子

气味

辛，温，无毒。

主治

小儿气胀，霍乱呕逆，腹冷不下食，两肋痞满。（藏器）

健脾，开胃气，温肠，杀鱼、肉毒，补水脏，治肾气，壮筋骨。（《日华》）

主膈气，消食，滋食味。（李珣）

附方

◎闪挫腰痛。莳萝作末，酒服二钱匕。（《永类铃方》）

◎牙齿疼痛。舶上莳萝、芸薹子、白芥子等分，研末。口中含水，随左右嚍鼻，神效。（《圣惠方》）

附录

◎蜀胡烂。生冷气心腹胀满，补肾，除妇人血气，下痢，杀牙齿虫。

◎数低。主冷风冷气，下宿食不消，胀满。

◎池得勒。破冷气，消食。生西国，草根也，胡人食之。

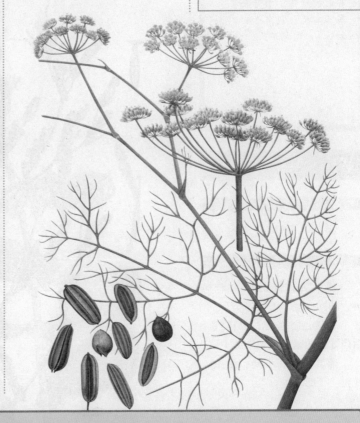

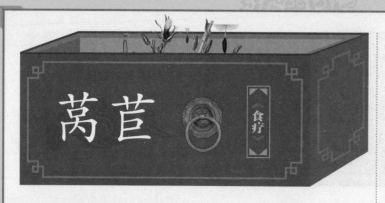

莴苣

《食疗》

肿、痔漏下血、伤损作痛。（时珍）

◎乳汁不行。莴苣子一合，生甘草三钱，糯米、粳米各半合，煮粥频食之。（《海上仙方》）

◎闪损腰痛。趁痛丸：用白莴苣子炒三两，白粟米炒一撮，乳香、没药、乌梅肉各半两，为末，炼蜜丸弹子大。每嚼一丸，热酒下。（《玉机微义》）

◎疠疮疤上不生髭发。先以竹刀刮损，以莴苣子拗猢狲姜末，频擦之。（《摘玄方》）

◎小便不通。莴苣子捣饼，贴脐中，即通。（《海上仙方》）

◎肾黄如金。莴苣子一合细研，水一盏，煎五分服。（《外台秘要》）

释名

莴菜、千金菜。[时珍曰]按彭乘《墨客挥犀》云：莴菜自呙国来，故名。

集解

[时珍曰]莴苣正二月下种，最宜肥地。叶似白苣而尖，色稍青，折之有白汁粘手。四月抽薹，高三四尺。剥皮生食，味如胡瓜。糟食亦良。

附方

◎乳汁不通。莴苣菜煎酒服。（《海上方》）
◎小便不通。莴苣菜捣傅脐上即通。（《卫生易简方》）

子

主治

下乳汁，通小便，治阴

菜

气味

苦，冷，微毒。

主治

利五脏，通经脉，开胸膈，功同白苣。（藏器）

利气，坚筋骨，去口气，白齿牙，明眼目。（宁源）

通乳汁，利小便，杀虫、蛇毒。（时珍）

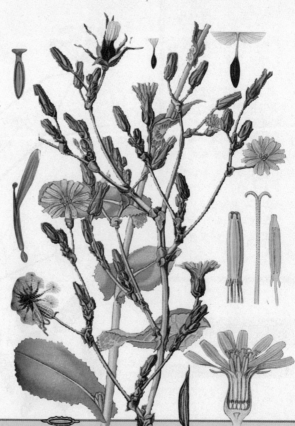

蒲公英

贞观五年七月十五日夜，以左手中指背触着庭木，至晓遂患痛不可忍。经十日，痛日深，疮日高大，色如熟小豆色。常闻长者论有此方，遂用治之。手下则愈，痛亦除，疮亦即瘥，未十日而平复如故。《杨炎南行方》亦著其效云。

释名

耩耨草、金簪草、黄花地丁。

集解

[时珍曰]地丁，江之南北颇多，他处亦有之，岭南绝无。小科布地，四散而生，茎、叶、花、絮并似苦苣，但小耳。嫩苗可食。

苗

气味

甘，平，无毒。

主治

妇人乳痈水肿，煮汁饮及封之，立消。（苏恭）

解食毒，散滞气，化热毒，消恶肿、结核、疔肿。（震亨）

掺牙，乌须发，壮筋骨。（时珍）

发明

[震亨曰]此草属土，开黄花，味甘。解食毒，散滞气，可入阳明、太阴经。化热

毒，消肿核，有奇功。同忍冬藤煎汤，入少酒佐服，治乳痈，服罢欲睡，是其功也。睡觉微汗，病即安矣。

[时珍曰]萨谦斋《瑞竹堂方》有擦牙乌须发还少丹，甚言此草之功，盖取其能通肾也。故东垣李氏言其为少阴本经必用之药，而著本草者不知此义。

[颂曰]治恶刺方，出孙思邈《千金方》其序云：邈以

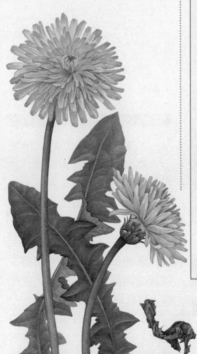

附方

◎乳痈红肿。蒲公英一两，忍冬藤二两，捣烂，水二钟，煎一钟，食前服。睡觉病即去矣。（《积德堂方》）

◎疳疮疔毒。蒲公英捣烂覆之，即黄花地丁也。别更捣汁，和酒煎服，取汗。（《唐氏方》）

◎多年恶疮。蒲公英捣烂贴。（《救急方》）

◎还少丹。昔日越王曾遇异人得此方，极能固齿牙，壮筋骨，生肾水。凡年未及八十者，服之须发返黑，齿落更生。年少服之，至老不衰。得遇此者，宿有仙缘，当珍重之，不可轻泄。用蒲公英一斤，一名耩耨草，又名蒲公罂，生平泽中，三四月甚有之，秋后亦有放花者，连根带叶取一斤洗净，勿令见天日，晾干，入斗子。解盐一两，香附子五钱，二味为细末，入蒲公草内淹一宿，分为二十团，用皮纸三四层裹扎定，用六一泥（即蚯蚓粪）如法固济，入灶内焙干，乃以武火煅通红为度，冷定取出，去泥为末。早晚擦牙漱之，吐、咽任便，久久方效。（《瑞竹堂方》）

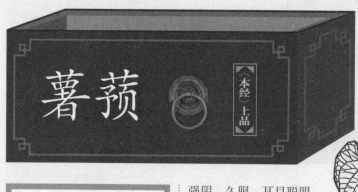

薯蓣

本经 上品

释名

山药、土薯、山薯、山芋、山药、玉延。[宗奭曰] 薯蓣因唐代宗名预，避讳改为薯药；又因宋英宗讳薯，改为山药，尽失当日本名。恐岁久以山药为别物，故详著之。

集解

[时珍曰] 薯蓣入药，野生者为胜；若供馔，则家种者为良。四月生苗延蔓，紫茎绿叶。叶有三尖，似白牵牛叶而更光润。五六月开花成穗，淡红色。结荚成簇，荚凡三棱合成，坚而无仁。其子别结于一旁，状似雷丸，大小不一，皮色土黄而肉白，煮食甘滑，与其根同。

根

气味

甘，温、平，无毒。

主治

伤中，补虚羸，除寒热邪气，补中，益气力，长肌肉，强阴，久服，耳目聪明，轻身不饥延年。（《本经》）

主头面游风，头风眼眩，下气，止腰痛，治虚劳羸瘦，充五脏，除烦热。（《别录》）

补五劳七伤，去冷风，镇心神，安魂魄，补心气不足，开达心孔，多记事。（甄权）

强筋骨，主泄精健忘。（《大明》）

益肾气，健脾胃，止泄痢，化痰涎，润皮毛。（时珍）

生捣贴肿硬毒，能消散。（震亨）

发明

[诜曰] 利丈夫，助阴力。熟煮和蜜，或为汤煎，或为粉，并佳。干之入药更妙。唯和面作馎饦则动气，为不能制面毒也。

[李杲曰] 山药入手太阴。张仲景八味丸用干山药，以其凉而能补也。亦治皮肤干燥，以此润之。

[时珍曰] 按吴绶云：山药入手、足太阴二经，补其不足，清其虚热。又按王履《溯洄集》云：山药虽入手太阴，然肺为肾之上源，源既有滋，流岂无益，此八味丸所以用其强阴也。又按曹毗《杜兰香传》云：食薯蓣可以辟雾露。

附方

◎补益虚损、益颜色，补下焦虚冷，小便频数，瘦损无力。用薯蓣于沙盆中研细，入铫中，以酒一大匙熬令香，旋添酒一盏搅令匀，空心饮之。每旦一服。（《圣惠方》）

◎脾胃虚弱，不思饮食。山芋、白术一两，人参七钱半，为末，水糊丸小豆大，每米饮下四五十丸。（《普济方》）

◎项后结核或赤肿硬痛。以生山药一挺去皮，蓖麻子二个同研，贴之如神。（《救急易方》）

◎手足冻疮。山药一截磨泥，傅之。（《儒门事亲》）

◎湿热虚泄。山药、苍术等分，饭丸，米饮服。大人小儿皆宜。（《濒湖经验方》）

◎心腹虚胀，手足厥逆，或饮苦寒之剂多，未食先呕，不思饮食。山药半生半炒，为末。米饮服二钱，一日二服，大有功效。忌铁器、生冷。（《普济方》）

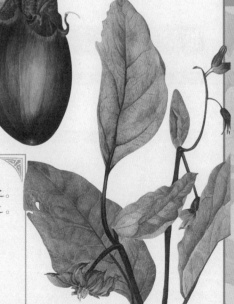

茄

《宋开宝》

释名

落苏、昆仑瓜、草鳖甲。[时珍曰]《杜宝拾遗录》云：隋炀帝改茄曰昆仑紫瓜。又王隐君《养生主论》治疟方用干茄，讳名草鳖甲。盖以鳖甲能治寒热，茄亦能治寒热故尔。

集解

[时珍曰]茄种宜于九月黄熟时收取，洗净曝干，至二月下种移栽。株高二三尺，叶大如掌。自夏至秋，开紫花，五瓣相连，五棱如缕，黄蕊绿蒂，蒂包其茄。茄中有瓤，瓤中有子，子如脂麻。其茄有团如栝楼者，长四五寸者。有青茄、紫茄、白茄。

气味

甘，寒，无毒。

主治

寒热，五脏劳。（孟诜）

治温疾传尸劳气。醋摩，傅肿毒。（《大明》）

老裂者烧灰，治乳裂。（震亨）

散血止痛，消肿宽肠。（时珍）

发明

[宗奭曰]蔬圃中唯此无益。《开宝本草》并无主治，止说损人。后人虽有处治之法，终与正文相失。圃人又下于暖处，厚加粪壤，遂于小满前后求贵价以售。既不以时，损人益多。不时不食，乌可忽也。

[震亨曰]茄属土，故甘而喜降，大肠易动者忌之。老实治乳头裂，茄根煮汤渍冻疮，折蒂烧灰治口疮，俱获奇效，皆甘以缓火之意也。

蒂

主治

烧灰，米饮服二钱，治肠风下血不止及血痔。（吴瑞）

附方

◎风蛀牙痛。茄蒂烧灰掺之。或加细辛末等分，日用之。（《仁存方》）

花

主治

金疮牙痛。（时珍）

附方

◎牙痛。秋茄花干之，旋烧研涂痛处，立止。（《海上名方》）

根及枯茎叶

主治

冻疮皴裂，煮汤渍之良。（《开宝》）

散血消肿，治血淋下血，血痢阴挺，齿䘌口蕈。（时珍）

附方

◎久痢不止。茄根烧灰、石榴皮等分为末，以砂糖水服之。（《简便单方》）

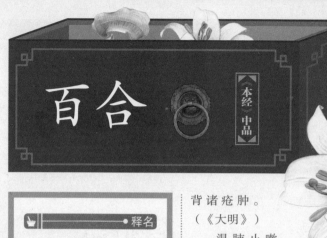

百合

《本经》中品

释名

强瞿、蒜脑薯。[时珍曰]百合之根，以众瓣合成也。或云专治百合病故名，亦通。

集解

[时珍曰]百合一茎直上，四向生叶。叶似短竹叶，不似柳叶。五六月茎端开大白花，长五寸，六出，红蕊四垂向下，色亦不红。红者叶似柳，乃山丹也。

根

气味

甘，平，无毒。

主治

邪气腹胀心痛，利大小便，补中益气。（《本经》）

除浮肿胪胀，痞满寒热，通身疼痛，及乳难喉痹，止涕泪。（《别录》）

安心定胆益志，养五脏，治颠邪狂叫惊悸，产后血狂运，杀蛊毒气，胁痛乳痈发背诸疮肿。（《大明》）

温肺止嗽。（元素）

发明

[颂曰]张仲景治百合病，有百合知母汤、百合滑石代赭汤、百合鸡子汤、百合地黄汤，凡四方。病名百合而用百合治之，不识其义。

[颖曰]百合新者，可蒸可煮，和肉更佳；干者作粉食，最益人。

[时珍曰]按王维诗云：冥搜到百合，真使当重肉。果堪止泪无，欲纵望江目。盖取本草百合止涕泪之说。

附方

◎肺脏壅热，烦闷咳嗽者。新百合四两，蜜和蒸软，时时含一片，吞津。（《圣惠方》）
◎肺病吐血。新百合捣汁，和水饮之。亦可煮食。（《卫生易简》）
◎耳聋耳痛。干百合为末，温水服二钱，日二服。（《千金方》）
◎天泡湿疮。生百合捣涂，一二日即安。（《濒湖集简方》）

◎阴毒伤寒。百合煮浓汁，服一升良。（《孙真人食忌》）
◎疮肿不穿。野百合同盐捣泥，傅之良。（《应验方》）
◎鱼骨哽咽。百合五两研末，蜜水调围颈项包住，不过三五次即下。（《圣济》）

花

主治

小儿天泡湿疮，暴干研末，菜子油涂，良。（时珍）

子

主治

酒炒微赤，研末汤服，治肠风下血。（思邈）

竹笋

《蜀本草》

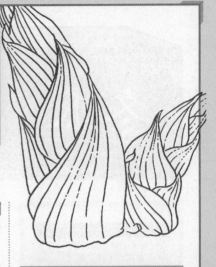

释名

竹萌、竹芽、竹胎、竹子。

集解

[时珍曰] 晋·武昌戴凯之、宋·僧赞宁皆著竹谱，凡六十余种。其所产之地，发笋之时，各各不同。其笋亦有可食、不可食者。大抵北土鲜竹，唯秦、蜀、吴、楚以南则多有之。竹有雌雄，但看根上第一枝双生者，必雌也，乃有笋。土人于竹根行鞭时掘取嫩者，谓之鞭笋。江南、湖南人冬月掘大竹根下未出土者为冬笋，《东观汉记》谓之苞笋，并可鲜食，为珍品。其他则南人淡干者为玉版笋、明笋、火笋，盐曝者为盐笋，并可为蔬食也。按赞宁云：凡食笋者譬如治药，得法则益人，反是则有损。

诸竹笋

气味

甘，微寒，无毒。

主治

消渴，利水道，益气，可久食。（《别录》）

利膈下气，化热消痰爽胃。（宁源）

苦竹笋

气味

苦、甘，寒。

主治

不睡，去面目并舌上热黄，消渴，明目，解酒毒，除热气，健人。（藏器）

理心烦闷，益气力，利水道，下气化痰，理风热脚气，并蒸煮食之。（《心镜》）

治出汗中风失音。（汪颖）

干者烧研入盐，擦牙疳。（时珍）

发明

[时珍曰] 宜宾、长宁所出苦笋，彼人重之。

宋·黄山谷有《苦笋赋》云：僰道苦笋，冠冕两川。甘脆惬当，小苦而及成味；温润缜密，多啖而不疾人。食肴以之开道，酒客为之流涎。其许之也如此。

淡竹笋

气味

甘，寒。

主治

消痰，除热狂壮热，头痛头风，并妊妇头旋，颠仆惊悸，温疫迷闷，小儿惊痫天吊。（汪颖）

冬笋

气味

甘，寒。

主治

小儿痘疹不出，煮粥食之，解毒，有发生之义。（汪颖）

桃竹笋

气味

苦，有小毒。

主治

六畜疮中蛆，捣碎纳之，蛆尽出。（藏器）

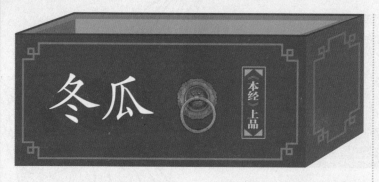

冬瓜 《本经》上品

释名

白瓜、水芝、地芝。[时珍曰]冬瓜，以其冬熟也。

集解

[时珍曰]冬瓜三月生苗引蔓，大叶团而有尖，茎叶皆有刺毛。六七月开黄花，结实大者径尺余，长三四尺，嫩时绿色有毛，老则苍色有粉，其皮坚厚，其肉肥白。其瓤谓之瓜练，白虚如絮，可以浣练衣服。

白冬瓜

气味

甘，微寒，无毒。

主治

小腹水胀，利小便，止渴。（《别录》）

捣汁服，止消渴烦闷，解毒。（弘景）

益气耐老，除心胸满，去头面热。（孟诜）

消热毒痈肿。切片摩痱子，甚良。（《大明》）

发明

[诜曰]热者食之佳，冷者食之瘦人。煮食练五脏，为其下气故也。欲得体瘦轻健者，则可长食之；若要肥，则勿食也。

[宗奭曰]凡患发背及一切痈疽者，削一大块置疮上，热则易之，分散热毒气甚良。

[震亨曰]冬瓜性走而急。寇氏谓其分散热毒气，盖亦取其走而性急也。久病者、阴虚者忌之。孙真人言：九月勿食，令人反胃。须被霜食之乃佳。

附方

◎消渴不止。冬瓜一枚削皮，埋湿地中，一月取出，破开取清水日饮之。或烧熟绞汁饮之。（《圣济总录》）

◎消渴骨蒸。大冬瓜一枚去瓤，入黄连末填满，安瓮内，待瓜消尽，同研，丸梧子大。每服三四十丸，煎冬瓜汤下。（《经验》）

◎小儿渴利。冬瓜汁饮之。（《千金》）

◎痔疮肿痛。冬瓜煎汤洗之。（《袖珍方》）

◎面黑令白。冬瓜一个，竹刀去皮切片，酒一升半，水一升，煮烂滤去滓，熬成膏，瓶收，每夜涂之。（《圣济总录》）

瓜练

瓤也。

气味

甘，平，无毒。

主治

绞汁服，止烦躁热渴，利小肠，治五淋，压丹石毒。（甄权）

洗面澡身，令人悦泽白皙。（时珍）

附方

◎消渴烦乱。冬瓜瓤干者一两，水煎饮。（《圣惠方》）

◎水肿烦渴，小便少者。冬瓜白瓤，水煮汁，淡饮之。（《圣济总录》）

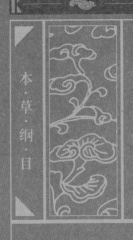

果部

◎李

时珍曰：木实曰果，草实曰蓏。熟则可食，干则可脯，丰俭可以济时，疾苦可以备药，辅助粒食，以养民生。故《素问》云：五果为助。五果者，以五味、五色应五脏，李、杏、桃、栗、枣是矣。《占书》欲知五谷之收否，但看五果之盛衰。李主小豆，杏主大麦，桃主小麦，栗主稻，枣主禾。《礼记·内则》列果品菱、椇、榛、瓜之类。《周官》职方氏辨五地之物，山林宜皂物，柞、栗之属；川泽宜膏物，菱、芡之属；丘陵宜核物，梅、李之属。旬师掌野果蓏之物，场人树果蓏珍异之物，以时藏之。观此，则果蓏之土产常异，性味良毒，岂可纵嗜欲而不知物理乎？

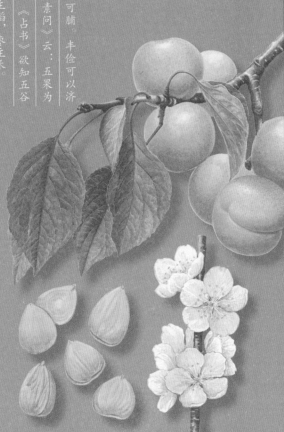

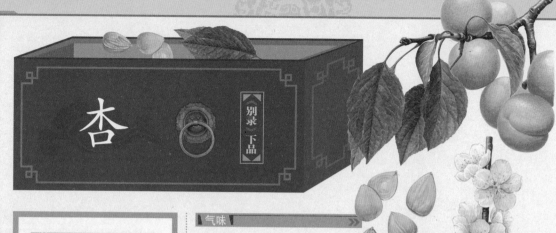

杏 《别录》下品

释名

甜梅。[时珍曰]杏字篆文象子在木枝之形。或云从口及从可者，并非也。《江南录》云：杨汀密改杏名甜梅。

集解

[时珍曰]诸杏，叶皆圆而有尖，二月开红花，亦有千叶者，不结实。甘而有沙者为沙杏，黄而带酢者为梅杏，青而带黄者为柰杏。其金杏大如梨，黄如橘。《西京杂记》载蓬莱杏花五色，盖异种也。

实

气味

酸，热，有小毒。

主治

曝脯食，止渴，去冷热毒。心之果，心病宜食之。（思邈）

核仁

修治

[时珍曰]治风寒肺病药中，亦有连皮尖用者，取其发散也。

气味

甘、苦，温，冷利，有小毒。

主治

咳逆上气雷鸣，喉痹，下气，产乳金疮，寒心贲豚。（《本经》）

惊痫，心下烦热，风气往来。时行头痛，解肌，消心下急满痛，杀狗毒。（《别录》）

治腹痹不通，发汗，主温病脚气，咳嗽上气喘促。入天门冬煎，润心肺。和酪作汤，润声气。（甄权）

除肺热，治上焦风燥，利胸膈气逆，润大肠气秘。（元素）

杀虫，治诸疮疥，消肿，去头面诸风气瘊疱。（时珍）

发明

[元素曰]杏仁气薄味厚，浊而沉坠，降也、阴也。入手太阴经。其用有三：润肺也，消食积也，散滞气也。

[好古曰]张仲景麻黄汤，及王朝奉治伤寒气上喘逆，并用杏仁者，为其利气、泻肺、解肌也。

[时珍曰]杏仁能散能降，故解肌散风、降气润燥、消积治伤损药中用之。治疮杀虫，用其毒也。

花

气味

苦，温，无毒。

主治

补不足，女子伤中，寒热痹厥逆。（《别录》）

叶

主治

人卒肿满，身面洪大，煮浓汁热渍，亦少少服之。（《肘后》）

枝

主治

堕伤，取一握，水一升煮减半，入酒三合和匀，分服，大效。（苏颂）

根

主治

食杏仁多，致迷乱将死，切碎煎汤服，即解。（时珍）

梅

释名

[时珍曰]梅，古文作杲，象子在木上之形。

集解

[时珍曰]按陆机《诗疏》云：梅，杏类也。树、叶皆略似杏。叶有长尖，先众木而花。其实酢，曝干为脯，入羹臛齑中，又含之可以香口。子赤者材坚，子白者材脆。

实

气味

酸，平，无毒。

发明

[宗奭曰]食梅则津液泄者，水生木也。津液泄则伤肾，肾属水，外为齿故也。

[时珍曰]梅，花开于冬而实熟于夏，得木之全气，故其味最酸，所谓曲直作酸也。肝为乙木，胆为甲木。人之舌下有四窍，两窍通胆液，故食梅则津生者，类相感应也。故《素问》云：味过于酸，肝气以津。又云：酸走筋，筋病无多食酸。不然，

物之味酸者多矣，何独梅能生津耶？

乌梅

气味

酸，温、平，涩，无毒。

主治

下气，除热烦满，安心，止肢体痛，偏枯不仁，死肌，去青黑痣，蚀恶肉。（《本经》）

去痹，利筋脉，止下痢，好唾口干。（《别录》）

止渴调中，去痰治疟瘴，止吐逆霍乱，除冷热痢。（藏器）

治虚劳骨蒸，消酒毒，令人得睡。和建茶、干姜为丸服，止休息痢，大验。（《大明》）

敛肺涩肠，止久嗽泻痢，反胃噎膈，蛔厥吐利，消肿涌痰，杀虫，解鱼毒、马汗毒、硫黄毒。（时珍）

白梅

释名

盐梅、霜梅。

气味

酸、咸，平，无毒。

主治

乳痈肿毒，杵烂贴之，佳。（汪颖）

除痰。（苏颂）

治中风惊痫，喉痹痰厥僵仆，牙关紧闭者，取梅肉揩擦牙龈，涎出即开。又治泻痢烦渴，霍乱吐下，下血血崩，功同乌梅。（时珍）

核仁

气味

酸，平，无毒。

主治

明目，益气，不饥。（吴普）

治代指忽然肿痛，捣烂，和醋浸之。（时珍。出《肘后方》）

桃

《本经》下品

狂，小腹满痛，小便自利者，又有当汗失汗，热毒深入，吐血及血结胸，烦燥谵语者，亦以此汤主之。与虻虫、水蛭、大黄同用。

附方

◎延年去风，令人光润。用桃仁五合去皮，用粳米饭浆同研，绞汁令尽，温温洗面极妙。（《千金翼》）

◎上气咳嗽，胸满气喘。桃仁三两去皮尖，以水一大升研汁，和粳米二合煮粥食之。（《心镜》）

◎小儿聤耳。桃仁炒研绵裹，日日塞之。（《千金方》）

◎唇干裂痛。桃仁捣和猪脂傅。（《海上》）

◎大便不快，里急后重。用桃仁三两去皮，吴茱萸二两，食盐一两，同炒熟，去盐、茱，每嚼桃仁五七粒。（《总录》）

●释名

[时珍曰]桃牲早花，易植而子繁，故字从木、兆。十亿曰兆，言其多也。或云从兆谐声也。

●集解

[时珍曰]桃品甚多，易于栽种，且早结实。五年宜以刀劚其皮，出其脂液，则多延数年。

实

气味

辛、酸、甘，热，微毒。

主治

作脯食，益颜色。（《大明》）
肺之果，肺病宜食之。（思邈）

核仁

气味

苦、甘，平，无毒。

主治

瘀血血闭，癥瘕邪气，杀

小虫。（《本经》）

止咳逆上气，消心下坚硬，除卒暴击血，通月水，止心腹痛。（《别录》）

治血结、血秘、血燥，通润大便，破畜血。（元素）

杀三虫，又每夜嚼一枚和蜜，涂手、面良。（孟诜）

主血滞风痹骨蒸，肝疟寒热，鬼注疼痛，产后血病。（时珍）

发明

[杲曰]桃仁苦重于甘，气薄味厚，沉而降，阴中之阳，手、足厥阴经血分药也。苦以泄滞血，甘以生新血，故破凝血者用之。其功有四：治热入血室，一也；泄腹中滞血，二也；除皮肤血热燥痒，三也；行皮肤凝聚之血，四也。

[成无己曰]肝者血之源，血聚则肝气燥，肝苦急，急食甘以缓之。桃仁之甘以缓肝散血，故张仲景抵当汤用之，以治伤寒八九日，内有畜血，发热如

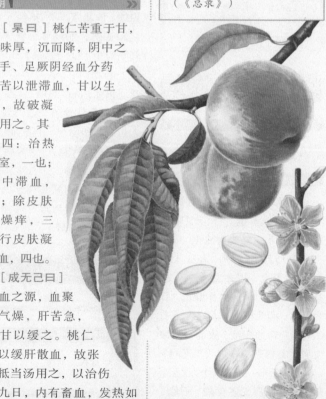

桃毛

毛桃实上毛也，刮取用之。

气味

辛，平，微毒。

主治

破血闭，下血瘕，寒热积聚，无子，带下诸疾。（《别录》）

疗崩中，破癖气。（《大明》）

花

气味

苦，平，无毒。

主治

杀疰恶鬼，令人好颜色。（《本经》）

悦泽人面，除水气，破石淋，利大小便，下三虫。（《别录》）

消肿满，下恶气。（苏恭）

治心腹痛及秃疮。（孟诜）

利宿水痰饮积滞，治风狂。研末，傅头上肥疮，手足𤵢疮。（时珍）

发明

［弘景曰］《肘后方》言服三树桃花尽，则面色红润悦泽如桃花也。

［颂曰］《太清草木方》言：酒渍桃花饮之，除百疾，益颜色。

［时珍曰］按欧阳询《初学记》，载北齐崔氏以桃花、白雪与儿靧面，云令面妍华光悦，盖得本草令人好颜色、悦泽人面之义；而陶、苏二氏乃引服桃花法，则因本草之言而谬用者也。

桃花性走泄下降，利大肠甚快，用以治气实人病水饮肿满积滞、大小便闭塞者，则有功无害。若久服，即耗人阴血，损元气，岂能悦泽颜色耶。按张从正《儒门事亲》载：一妇滑泻数年，百治不效。或言：此伤饮有积也。桃花落时，以棘针刺取数十萼，勿犯人手。以面和作饼，煨熟食之，米饮送下。不一二时，泻下如倾。六七日，行至数百行，昏困，唯饮凉水而平。观此，则桃花之峻利可征矣。

附方

◎大便艰难。桃花为末，水服方寸匕，即通。（《千金》）

◎产后秘塞，大小便不通。用桃花、葵子、滑石、槟榔等分，为末。每空心葱白汤服二钱，即利。（《集验方》）

◎脚气肿痛。桃花一升，阴干为末。每温酒细呷之，一宿即消。（《外台秘要》）

茎及白皮

气味

苦，平，无毒。

主治

除邪鬼中恶腹痛，去胃中热。（《别录》）

治疰忤心腹痛，解蛊毒，辟疫疠，疗黄疸身目如金，杀诸疮虫。（时珍）

附方

◎喉痹塞痛。桃皮煮汁三升服。（《千金翼》）

◎小儿湿癣。桃树青皮为末，和醋频傅之。（《子母秘录》）

◎水肿尿短。桃皮三斤去内外皮，秫米一斗，女曲一升，以水二斗煮桃皮，取汁一斗，以一半渍曲，一半渍秫饭，如常酿成酒。每服一合，日三次，以体中有热为候。小便多是病去。忌生冷、一切毒物。（《圣济总录》）

◎肺热喘急。用桃皮、芫花各一升，以水四升，煮取一升，以故布纳汁中，取薄胸口，温四肢，盈数刻即止。（《图经》）

◎卒得心痛。东引桃枝一把切，以酒一升，煎半升，顿服大效。（《肘后方》）

◎鬼疰心痛。东引桃枝一握，去粗皮切，水二升，煎半升。频服。（崔氏）

◎解中蛊毒。用东引桃白皮（烘干）、大戟、斑蝥（去足翅熬），三物等分为末。以冷水服半方寸匕，即出。不出更服。或因酒得以酒得，因食得以食服。初虞世云：此乃李饶州法也。亦可以米泔丸服。（苏颂《图经》）

◎卒得恶疮人不识者。取桃皮作屑纳之。（《孙真人方》）

◎卒患瘰疬不痛者。取桃树白皮贴疮上，灸二七壮良。（《孙真人方》）

◎狂狗咬伤。桃白皮一握，水三升，煎一升服。（《梅师方》）

◎妇人经闭数年不通，面色萎黄，唇口青白，腹内成块，肚上筋起，腿胫或肿，桃根煎煮之。用桃树根、牛蒡根、马鞭草根、牛膝、蓬蘽各一斤剉，以水三斗，煎一斗去滓，更以慢火煎如饧状收之。每以热酒调服一匙。（《圣惠》）

◎牙疼颊肿。桃白皮、柳白皮、槐白皮等分，煎酒热漱。冷则吐之。（《圣惠方》）

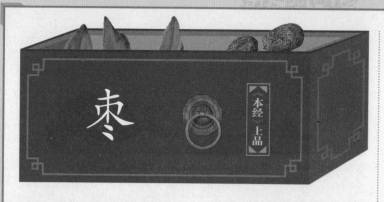

枣

〈本经〉上品

释名

[时珍曰]按陆佃《埤雅》云：大曰枣，小曰棘。棘，酸枣也。

集解

[时珍曰]枣木赤心有刺。四月生小叶，尖觥光泽。五月开小花，白色微青。南北皆有，唯青、晋所出者肥大甘美，入药为良。

生枣

气味

甘、辛，热，无毒。多食令人寒热。凡羸瘦者不可食。[思邈曰]多食令人热渴膨胀，动脏腑，损脾元，助湿热。

大枣

释名

干枣、美枣、良枣。

[瑞曰]此即晒干大枣也。味最良美，故宜入药。今人亦有用胶枣之肥大者。

气味

甘，平，无毒。

主治

心腹邪气，安中，养脾气，平胃气，通九窍，助十二经，补少气、少津液、身中不足，大惊四肢重，和百药。久服轻身延年。（《本经》）

补中益气，坚志强力，除烦闷，疗心下悬，除肠澼。久服不饥神仙。（《别录》）

润心肺，止嗽，补五脏，治虚损，除肠胃癖气。和光粉烧，治疳痢。（《大明》）

小儿患秋痢，与蛀枣食之良。（孟诜）

杀乌头、附子、天雄毒。（之才）

和阴阳，调荣卫，生津液。（李杲）

发明

[弘景曰]道家方药，以枣为佳饵。其皮利，肉补虚，所以合汤皆擘之也。

[杲曰]大枣气味俱厚，阳也。温以补不足，甘以缓阴血。

[成无己曰]邪在荣卫者，辛甘以解之。故用姜、枣以和荣卫，生发脾胃升腾之气。张仲景治奔豚，用大枣滋脾土以平肾气也。治水饮胁痛

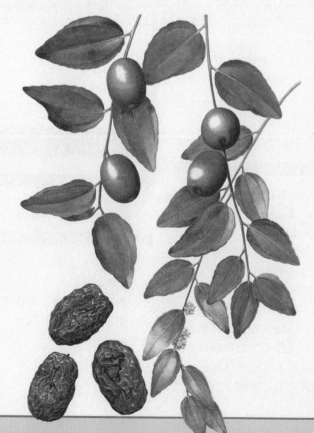

有十枣汤，益土而胜水也。

[震亨曰]枣属土而有火，味甘性缓。甘先入脾，补脾者未尝用甘。故今人食甘多者，脾必受病也。

[时珍曰]《素问》言枣为脾之果，脾病宜食之。谓治病和药，枣为脾经血分药也。若无故频食，则生虫损齿，贻害多矣。按王好古云：中满者勿食甘，甘令人满。故张仲景建中汤心下痞者，减饧、枣，与甘草同例，此得用枣之方矣。又按许叔微《本事方》云：一妇病脏燥悲泣不止，祈祷备至。予忆古文治此证用大枣汤遂治，与服尽剂而愈。古人识病治方，妙绝如此。又陈自明《妇人良方》云：程虎卿内人妊娠四五个月，遇昼则惨戚悲伤，泪下数欠，如有所凭，医巫兼治皆无益。管伯周说：先人曾语此，治须大枣汤乃愈。虎卿借方治药，一投而愈。又《摘玄方》治此证，用红枣烧存性，酒服三钱，亦大枣汤变法也。

附方

◎调和胃气。以干枣去核，缓火逼燥为末。量多少入少生姜末，白汤点服。调和胃气甚良。（《衍义》）

◎伤寒热病后，口干咽痛，喜唾。大枣二十枚，乌梅十枚，捣入蜜丸。含如杏核大，咽汁甚效。（《千金方》）

◎大便燥塞。大枣一枚去核，入轻粉半钱缚定，煨熟食之，仍以枣汤送下。（《直指》）

◎烦闷不眠。大枣十四枚，葱白七茎，水三升，煮一升，顿服。（《千金》）

◎耳聋鼻塞，不闻音声、香臭者。取大枣十五枚去皮核，蓖麻子三百枚去皮，和捣。绵裹塞耳、鼻，日一度。三十余日，闻声及香臭也。先治耳，后治鼻，不可并塞。（孟诜《食疗》）

◎诸疮久坏不愈者。枣膏三升，煎水频洗，取愈。（《千金》）

三岁陈枣核中仁

气味

燔之，苦，平，无毒。

主治

腹痛邪气。（《别录》）
恶气卒疰忤。（孟诜）
核烧研，掺胫疮良。（时珍）

发明

[时珍曰]按《刘根别传》云：道士陈孜如痴人，江夏袁仲阳敬事之。孜曰：今春当有疾，可服枣核中仁二十七枚。后果大病，服之而愈。又云：常服枣仁，百邪不复干也。仲阳服之有效，则枣果有治邪之说矣。又《道书》云：常含枣核治气，令口行津液，咽之佳。谢承《后汉书》亦云：孟节能含枣核，不食可至十年也。此皆藉枣以生津受气，而咽之又能达黄宫，以交离坎之义耳。

叶

气味

甘，温，微毒。

主治

覆麻黄，能令出汗。（《本经》）
和葛粉，揩热痱疮，良。（《别录》）
治小儿壮热，煎汤浴之。（《大明》）

木心

气味

甘，涩，温，有小毒。

主治

中蛊腹痛，面目青黄，淋露骨立。剉取一斛，水淹三寸，煮至二斗澄清，煎五升，旦服五合，取吐即愈。又煎红水服之，能通经脉。（时珍。出《小品方》）

根

主治

小儿赤丹从脚跌起，煎汤频浴之。（时珍。出《千金》）

皮

主治

同老桑树皮，并取北向者，等分，烧研。每用一合，井水煎，澄取清，洗目。一月三洗，昏者复明。忌荤、酒、房事。（时珍）

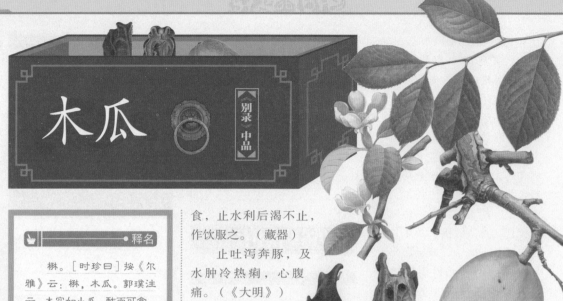

木瓜

別錄 中品

释名

榠。[时珍曰]按《尔雅》云：榠，木瓜。郭璞注云：木实如小瓜，酢而可食。则木瓜之名，取此义也。

集解

[时珍曰]木瓜可种可接，可以枝压。其叶光而厚，其实如小瓜而有鼻。津润味不木者为木瓜。圆小于木瓜，味木而酢涩者为木桃。

实

修治

[时珍曰]今人但切片晒干入药尔。

气味

酸，温，无毒。

主治

湿痹脚气，霍乱大吐下，转筋不止。（《别录》）

治脚气冲心，取嫩者一颗，去子煎服佳。强筋骨，下冷气，止呕逆，心膈痰唾，消食，止水利后渴不止，作饮服之。（藏器）

止吐泻奔豚，及水肿冷热痢，心腹痛。（《大明》）

调营卫，助谷气。（雷敩）

去湿和胃，滋脾益肺，治腹胀善噫，心下烦痞。（好古）

发明

[杲曰]木瓜入手、足太阴血分，气脱能收，气滞能和。

[宗奭曰]木瓜得木之正，酸能入肝，故益筋与血。病腰肾脚膝无力，皆不可缺也。人以铅霜或胡粉涂之，则失酢味，且无渣，盖受金之制也。

[时珍曰]木瓜所主霍乱吐利转筋脚气，皆脾胃病也，非肝病也。肝虽主筋，而转筋则由湿热、寒湿之邪袭伤脾胃所致，故筋转必起于足腓。腓及宗筋皆属阳明。木瓜治转筋，非益筋也，理脾而伐肝也。土病则金衰而木盛，故用酸温以收脾肺之耗散，而籍其走筋以平肝邪，乃土中泻木以助金也。木平则土得令而金受荫矣。《素问》云：酸走筋，筋病无多食酸。孟诜云：多食木瓜，损齿及骨。皆伐肝之明验，而木瓜入手、足太阴为脾、肺药，非肝药，益可征矣。

木瓜核

主治

霍乱烦燥气急，每嚼七粒，温水咽之。（时珍。出《圣惠》）

枝叶皮根

气味

并酸，涩，温，无毒。

主治

煮汁饮，并止霍乱吐下转筋，疗脚气。（《别录》）

枝、叶煮汁饮，治热痢。（时珍。出《千金》）

山楂

《唐本草》

释名

赤爪子、鼠楂、猴楂、茅楂、枕子（音求）、檕梅（音计）、棠梂子。[时珍曰]山楂味似楂子，故亦名楂。

集解

[时珍曰]赤爪、棠梂、山楂，一物也。古方罕用，故《唐本》虽有赤爪，后人不知即此也。自丹溪朱氏始著山楂之功，而后遂为要药。

实

气味

酸，冷，无毒。

主治

煮汁服，止水痢。沐头洗身，治疮痒。（《唐本》）

煮汁洗漆疮，多瘥。（弘景）

治腰痛有效。（苏颂）

消食积，补脾，治小肠疝气，发小儿疮疹。（吴瑞）

健胃，行结气。治妇人产后儿枕痛，恶露不尽，煎汁入砂糖服之，立效。（震亨）

化饮食，消肉积癥瘕，痰饮痞满吞酸，滞血痛胀。（时珍）

化血块气块，活血。（宁源）

发明

[震亨曰]山楂大能克化饮食。若胃中无食积，脾虚不能运化，不思食者，多服之，则反克伐脾胃生发之气也。

[时珍曰]凡脾弱食物不克化，胸腹酸刺胀闷者，于每食后嚼二三枚，绝佳。但不可多用，恐反克伐也。按《物类相感志》言：煮老鸡、硬肉，入山楂数颗即易烂。则其消肉积之功，益可推矣。

附方

◎老人腰痛及腿痛。用棠梂子、鹿茸（炙）等分为末，蜜丸梧子大。每服百丸，日二服。（《百一选方》）

核

主治

吞之，化食磨积，治癞疝。（时珍）

赤爪木

气味

苦，寒，无毒。

主治

水痢，头风身痒。（《唐本》）

根

主治

消积，治反胃。（时珍）

茎叶

主治

煮汁，洗漆疮。（时珍。出《肘后》）

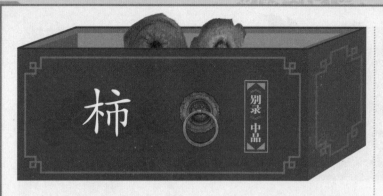

柿

别录·中品

● 释名

柿，胡名镇头迦。

● 集解

[时珍曰] 生柿置器中自红者谓之烘柿，日干者谓之白柿，火干者谓之乌柿，水浸藏者谓之醂柿。其核形扁，状如木鳖子仁而硬坚。其根甚固，谓之柿盘。

烘柿

[时珍曰] 烘柿，非谓火烘也。即青绿之柿，收置器中，自然红熟如烘成，涩味尽去，其甘如蜜。

气味

甘，寒，涩，无毒。

主治

通耳鼻气，治肠胃不足。解酒毒，压胃间热，止口干。（《别录》）

白柿、柿霜

气味

甘，平，涩，无毒。

主治

补虚劳不足，消腹中宿血，涩中厚肠，健脾胃气。（孟诜）

开胃涩肠，消痰止渴，治吐血，润心肺，疗肺痿心热咳嗽，润声喉，杀虫。（《大明》）

霜：清上焦心肺热，生津止渴，化痰宁嗽，治咽喉口舌疮痛。（时珍）

发明

[时珍曰] 柿乃脾、肺血分之果也。其味甘而气平，性涩而能收，故有健脾涩肠、治嗽止血之功。盖大肠者，肺之合而胃之子也。真正柿霜，乃其精液，入肺病上焦药尤佳。

附方

◎小便血淋。用干柿三枚烧存性，研末，陈米饮服。（叶氏）
◎耳聋鼻塞。干柿三枚细切，以粳米三合，豆豉少许煮粥，日日空心食之。（《圣惠方》）
◎产后咳逆，气乱心烦。用干柿切碎，水煮汁呷。（《产宝》）

乌柿

火熏干者。

气味

甘，温，无毒。

主治

杀虫，疗金疮、火疮，生肉止痛。（《别录》）

柿蒂

气味

涩，平，无毒。

主治

咳逆哕气，煮汁服。（孟诜）

附方

◎咳逆不止。柿蒂散：治咳逆胸满。用柿蒂、丁香各二钱，生姜五片，水煎服。或为末，白汤点服。（《济生方》）

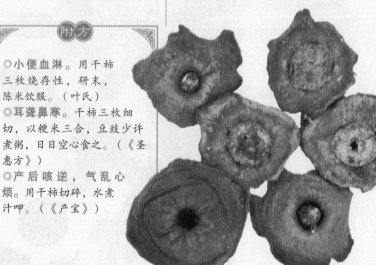

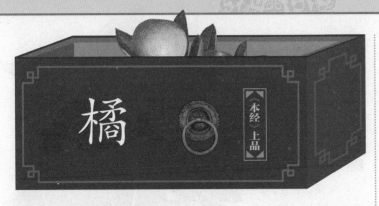

橘

《本经》上品

释名

[时珍曰] 橘从矞（音鹬），谐声也。又云，五色为庆，二色为矞。矞云外赤内黄，剖之香雾纷郁，有似乎矞云。橘之从矞，取此意也。

集解

[时珍曰] 橘、柚、柑三者相类而不同。橘实小，其瓣味微酢，其皮薄而红，味辛而苦。柑大于橘，其瓣味甘，其皮稍厚而黄，味辛而甘。柚大小皆如橙，其瓣味酢，其皮最厚而黄，味甘而不甚辛。

橘实

气味

甘、酸，温，无毒。

主治

甘者润肺，酸者聚痰。（藏器）

止消渴，开胃，除胸中膈气。（《大明》）

发明

[时珍曰] 橘皮下气消痰，其肉生痰聚饮，表里之异如此，凡物皆然。今人以蜜煎橘充果食甚佳，亦可酱菹也。

黄橘皮

释名

红皮、陈皮。

气味

苦、辛，温，无毒。

主治

胸中瘕热逆气，利水谷。久服去臭，下气通神。（《本经》）

下气，止呕咳，治气冲胸中，吐逆霍乱，疗脾不能消谷，止泄，除膀胱留热停水，五淋，利小便，去寸白虫。（《别录》）

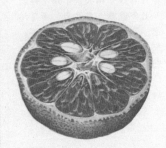

清痰涎，治上气咳嗽，开胃，主气痢，破癥瘕痃癖。（甄权）

发明

[杲曰] 橘皮气薄味厚，阳中之阴也。可升可降，为脾、肺二经气分药。留白则补脾胃，去白则理肺气。同白术则补脾胃，同甘草则补肺。独用则泻肺损脾。其体轻浮，一能导胸中寒邪，二破滞气，三益脾胃。加青皮减半用之去滞气，推陈致新。但多用久服，能损元气也。

[源曰] 橘皮能散能泻，能温能补能和，化痰治嗽，顺气理中，调脾快膈，通五淋，疗酒病，其功当在诸药之上。

[时珍曰] 橘皮，苦能泄能燥，辛能散，温能和。其治百病，总是取其理气燥湿之功。同补药则补，同泻药则泻，同升药则升，同降药则降。脾乃元气之母，肺乃摄气之籥，故橘皮为二经气分之药，但随所配而补泻升降也。洁古张氏云，陈皮、枳壳利其气而痰自下，盖此义也。同

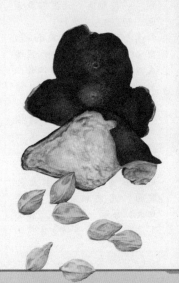

杏仁治大肠气闷，同桃仁治大肠血闷，皆取其通滞也。按方勺《泊宅编》云：橘皮宽膈降气，消痰饮，极有殊功。他药贵新，唯此贵陈。外舅莫强中令丰城时得疾，凡食已辄胸满不下，百方不效。偶家人合橘红汤，因取尝之，似相宜，连日饮之。一日忽觉胸中有物坠下，大惊目瞪，自汗如雨。须臾腹痛，下数块如铁弹子，臭不可闻。自此胸次廓然，其疾顿愈，盖脾之冷积也。其方：用橘皮去穣一斤，甘草、盐花各四两，水五碗，慢火煮干，焙研为末，白汤点服。名二贤散，治一切痰气特验。世医徒知半夏、南星之属，何足以语此哉？珍按：二贤散，丹溪变之为润下丸，用治痰气有效。唯气实人服之相宜，气不足者不宜用之也。

附方

◎化食消痰，胸中热气。用橘皮半两微熬，为末。水煎代茶，细呷。（《心镜》）

◎产后尿闷不通者。陈皮一两去白为末，每空心温酒服二钱，一服即通。此张不愚方也。（《妇人良方》）

◎橘皮汤。治男女伤寒并一切杂病呕哕，手足逆冷者。用橘皮四两，生姜一两，水二升，煎一升，徐徐呷之即止。（仲景方）

◎小儿疳瘦，久服消食和气，长肌肉。用陈橘皮一两，黄连以米泔水浸一日，一两半，研末，入麝三分，用猪胆盛药，以浆水煮熟取出，用粟米饭和，丸绿豆大。每服一二十九，米饮下。（《钱氏小儿方》）

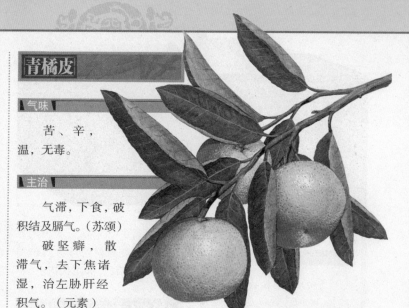

青橘皮

气味

苦、辛，温，无毒。

主治

气滞，下食，破积结及膈气。（苏颂）

破坚癖，散滞气，去下焦诸湿，治左胁肝经积气。（元素）

治胸膈气逆，胁痛，小腹疝痛，消乳肿，疏肝胆，泻肺气。（时珍）

发明

［时珍曰］青橘皮古无用者，至宋时医家始用之。其色青气烈，味苦而辛，治之以醋，所谓肝欲散，急食辛以散之，以酸泄之，以苦降之也。陈皮浮而升，入脾、肺气分。青皮沉而降，入肝、胆气分。一体二用，物理自然也。小儿消积多用青皮，最能发汗，有汗者不可用。此说出杨仁斋《直指方》，人罕知之。

附方

◎妇人乳岩。因久积忧郁，乳房内有核如指头，不痛不痒，五七年成痈，名乳岩，不可治也。用青皮四钱，水一盏半，煎一盏，徐徐服之，日一服。或用酒服。（《丹溪方》）

◎伤寒呃逆。四花青皮全者，研末。每服二钱，白汤下。（《医林集要》）

橘核

气味

苦，平，无毒。

主治

肾疰腰痛，膀胱气痛，肾冷。炒研，每温酒服一钱，或酒煎服之。（《大明》）

治酒齇风鼻赤。炒研，每服一钱，胡桃肉一个，擂酒服，以知为度。（宗奭）

小肠疝气及阴核肿痛。炒研五钱，老酒煎服，或酒糊丸服，甚效。（时珍）

发明

［时珍曰］橘核入足厥阴，与青皮同功，故治腰痛癀疝在下之病，不独取象于核也。

《和剂局方》治诸疝痛及内癀，卵肿偏坠，或硬如石，或肿至溃，有橘核丸，用之有效。

枇杷

《别录·中品》

附方

◎反胃呕哕。枇杷叶（去毛炙）、丁香各一两，人参二两，为末。每服三钱，水一盏，姜三片，煎服。（《圣惠》）

释名

[宗奭曰] 其叶形似琵琶，故名。

集解

[时珍曰] 按郭义恭《广志》云：枇杷易种，叶微似栗，冬花春实。其子簇结有毛，四月熟，大者如鸡子，小者如龙眼，白者为上，黄者次之。无核者名焦子，出广州。

实

气味

甘、酸，平，无毒。

主治

止渴下气，利肺气，止吐逆，主上焦热，润五脏。（《大明》）

叶

气味

苦，平，无毒。

主治

卒啘不止，下气，煮汁服。（《别录》）

治呕哕不止，妇人产后口干。（《大明》）

煮汁饮，主渴疾，治肺气热嗽，及肺风疮，胸面上疮。（孟诜）

和胃降气，清热解暑毒，疗脚气。（时珍）

发明

[时珍曰] 枇杷叶气薄味厚，阳中之阴。治肺胃之病，大都取其下气之功耳。气下则火降痰顺，而逆者不逆，呕者不呕，渴者不渴，咳者不咳矣。

[宗奭曰] 治肺热嗽甚有功。一妇人患肺热久嗽，身如火炙，肌瘦将成劳。以枇杷叶、木通、款冬花、紫菀、杏仁、桑白皮各等分，大黄减半，如常治讫，为末，蜜丸樱桃大。食后、夜卧各含化一丸，未终剂而愈矣。

花

主治

头风，鼻流清涕。辛夷等分，研末，酒服二钱，日二服。（时珍）

木白皮

主治

生嚼咽汁，止吐逆不下食，煮汁冷服尤佳。（思邈）

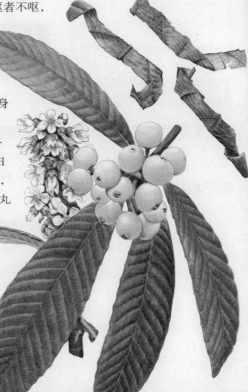

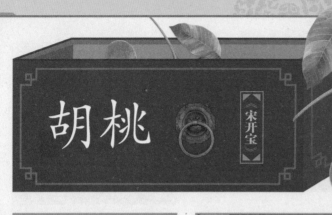

胡桃

《宋开宝》

释名

羌桃、核桃。[时珍曰]此果外有青皮肉包之，其形如桃，胡桃乃其核也。羌音呼核如胡，名或以此。或作樆。

集解

[时珍曰]胡桃树高丈许。三月开花如栗花，穗苍黄色。结实至秋如青桃状，熟时沤烂皮肉，取核为果。人多以樱柳接之。

核仁

气味

甘，平、温，无毒。

发明

[时珍曰]胡桃仁味甘气热，皮涩肉润。孙真人言其冷滑，误矣。近世医方用治痰气喘嗽醋心及痃风诸病，而酒家往往醉后嗜之。则食多吐水吐食脱眉，及酒同食咯血之说，亦未必尽然也。但胡桃性热，能入肾肺，唯虚寒者宜之。而痰火积热者，不宜多食耳。

主治

食之令人肥健，润肌，黑须发。多食利小便，去五痔。捣和胡粉，拔白须发，内孔中，则生黑毛。烧存性，和松脂研，傅瘰疬疮。（《开宝》）

食之令人能食，通润血脉，骨肉细腻。（孟诜）

补气养血，润燥化痰，益命门，利三焦，温肺润肠，治虚寒喘嗽，腰脚重痛，心腹疝痛，血痢肠风，散肿毒，发痘疮，制铜毒。（时珍）

油胡桃

气味

辛，热，有毒。

主治

杀虫攻毒，治痈肿、疬风、疥癣、杨梅、白秃诸疮，润须发。（时珍）

发明

[韩懋曰]破故纸属火，能使心包与命门之火相通。胡桃属木，主润血养血，血属阴，阴恶燥，故油以润之。佐破故纸，有木火相生之妙。故古有云：黄柏无知母，破故纸无胡桃，犹水母之无虾也。

附方

◎小便频数。胡桃煨熟，卧时嚼之，温酒下。（崔元亮《海上方》）

◎老人喘嗽气促，睡卧不得。胡桃肉去皮、杏仁去皮尖、生姜各一两，研膏，入炼蜜少许和，丸弹子大。每卧时嚼一丸，姜汤下。（《普济方》）

皮

主治

止水痢。春月斫皮汁，沐头至黑。煎水，可染褐。（《开宝》）

壳

主治

烧存性，入下血、崩中药。（时珍）

荔枝

《宋开宝》

☞ 释名

离枝、丹荔。[时珍曰]司马相如《上林赋》作离支。按白居易云：若离本枝，一日色变，三日味变。则离支之名，又或取此义也。

☞ 集解

[时珍曰]荔枝炎方之果，性最畏寒，易种而根浮。其木甚耐久，有经数百年犹结实者。其实生时肉白，干时肉红。日晒火烘，卤浸蜜煎，皆可致远。成朵晒干者谓之荔锦。

实

气味

甘，平，无毒。

主治

止渴，益人颜色。（《开宝》）

食之止烦渴，头重心躁，背膊劳闷。（李珣）

通神，益智，健气（孟诜）

治瘰疬瘤赘，赤肿疔肿，发小儿痘疮。（时珍）

发明

[震亨曰]

荔枝属阳，主散无形质之滞气，故瘤赘赤肿者用之。苟不明此，虽用之无应。

◎痘疮不发。荔枝肉浸酒饮，并食之。忌生冷。（闻人规《痘疹论》）

◎风牙疼痛。用荔枝连壳烧存性，研末，擦牙即止。（《普济》）

核

气味

甘，温，涩，无毒。

主治

心痛、小肠气痛，以一枚煨存性，研末，新酒调服。（宗奭）

◎脾痛不止。荔枝核为末，醋服二钱。数服即愈。（《卫生易简方》）

◎妇人血气刺痛。用荔枝核烧存性半两，香附子炒一两，为末。每服二钱，盐汤、米饮任下。名蠲痛散。（《妇人良方》）

壳

主治

痘疮出不爽快，煎汤饮之。又解荔枝热，浸水饮。（时珍）

◎赤白痢。荔枝壳、橡斗壳（炒）、石榴皮（炒）、甘草（炙），各等分。每以半两，水一盏半，煎七分，温服，日二服。（《普济方》）

花及皮根

主治

喉痹肿痛，用水煮汁。细细含咽，取瘥止。（苏颂。出崔元亮《海上方》）

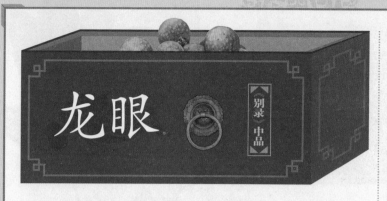

龙眼

《别录》中品

◎归脾汤。治思虑过度，劳伤心脾，健忘怔忡，虚烦不眠，自汗惊悸。用龙眼肉、酸枣仁（炒）、黄芪（炙）、白术（焙）、茯神各一两，木香半两，炙甘草二钱半，咬咀。每服五钱，姜三片，枣一枚，水二钟，煎一钟。温服。（《济生方》）

释名

龙目、圆眼、益智、亚荔枝、荔枝奴、骊珠、燕卵、蜜脾、鲛泪、川弹子。

[时珍曰]龙眼、龙目，象形也。《吴普本草》谓之龙目，又曰比目。曹宪《博雅》谓之益智。

[弘景曰]广州有龙眼，非益智也，恐波人别名耳。

[《志》曰]甘味归脾，能益人智，故名益智，非今之益智子也。

[颂曰]荔枝才过，龙眼即熟。故南人目为荔枝奴。又名木弹。晒干寄远，北人以为佳果，目为亚荔枝。

集解

[别录曰]龙眼生南海山谷。一名益智。其大者似槟榔。

[恭曰]龙眼树似荔枝，叶若林檎，花白色。子如槟榔，有鳞甲，大如雀卵。

[颂曰]今闽、广、蜀道出荔枝处皆有之。嵇含《南方草木状》云：木高一二丈，似荔枝而枝叶微小，凌冬不凋。冬末夏初，开细白花。七月实熟，壳青黄色，文作鳞甲，形圆，大如弹丸。核

若木梡子而不坚，肉薄于荔枝，白而有浆，其甘如蜜。实极繁，每枝三二十颗，作穗如蒲桃。汉时南海常贡之，大为民害。临武长唐羌上书言状。和帝感其言，下诏止之。

[时珍曰]龙眼正圆，《别录》、苏恭比之槟榔，殊不类也。其木性畏寒，白露后方可采摘，晒焙令干，成朵干者名龙眼锦。

实

气味

甘，平，无毒。

主治

五脏邪气，安志厌食。除蛊毒，去三虫。久服强魂聪明，轻身不老，通神明。（《别录》）

开胃益脾，补虚长智。（时珍）

发明

[时珍曰]食品以荔枝为贵，而资益则龙眼为良。盖荔枝性热，而龙眼性和平也。

核

主治

胡臭。六枚，同胡椒二七枚研，遇汗出即擦之。（时珍）

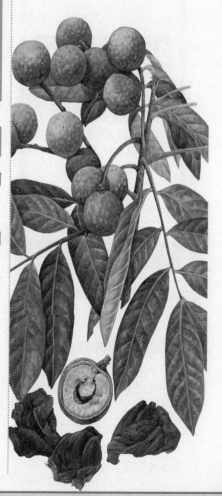

橄榄

释名

青果、忠果、谏果。[时珍曰]橄榄名义未详。此果晋熟，其色亦青，故俗呼青果。

集解

[时珍曰]橄榄树高，将熟时以木钉钉之，或纳盐少许于皮内，其实一夕自落，亦物理之妙也。

实

气味

酸、甘，温，无毒。

主治

生食、煮饮，并消酒毒，解鲀鲐鱼毒。（《开宝》）

嚼汁咽之，治鱼鲠。（宗奭）

生啖、煮汁，能解诸毒。（苏颂）

开胃下气，止泻。（《大明》）

生津液，止烦渴，治咽喉痛。咀嚼咽汁，能解一切鱼、鳖毒。（时珍）

发明

[《志》曰]鲀鲐鱼，即河豚也。人误食其肝及子，必迷闷至死，唯橄榄及木煮汁能解之。其木作舟楫，拨着鱼皆浮出，故知物有相畏如此者。

[时珍曰]按《名医录》云：吴江一富人，食鳜鱼被鲠，横在胸中，不上不下，痛声动邻里，半月余几死。忽遇渔人张九，令取橄榄与食。时无此果，以核研末，急流水调服，骨遂下而愈。张九云：我父老相传，橄榄木作取鱼棹篦，鱼触着即浮出，所以知鱼畏橄榄也。今人煮河豚、团鱼，皆用橄榄，乃知橄榄能治一切鱼、鳖之毒也。

附方

◎初生胎毒。小儿落地时，用橄榄一个烧研，朱砂末五分和匀，嚼生脂麻一口，吐唾和药，绢包如枣核大，安儿口中，待咽一个时顷，方可与乳。此药取下肠胃秽毒，令儿少疾，及出痘稀少也。（《孙氏集效方》）

◎唇裂生疮。橄榄炒研，猪脂和涂之。（《圣惠方》）

◎牙齿风疳，脓血有虫。用橄榄烧研，入麝香少许，贴之。（《圣惠方》）

◎下部疳疮。橄榄烧存性，研末，油调敷之。或加孩儿茶等分。（《乾坤生意》）

榄仁

气味

甘，平，无毒。

主治

唇吻燥痛，研烂傅之。（《开宝》）

核

气味

甘，涩，温，无毒。

主治

磨汁服，治诸鱼骨鲠，及食鲙成积，又治小儿痘疮倒黡。烧研服之，治下血。（时珍）

附方

◎耳足冻疮。橄榄核烧研，油调涂之。（《乾坤生意》）

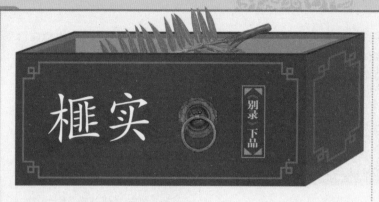

榧实

《别录·下品》

释名

框子（音波）、赤果、玉榧、玉山果。[时珍曰]榧亦作棑，其木名文木，斐然章采，故谓之榧。

集解

[时珍曰]榧生深山中，人呼为野杉。按罗愿《尔雅翼》云：榧似杉而异于杉。彼有美实而木有文采，其木似桐而叶似杉，绝难长。木有牝牡，牡者华而牝者实。冬月开黄圆花，结实大小如枣。其核长如橄榄核，有尖者、不尖者，无棱而壳薄，黄白色。其仁可生啖，亦可焙收。以小而心实者为佳，一树不下数十斛。

榧实

气味

甘，平，涩，无毒。

主治

常食，治五痔，去三虫蛊毒，鬼疰恶毒。（《别录》）

消谷，助筋骨，行营卫，明目轻身，令人能食。多食一二升，亦不发病。（孟诜）

多食滑肠，五痔人宜之。（宗奭）

治咳嗽，白浊，助阳道。（《生生编》）

柀子

《本经》。旧作彼。

气味

甘，温，有毒。

主治

腹中邪气，去三虫，蛇螫蛊毒，鬼疰伏尸。（《本经》）

发明

[震亨曰]榧子，肺家果也。火炒食之，香酥甘美。但多食则引火入肺，大肠受伤尔。

[源曰]榧子杀腹间大小虫，小儿黄瘦有虫积者宜食之。苏东坡诗云"驱除三彭虫，已我心腹疾"，是矣。

[时珍曰]榧实、柀子，治疗相同，当为一物无疑。但《本经》柀子有毒，

似有不同，亦因其能杀虫蛊尔。汪颖以粗榧为柀子，终是一类，不甚相远也。

附方

◎令发不落。榧子三个，胡桃二个，侧柏叶一两，捣浸雪水梳头，发永不落且润也。（《圣惠方》）

◎尸咽痛痒，语言不出。榧实半两，芜荑一两，杏仁、桂各半两，为末，蜜丸弹子大，含咽。（《圣济总录》）

榧华

气味

苦。

主治

水气，去赤虫，令人好色，不可久服。（《别录》）

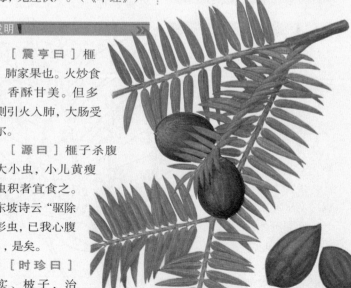

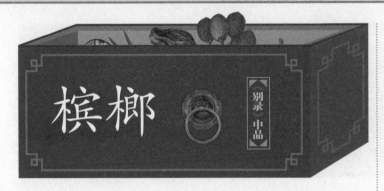

槟榔

释名

宾门、仁频、洗瘴丹。

[时珍曰]宾与郎皆贵客之称。稽含《南方草木状》言：交广人凡贵胜族客，必先呈此果。若邂逅不设，用相嫌恨。则槟榔名义，盖取于此。

集解

[时珍曰]槟榔树初生若笋竿积硬，引茎直上。茎干颇似桃榔、椰子而有节，旁无枝柯，条从心生。端顶有叶如甘蕉，条派开破，风至则如羽扇扫天之状。三月叶中肿起一房，因自拆裂，出穗凡数百颗，大如桃李。又生刺重累于下，以护卫其实。五月成熟，剥去其皮，煮其肉而干之。皮皆筋丝，与大腹皮同也。

槟榔子

气味

苦、辛，温，涩，无毒。

主治

治腹胀，生捣末服，利水谷道。傅疮，生肌肉止痛。烧灰，傅口吻白疮。（苏恭）

宣利五脏六腑壅滞，破胸中气，下水肿，治心痛积聚。（甄权）

除一切风，下一切气，通关节，利九窍，补五劳七伤，健脾调中，除烦，破癥结。（《大明》）

主贲豚膀胱诸气，五膈气，风冷气，脚气，宿食不消。（李珣）

治冲脉为病，气逆里急。（好古）

治泻痢后重，心腹诸痛，大小便气秘，痰气喘急，疗诸疟，御瘴疠。（时珍）

发明

[元素曰]槟榔味厚气轻，沉而降，阴中阳也。苦以破滞，辛以散邪，泄胸中至高之气，使之下行，性如铁石之沉重，能坠诸药至于下极，故治诸气、后重如神也。

[时珍曰]按罗大经《鹤林玉露》云：岭南人以槟榔代茶御瘴，其功有四：一曰醒能使之醉，盖食之久，则熏然颊赤，若饮酒然，苏东坡所谓"红潮登颊醉槟榔"也。二曰醉能使之醒，盖酒后嚼之，则宽气下痰，余醒顿解，朱晦庵所谓"槟榔收得为祛痰"也。三曰饥能使之饱。四曰饱能使之饥。盖空腹食之，则充然气盛如饱；饱后食之，则饮食快然易消。又且赋性疏通而不泄气，禀味严正而更有余甘，有是德故有是功也。

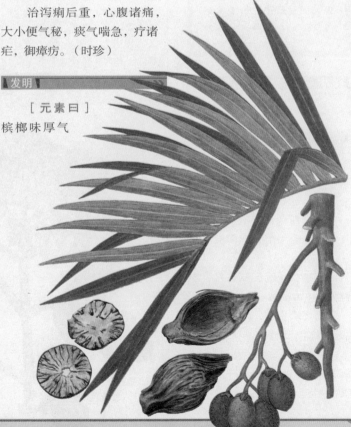

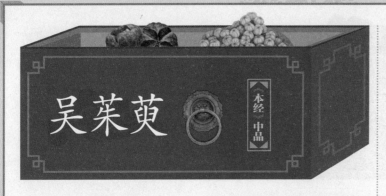

吴茱萸

本经 中品

叶

气味

辛、苦，热，无毒。

主治

治大寒犯脑，头痛，以酒拌叶，袋盛蒸熟，更互枕熨之，痛止为度。（时珍）

根及白皮

气味

同叶。

主治

治中恶腹中刺痛，下痢不禁，疗漆疮。（甄权）

释名

［藏器曰］茱萸南北总有，入药以吴地者为好，所以有吴之名也。

集解

［时珍曰］茱萸枝柔而肥，叶长而皱，其实结于梢头，累累成簇而无核，与椒不同。一种粒大，一种粒小，小者入药为胜。

发明

［时珍曰］茱萸辛热，能散能温；苦热，能燥能坚。故其所治之症，皆取其散寒温中、燥湿解郁之功而已。

附方

◎妇人阴寒，十年无子者。用吴茱萸、川椒各一升，为末，炼蜜丸弹子大。绵裹内阴中，日再易之。但子宫开，即有子也。（《经心录》）

◎多年脾泄，老人多此，谓之水土同化。吴茱萸三钱泡过，入水煎汁，入盐少许，通口服。（孙氏《仁存方》）

气味

辛，温，有小毒。

主治

利五脏，去痰冷逆气，饮食不消，心腹诸冷绞痛，中恶心腹痛。（《别录》）

下产后余血，治肾气、脚气水肿，通关节，起阳健脾。（《大明》）

主痢，止泻，厚肠胃，肥健人。（孟诜）

治痞满塞胸，咽膈不通，润肝燥脾。（好古）

开郁化滞，治吞酸，厥阴痰涎头痛，阴毒腹痛，疝气血痢，喉舌口疮。（时珍）

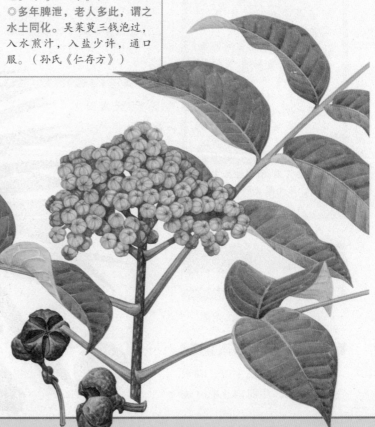

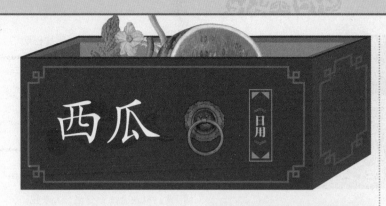

西瓜

《日用》

释名

寒瓜。

集解

[瑞曰]契丹破回纥，始得此种，以牛粪覆而种之。结实如斗大，而圆如匏，色如青玉，子如金色，或黑麻也。北地多有之。

[时珍曰]按胡峤《陷虏记》言：峤征回纥，得此种归，名曰西瓜。则西瓜自五代时始入中国，今则南北皆有，而南方者味稍不及，亦甜瓜之类也。二月下种，蔓生，花、叶皆如甜瓜。七八月实熟，有围及径尺者，长至二尺者。其棱或有或无，其色或青或绿，其瓤或白或红，红者味尤胜。其子或黄或红，或黑或白，白者味更劣。其味有甘、有淡、有酸，酸者为下。陶弘景注瓜蒂言，永嘉有寒瓜甚大，可藏至春者，即此也。盖五代之先，瓜种已入浙东，但无西瓜之名，未遍中国尔。其瓜子曝裂取仁，生食、炒熟俱佳。皮不堪啖，亦可蜜煎、酱藏。

[颂曰]一种杨溪瓜，秋生冬熟，形略长扁而大，瓤色如胭脂，味胜。可留至次年，云是异人所遗之种也。

瓜瓤

气味

甘、淡，寒，无毒。

主治

消烦止渴，解暑热。（吴瑞）

宽中下气，利小水，治血痢，解酒毒。（宁源）

含汁，治口疮。（震亨）

发明

[颖曰]西瓜性寒解热，有天生白虎汤之号。然亦不宜多食。

[时珍曰]西瓜、甜瓜皆属生冷。世俗以为醍醐灌顶，甘露洒心，取其一时之快，不知其伤脾助湿之害也。《真西山卫生歌》云："瓜桃生冷宜少飧，免致秋来成疟疾。"是矣。又李鹏飞《延寿书》云：防州太守陈逢原，避暑食瓜过多，至秋忽腰腿痛，不能举动。遇商助教疗之，乃愈。此皆食瓜之患也，故集书于此，以为鉴戒云。又洪忠宣《松漠纪闻》言：有人苦目病。或令以西瓜切片曝干，日日服之，遂愈。由其性冷降火故也。

皮

气味

甘，凉，无毒。

主治

口、舌、唇内生疮，烧研噙之。（震亨）

附方

◎闪挫腰痛。西瓜青皮，阴干为末，盐酒调服三钱。（《摄生众妙方》）

◎食瓜过伤。瓜皮煎汤解之。诸瓜皆同。（《事林广记》）

瓜子仁

气味

甘，寒，无毒。

主治

腹内结聚，破溃脓血，最为肠胃脾内壅要药。止月经太过，研末去油，水调服。清肺润肠，和中止渴。

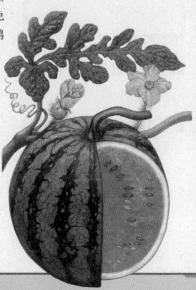

莲藕

《本经》上品

神乃自生，久视耐老，此其权舆也。昔人治心肾不交，劳伤白浊，有清心莲子饮；补心肾，益精血，有瑞莲丸，皆得此理。

附方

◎补中强志，益耳目聪明。用莲实半两去皮心，研末，水煮熟，以粳米三合作粥，入末搅匀食。（《圣惠方》）

◎白浊遗精。用莲肉、白茯苓等分，为末。白汤调服。（《普济》）

◎小儿热渴。莲实二十枚炒，浮萍二钱半，生姜少许，水煎，分三服。（《圣济总录》）

释名

其根藕，其实莲，其茎叶荷。

集解

［时珍曰］莲藕，荆、扬、豫、益诸处湖泽陂池皆有之。以莲子种者生迟，藕芽种者最易发。

腰痛及泄精。多食令人欢喜。（《大明》）

交心肾，厚肠胃，固精气，强筋骨，补虚损，利耳目，除寒湿，止脾泄久痢，赤白浊，女人带下崩中诸血病。（时珍）

莲实

释名

藕实、菂、薂（音吸）、石莲子。

气味

甘，平，涩，无毒。

主治

补中养神，益气力，除百疾。久服，轻身耐老，不饥延年。（《本经》）

主五脏不足，伤中，益十二经脉血气。（孟诜）

止渴去热，安心止痢，治

发明

［时珍曰］莲产于淤泥，而不为泥染；居于水中，而不为水没。根茎花实，凡品难同；清净济用，群美兼得。自蒻蕻而节节生茎，生叶，生花，生藕；由菡萏而生蕊，生莲，生菂，生薏。其莲菂则始而黄，黄而青，青而绿，绿而黑，中含白肉，内隐青心。石莲坚刚，可历永久，薏藏生意，藕复萌芽，展转生生，造化不息，故释氏用为引譬，妙理具存；医家取为服食，百病可却。盖莲之味甘气温而性啬，禀清芳之气，得稼穑之味，乃脾之果也。脾者黄宫，所以交媾水、火，会合木、金者也。土为元气之母，母气既和，津液相成，

藕

气味

甘，平，无毒。

主治

热渴，散留血，生肌。久

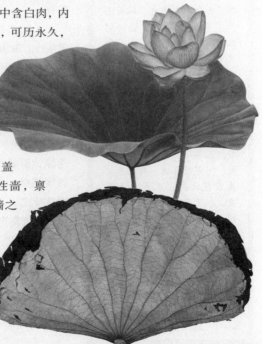

服令人心欢。（《别录》）

止怒止泄，消食解酒毒，及病后干渴。（藏器）

捣汁服，止闷除烦开胃，治霍乱，破产后血闷。捣膏，罯金疮并伤折，止暴痛。蒸煮食之，大能开胃。（《大明》）

发明

［时珍曰］白花藕大而孔扁者，生食味甘，煮食不美；红花及野藕，生食味涩，煮蒸则佳。夫藕生于卑污，而洁白自若。质柔而穿坚，居下而有节。孔窍玲珑，丝纶内隐。生于嫩蒻，而发为茎、叶、花、实，又复生芽，以续生生之脉。四时可食，令人心欢，可谓灵根矣。故其所主者，皆心脾血分之疾，与莲之功稍不同云。

藕节

气味

涩，平，无毒。

主治

消瘀血，解热毒。产后血闷，和地黄研汁，入热酒、小便饮。（《大明》）

能止咳血唾血、血淋溺血、下血血痢血崩。（时珍）

附方

◎大便下血。藕节晒干研末，人参、白蜜煎汤，调服二钱，日二服。（《全幼心鉴》）

莲薏

即莲子中青心也。

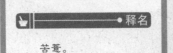

◆释名

苦薏。

气味

苦，寒，无毒。

主治

血渴，产后渴，生研末，米饮服二钱，立愈。（士良）

清心去热。（时珍。出《统旨》）

附方

◎劳心吐血。莲子心七个，糯米二十一粒，为末，酒服。此临安张上舍方也。（是斋《百一方》）
◎小便遗精。莲子心一撮，为末，入辰砂一分。每服一钱，白汤下，日二。（《医林集要》）

莲花

◆释名

芙蓉、芙蕖、水华。

气味

苦、甘，温，无毒。

主治

镇心益色。驻颜轻身。（《大明》）

附方

◎天泡湿疮。荷花贴之。（《简便方》）

莲房

◆释名

莲蓬壳。

气味

苦、涩，温，无毒。

主治

治血胀腹痛，及产后胎衣不下，酒煮服之。水煮服之，解野菌毒。（藏器）

止血崩、下血、溺血。（时珍）

荷叶

◆释名

嫩者荷钱、贴水者藕荷、出水者芰荷、蒂名荷鼻。

气味

苦，平，无毒。

主治

止渴，落胞破血，治产后口干，心肺躁烦。（《大明》）

生发元气，裨助脾胃，涩精滑，散瘀血，消水肿痈肿，发痘疮，治吐血咯血衄血，下血溺血血淋，崩中，产后恶血，损伤败血。（时珍）

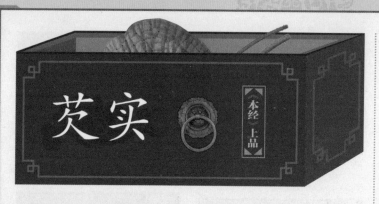

芡实

《本经·上品》

释名

鸡头、雁喙、水流黄。

[弘景曰] 此即今芰子也。茎上花似鸡冠，故名鸡头。

集解

[时珍曰] 芡茎三月生叶贴水，大于荷叶，皱文如縠，蹙衄如沸，面青背紫，茎、叶皆有刺。其茎长至丈余，中亦有孔有丝，嫩者剥皮可食。

修治

[时珍曰] 新者煮食良。入涩精药，连壳用亦可。

气味

甘，平，涩，无毒。

主治

湿痹，腰脊膝痛，补中，除暴疾，益精气，强志，令耳目聪明。久服，轻身不饥，耐老神仙。（《本经》）

止渴益肾，治小便不禁，遗精白浊带下。（时珍）

发明

[时珍曰] 按孙升《谈

圃》云：芡本不益人，而俗谓之水流黄，何也？盖人之食芡，必咀嚼之，终日嗫嗫。而芡味甘平，腴而不腻。食之者能使华液流通，转相灌溉，其功胜于乳石也。

附方

◎四精丸。治思虑、色欲过度，损伤心气，小便数，遗精。用秋石、白茯苓、芡实、莲肉各二两，为末，蒸枣和，丸梧子大。每服三十丸，空心盐汤送下。（《永类方》）

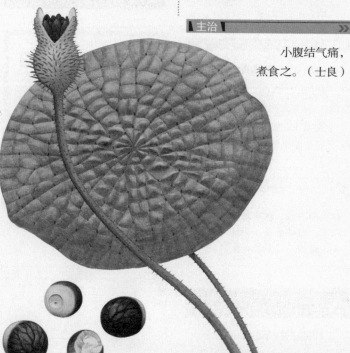

附方

◎鸡头粥。益精气，强志意，利耳目。鸡头实三合，煮熟去壳，粳米一合煮粥，日日空心食。（《经验》）

◎分清丸。治浊病。用芡实粉、白茯苓粉，黄蜡化蜜和，丸梧桐子大。每服百丸，盐汤下。（《摘玄方》）

鸡头菜

气味

咸、甘，平，无毒。

主治

止烦渴，除虚热，生熟皆宜。（时珍）

根

气味

同茎。

主治

小腹结气痛，煮食之。（士良）

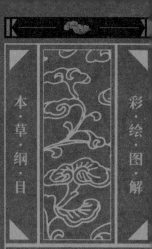

木部

◎李

时珍曰：木乃植物，五行之一。性有土宜，山谷原隰。肇由气化，爰受形质。乔条苞灌，根叶华实。坚脆美恶，各具太极。色香气味，区辨品类。食备果蔬，材充药器。寒温毒良，宜有考汇。

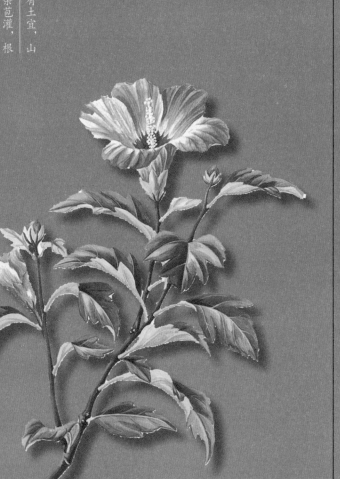

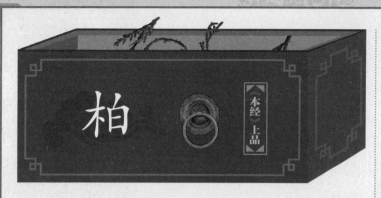

柏 《本经》上品

枝节

主治

煮汁酿酒，去风痹、历节风。烧取淄油，疗瘑疥及虫癞良。（苏恭）

脂

主治

身面疣目，同松脂研匀涂之，数夕自失。（《圣惠》）

根白皮

气味

苦，平，无毒。

主治

火灼烂疮，长毛发。（《别录》）

释名

椈（音菊）、侧柏。[李时珍曰]按魏子才《六书精蕴》云：万木皆向阳，而柏独西指，盖阴木而有贞德者，故字从白。白者，西方也。

集解

[时珍曰]《史记》言：松柏为百木之长。其树耸直，其皮薄，其肌腻，其花细琐，其实成梂，状如小铃，霜后四裂，中有数子，大如麦粒，芬香可爱。

发明

[王好古曰]柏子仁，肝经气分药也。又润肾，古方十精丸用之。

[时珍曰]柏子仁性平而不寒不燥，味甘而补，辛而能润，其气清香，能透心肾，益脾胃，盖仙家上品药也，宜乎滋养之剂用之。

附方

◎肠风下血。柏子十四个捶碎，囊贮浸好酒三盏，煎八分服，立止。（《普济方》）

◎老人虚秘。柏子仁、松子仁、大麻仁等分，同研，溶蜜蜡丸梧子大。以少黄丹汤，食前调服二三十丸，日二服。（寇宗奭）

柏实

气味

甘，平，无毒。

主治

惊悸益气，除风湿，安五脏。久服，令人润泽美色，耳目聪明，不饥不老，轻身延年。（《本经》）

疗恍惚，虚损吸吸，历节腰中重痛，益血止汗。（《别录》）

养心气，润肾燥，安魂定魄，益智宁神。烧沥，泽头发，治疥癣。（时珍）

柏叶

气味

苦，微温，无毒。

主治

吐血衄血，痢血崩中赤白，轻身益气，令人耐寒暑，去湿痹，生肌。（《别录》）

治冷风历节疼痛，止尿血。（甄权）

炙，罯冻疮。烧取汁涂头，黑润鬓发。（《大明》）

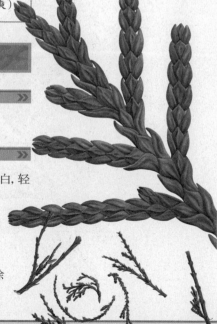

松

别录 上品

释名

[时珍曰] 按王安石《字说》云：松柏为百木之长。松犹公也，柏犹伯也。故松从公，柏从白。

集解

[时珍曰] 松树磥砢修耸多节，其皮粗厚有鳞形，其叶后凋。二三月抽蕤生花，长四五寸，采其花蕊为松黄。结实状如猪心，叠成鳞砌，秋老则子长鳞裂。然叶有二针、三针、五针之别。三针者为栝子松，五针者为松子松。

松脂

别名

松膏、松肪、松胶、松香、沥青。

气味

苦、甘，温，无毒。

主治

痈疽恶疮，头疡白秃，疥瘙风气，安五脏，除热。久服，轻身不老延年。（《本经》）

除胃中伏热，咽干消渴，风痹死肌。炼之令白。其赤者，主恶痹。（《别录》）

除邪下气，润心肺，治耳聋。古方多用辟谷。（《大明》）

强筋骨，利耳目，治崩带。（时珍）

发明

[时珍曰] 松叶、松实，服饵所须；松节、松心，耐久不朽。松脂则又树之津液精华也。在土不朽，流脂日久，变为琥珀，宜其可以辟谷延龄。

附方

◎久聋不听。炼松脂三两，巴豆一两，和捣成丸。薄绵裹塞，一日二度。（《梅师方》）

◎疥癣湿疮。松胶香研细，少入轻粉。先以油涂疮，掺末在上，一日便干。顽者三二度愈。（《刘涓子鬼遗方》）

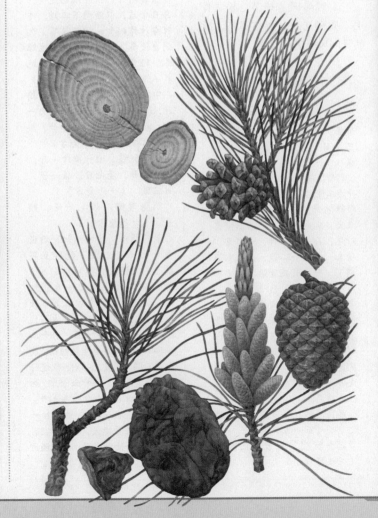

松节

气味

苦，温，无毒。

主治

百节久风，风虚脚痹疼痛。（《别录》）

酿酒，主脚弱，骨节风。（弘景）

炒焦，治筋骨间病，能燥血中之湿。（震亨）

治风蛀牙痛，煎水含漱，或烧灰日揩，有效。（时珍）

发明

［时珍曰］松节，松之骨也。质坚气劲，久亦不朽，故筋骨间风湿诸病宜之。

附方

◎历节风痛，四肢如解脱。松节酒：用二十斤，酒五斗，浸三七日。每服一合，日五六服。（《外台》）

◎阴毒腹痛。油松木七块，炒焦，冲酒二钟，热服。（《集简方》）

◎转筋挛急。松节一两，剉如米大，乳香一钱，银石器慢火炒焦，存一二分性，出火毒，研末。每服一二钱，热木瓜酒调下。一应筋病皆治之。（孙用和《秘宝方》）

◎风热牙病。用油松节如枣大一块，碎切，胡椒七颗，入烧酒，须二三盏，乘热入飞过白矾少许，噙嗽三五口，立瘥。又用松节二两，槐白皮、地骨皮各一两，浆水煎汤。热漱冷吐，瘥乃止。（《圣惠方》）

◎反胃吐食。松节煎酒，细饮之。（《百一方》）

◎颠扑伤损。松节煎酒服。（《谈野翁方》）

松叶

［别名］松毛。

气味

苦，温，无毒。

主治

风湿疮，生毛发，安五脏，守中，不饥延年。（《别录》）

炙置冻疮风湿疮，佳。（《大明》）

去风痛脚痹，杀米虫。（时珍）

附方

◎服食松叶。松叶细切更研，每日食前，以酒调下二钱，亦可煮汁作粥食。初服稍难，久则自便矣。令人不老，身生绿毛，轻身益气。久服不已，绝谷不饥不渴。（《圣惠方》）

◎中风口喝。青松叶一斤，捣汁，清酒一升，浸二宿，近火一宿。初服半升，渐至一升，头面汗出即止。（《千金方》）

◎历节风痛。松叶捣汁一升，以酒三升，浸七日。服一合，日三服。（《千金方》）

◎阴囊湿痒。松毛煎汤，频洗。（《简便方》）

◎天行温疫。松叶细切，酒服方寸匕，日三服。能辟五年瘟。（《伤寒类要》）

◎三年中风。松叶一斤，细切，以酒一斗，煮取三升。顿服，汗出立瘥。（《千金方》）

◎脚气风痹。松叶酒：治十二风痹不能行，服更生散四剂，及众疗不得力，服此一剂，便能行远，不过两剂。松叶六十斤，细剉，以水四石，煮取四斗九升，以米五斗，酿如常法。别煮松叶汁，以渍米并馈饭，泥酿封头，七日发，澄饮之取醉。得此酒力者甚众。（《千金方》）

◎风牙肿痛。松叶一握，盐一合，酒二升煎，漱。（《圣惠方》）

◎大风恶疮。猪肉松叶二斤，麻黄（去节）五两，剉，以生绢袋盛，清酒二斗浸之，春夏五日，秋冬七日。每温服一小盏，常令醺醺，以效为度。（《圣惠方》）

松花

［别名］松黄。

气味

甘，温，无毒。

主治

润心肺，益气，除风止血。亦可酿酒。（时珍）

附方

◎头旋脑肿。三月收松花并蕊五六寸如鼠尾者，蒸切一升，以生绢囊贮，浸三升酒中五日。空心暖饮五合。（《普济方》）

◎产后壮热，头痛颊赤，口干唇焦，烦渴昏闷。用松花、蒲黄、川芎、当归、石膏等分，为末。每服二钱，水二合，红花二捻，同煎七分，细呷。（《本草衍义》）

丁香 《宋开宝》

释名

丁子香、鸡舌香。[藏器曰]鸡舌香与丁香同种，花实丛生，其中心最大者为鸡舌（击破有顺理而解为两向，如鸡舌，故名），乃是母丁香也。

集解

[敩曰]丁香有雌、雄。雄者颗小；雌者大如山茱，更名母丁香，入药最胜。

鸡舌香

气味

辛，微温，无毒。

主治

吹鼻，杀脑疳。入诸香中，令人身香。（甄权）

同姜汁，涂拔去白须孔中，即生黑者异常。（藏器）

丁香

气味

辛，温，无毒。

主治

治口气

冷气，冷劳反胃，鬼疰蛊毒，杀酒毒，消疹癣，疗肾气奔豚气，阴痛腹痛，壮阳，暖腰膝。（《大明》）

去胃寒，理元气。气血盛者勿服。（元素）

治虚哕，小儿吐泻，痘疮胃虚，灰白不发。（时珍）

附方

◎暴心气痛。鸡舌香末，酒服一钱。（《肘后方》）

◎小儿吐泻。丁香、橘红等分，炼蜜丸黄豆大。米汤化下。（《刘氏小儿方》）

◎小儿冷疳，面黄腹大，食即吐者。母丁香七枚，为末，乳汁和蒸三次，姜汤服之。（《卫生易简方》）

◎胃冷呕逆，气厥不通。母丁香三个，陈橘皮一块（去白，焙），水煎，热服。（《十便良方》）

◎反胃吐食。用母丁香一两为末，以盐梅入捣和，丸芡子大。每噙一丸。（《袖珍方》）

◎风牙宣露，发歇口气。鸡舌香、射干一两，麝香一分，为末，日揩。（《圣济总录》）

◎食蟹致伤。丁香末，姜汤服五分。（《证治要诀》）

◎小儿呕吐不止。丁香、生半夏各一钱，姜汁浸一夜，晒干为末，姜汁打面糊丸黍米大。量大小，用姜汤下。（《全幼心鉴》）

◎婴儿吐乳。小儿百日晬内吐乳，或粪青色。用年少妇人乳汁一盏，入丁香十枚，陈皮去白一钱，石器煎一二十沸，细细与服。（陈文中《小儿方》）

◎朝食暮吐。丁香十五个研末，甘蔗汁、姜汁和丸莲子大。噙咽之。（《摘玄方》）

◎反胃关格，气噎不通。丁香、木香各一两。每服四钱，水一盏半，煎一盏。先以黄泥做成碗，滤药汁于内，食前服。此方乃掾史吴安之传于都事盖前夫有效，试之果然。土碗取其助脾也。（《德生堂经验方》）

◎伤寒呃逆及哕逆不定。丁香一两，干柿蒂焙一两，为末。每服一钱，煎人参汤下。（《简要济众方》）

◎唇舌生疮。鸡舌香末，绵裹含之。（《外台》）

◎香衣辟汗。丁香一两为末，川椒六十粒和之。绢袋盛佩，绝无汗气。（《多能鄙事》）

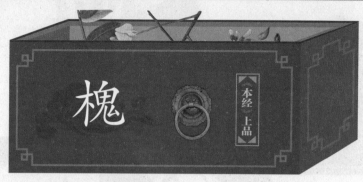

槐

《本经·上品》

✋ 释名

[时珍曰]按《周礼》外朝之法，面三槐，三公位焉。吴澄注云：槐之言怀也，怀来人于此也。

✋ 集解

[时珍曰]槐之生也，季春五日而兔目，十日而鼠耳，更旬而始规，二旬而叶成。初生嫩芽可炸熟，水淘过食，亦可作饮代茶。

槐实

▌气味

苦，寒，无毒。

▌主治

五内邪气热，止涎唾，补绝伤，火疮，妇人乳瘕，子脏急痛。（《本经》）

杀虫去风。合房阴干煮饮，明目，除热泪，头脑心胸间热风烦闷，风眩欲倒，心头吐涎如醉，潓潓如船车上者。（藏器）

治丈夫、妇人阴疮湿痒。（《大明》）

治口齿风，凉大肠，润肝燥。（李杲）

▌发明

[好古曰]槐实纯阴，肝经气分药也。治证与桃仁同。

槐花

▌气味

苦，平，无毒。

▌主治

五痔，心痛眼赤，杀腹脏虫，及皮肤风热，肠风泻血，赤白痢，并炒研服。（《大明》）

叶

▌气味

苦，平，无毒。

▌主治

煎汤，治小儿惊痫壮热，疥癣及疔肿。皮、茎同用。（《大明》）

枝

▌气味

同叶。

▌主治

洗疮及阴囊下湿痒。八月断大枝，候生嫩蘖，煮汁酿酒，疗大风痿痹甚效。（《别录》）

青枝烧沥，涂癣。煅黑，揩牙去虫。煎汤，洗痔核。（苏颂）

治赤目、崩漏。（时珍）

木皮、根白皮

▌气味

苦，平，无毒。

▌主治

治中风皮肤不仁，浴男子阴疝卵肿，浸洗五痔，一切恶疮，妇人产门痒痛，及汤火疮。煎膏，止痛长肉，消痈肿。（《大明》）

本草纲目

一七〇

彩绘图解本草纲目

皂荚

本经 下品

释名

皂角、鸡栖子、乌犀、悬刀。[时珍曰]荚之树皂，故名。

集解

[时珍曰]皂树高大。叶如槐叶，瘦长而尖。枝间多刺。夏开细黄花。结实有三种：一种小如猪牙；一种长而肥厚，多脂而黏；一种长而瘦薄，枯燥不黏。以多脂者为佳。

皂荚

气味

辛、咸，温，有小毒。

主治

风痹死肌邪气，风头泪出，利九窍，杀精物。（《本经》）

疗腹胀满，消谷，除咳嗽囊结，妇人胞不落，明目益精，可为沐药，不入汤。（《别录》）

通关节，头风，消痰杀虫，治骨蒸，开胃，中风口噤。（《大明》）

搜肝风，泻肝气。（好古）

通肺及大肠气，治咽喉痹塞，痰气喘咳，风疠疥癣。（时珍）

发明

[时珍曰]皂荚属金，入手太阴、阳明之经。金胜木，燥胜风，故兼入足厥阴，治风木之病。其味辛而性燥，气浮而散。吹之导之，则通上下诸窍；服之，则治风湿痰喘肿满，杀虫；涂之，则散肿消毒，搜风治疮。

子

气味

辛，温，无毒。

主治

炒，舂去赤皮，以水浸软，煮熟，糖渍食之，疏导五脏风热壅。（宗奭）

核中白肉，入治肺药。核中黄心，嚼食，治膈痰吞酸。（苏颂）

仁，和血润肠。（李杲）

治风热大肠虚秘，瘰疬肿毒疮癣。（时珍）

刺

一名天丁。

气味

辛，温，无毒。

主治

米醋熬嫩刺作煎，涂疮癣有奇效。（苏颂）

治痈肿妒乳，风疠恶疮，胎衣不下，杀虫。（时珍）

木皮、根皮

气味

辛，温，无毒。

主治

风热痰气，杀虫。（时珍）

叶

主治

入洗风疮渫用。（时珍）

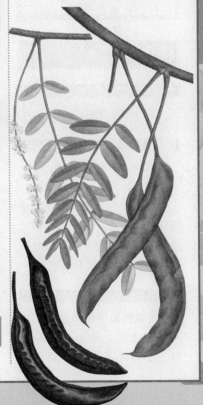

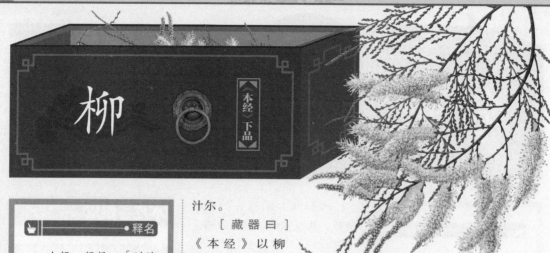

柳

本经 下品

释名

小杨、杨柳。[时珍曰]杨枝硬而扬起，故谓之杨；柳枝弱而垂流，故谓之柳，盖一类二种也。

集解

[时珍曰]杨柳，纵横倒顺插之皆生。春初生柔荑，即开黄蕊花。至春晚叶长成后，花中结细黑子，蕊落而絮出，如白绒，因风而飞。

柳华

气味

苦，寒，无毒。

主治

风水黄疸，面热黑。（《本经》）

痂疥恶疮金疮。柳实：主溃痈，逐脓血。子汁：疗渴。华：主止血，治湿痹，四肢挛急，膝痛。（甄权）

发明

[弘景曰]柳华熟时，随风状如飞雪，当用其未舒时者。子亦随花飞止，应水渍

汁尔。

[藏器曰]《本经》以柳絮为花，其误甚矣。花即初发时黄蕊，其子乃飞絮也。

[承曰]柳絮可以捍毡，代羊毛为茵褥，柔软性凉，宜与小儿卧尤佳。

[宗奭曰]柳花黄蕊干时絮方出，收之贴灸疮良。絮之下连小黑子，因风而起，得水湿便生，如苦荬、地丁之花落结子成絮。古人以絮为花，谓花如雪者，皆误矣。藏器之说为是。又有实及子汁之文，诸家不解，今人亦不见用。

[时珍曰]《本经》主治风水黄疸者，柳花也。《别录》主治恶疮金疮、溃痈逐脓血，《药性论》止血疗痹者，柳絮及实也。花乃嫩蕊，可捣汁服。子与絮连，难以分别，唯可贴疮止血裹痹之用。所谓子汁疗渴者，则连絮浸渍，研汁服之尔。又崔寔《四民月令》言三月三日及上除日，采絮愈疾，则入药多用絮也。

叶

气味

同华。

主治

恶疥痂疮马疥，煎煮洗之，立愈。又疗心腹内血，止痛。（《别录》）

煎水，洗漆疮。（弘景）

疗白浊，解丹毒。（时珍）

枝及根白皮

气味

同华。

主治

痰热淋疾。可为浴汤，洗风肿瘙痒。煮酒，漱齿痛。（苏恭）

煎服，治黄疸白浊。酒煮，熨诸痛肿，去风止痛消肿。（时珍）

附方

◎齿龈肿痛。垂柳枝、槐白皮、桑白皮、白杨皮等分，煎水，热含冷吐。（《圣惠方》）

棕榈

《宋嘉祐》

释名

栟榈。[时珍曰]皮中毛缕如马之鬉鬣，故名。鬉俗作棕。鬣音闾，鬣也。栟音并。

集解

[时珍曰]棕榈，川、广甚多，今江南亦种之，最难长。初生叶如白及叶，高二三尺则木端数叶大如扇，上耸，四散岐裂，其茎三棱，四时不凋。其干正直无枝，近叶处有皮裹之，每长一层即为一节。干身赤黑，皆筋络，宜为钟杵，亦可旋为器物。其皮有丝毛，错纵如织，剥取缕解，可织衣、帽、褥、椅之属，大为时利。每岁必两三剥之，否则树死，或不长也。三月于木端茎中出数黄苞，苞中有细子成列，乃花之孕也，状如鱼腹孕子，谓之棕鱼，亦曰棕笋。渐长出苞，则成花穗，黄白色。结实累累，大如豆，生黄熟黑，甚坚实。或云：南方此木有两种：一种有皮丝，可作绳；一种小而无丝，唯叶可作帚。

笋及子花

气味

苦，涩，平，无毒。

主治

涩肠，止泻痢肠风，崩中带下，及养血。（藏器）

附方

◎大肠下血。棕笋煮熟，切片晒干为末，蜜汤或酒服一二钱。（《集简方》）

皮

气味

同子。

主治

止鼻衄吐血，破癥，治肠风赤白痢，崩中带下，烧存性用。（《大明》）

主金疮疥癣，生肌止血。（李珣）

发明

[宗奭曰]棕皮烧黑，治妇人血露及吐血，须佐以他药。

[时珍曰]棕灰性涩，若失血去多，瘀滞已尽者，用之切当，所谓涩可去脱也。与乱发同用更良。年久败棕入药尤妙。

附方

◎血崩不止。棕榈皮烧存性，空心淡酒服三钱。（《妇人良方》）

◎小便不通。棕皮毛烧存性，以水、酒服二钱即通利，累试甚验。（《摄生方》）

◎鼻血不止。棕榈灰，随左右吹之。（《黎居士方》）

◎血淋不止。棕榈皮半烧半炒为末，每服二钱，甚效。（《卫生家宝方》）

◎下血不止。棕榈皮半斤，栝楼一个，烧灰。每服二钱，米饮调下。（《百一选方》）

◎水谷痢下。棕榈皮烧研，水服方寸匕。（《近效方》）

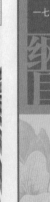

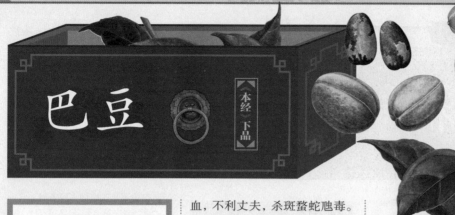

巴豆

本经·下品

释名

巴菽、刚子、老阳子。

[时珍曰] 此物出巴蜀，而形如菽豆，故以名之。

集解

[颂曰] 木高一二丈。叶如樱桃而厚大，初生青色，后渐黄赤，至十二月叶渐凋，二月复渐生，四月旧叶落尽，新叶齐生，即花发成穗，微黄色。五六月结实作房，生青，至八月熟而黄，类白豆蔻，渐渐自落，乃收之。

[时珍曰] 巴豆房似大风子壳而脆薄，子及仁皆似海松子。所云似白豆蔻者，殊不类。

气味

辛，温，有毒。

主治

伤寒温疟寒热，破癥瘕结聚坚积，留饮痰癖，大腹，荡练五脏六腑，开通闭塞，利水谷道，去恶肉，除鬼毒蛊疰邪物，杀虫鱼。（《本经》）

疗女子月闭烂胎，金疮脓血，不利丈夫，杀斑蝥蛇虺毒。可练饵之，益血脉，令人色好，变化与鬼神通。（《别录》）

治十种水肿，痿痹，落胎。（《药性》）

通宣一切病，泄壅滞，除风补劳，健脾开胃，消痰破血，排脓消肿毒，杀腹脏虫，治恶疮瘜肉，及疥癞疔肿。（《日华》）

导气消积，去脏腑停寒，治生冷硬物所伤。（元素）

治泻痢惊痫，心腹痛疝气，风喝耳聋，喉痹牙痛，通利关窍。（时珍）

发明

[元素曰] 巴豆乃斩关夺门之将，不可轻用。

[震亨曰] 巴豆去胃中寒积。无寒积者勿用。

[完素曰] 世以巴豆热药治酒病膈气，以其辛热能开肠胃郁结也。但郁结虽开，而亡血液，损其真阴。

[从正曰] 伤寒风湿，小儿疮痘，妇人产后，用之下膈，不死亦危。奈何庸人畏大黄而不畏巴豆，以其性热而剂小耳。岂知以蜡匮之，犹能下后使人津液枯竭，胸热口燥，耗却天真，留毒不去，他病转生。故下药宜以为禁。

[时珍曰] 巴豆峻用则有戡乱劫病之功，微用亦有抚缓调中之妙。譬之萧、曹、绛、灌，乃勇猛武夫，而用之为相，亦能辅治太平。

附方

◎一切积滞。巴豆一两，蛤粉二两，黄柏三两，为末，水丸绿豆大。每水下五丸。（《医学切问》）

◎食疟积疟。巴豆（去皮、心）二钱，皂荚（去皮、子）六钱，捣丸绿豆大。一服一丸，冷汤下。（《肘后方》）

◎积滞泄痢，腹痛里急。杏仁（去皮、尖）、巴豆（去皮、心）各四十九个，同烧存性，研泥，熔蜡和，丸绿豆大。每服二三丸，煎大黄汤下，间日一服。一加百草霜三钱。（刘守真《宣明方》）

桑

释名

子名椹。[时珍曰]涂错《说文》字解云：叒（音若），东方自然神木之名，其字象形。桑乃蚕所食叶之神木，故加木于叒下而别之。

集解

[时珍曰]桑有数种：有白桑，叶大如掌而厚；鸡桑，叶花而薄；子桑，先椹而后叶；山桑，叶尖而长。以子种者，不若压条而分者。桑生黄衣，谓之金桑。其木必将槁矣。

桑根白皮

气味

甘，寒，无毒。

主治

伤中，五劳六极，羸瘦，崩中绝脉，补虚益气。（《本经》）

去肺中水气，唾血热渴，水肿腹满胪胀，利水道，去寸白，可以缝金疮。（《别录》）

治肺气喘满，虚劳客热头痛，内补不足。（甄权）

煮汁饮，利五脏。入散用，下一切风气水气。（孟诜）

泻肺，利大小肠，降气散血。（时珍）

发明

[时珍曰]桑白皮长于利小水，乃实则泻其子也。故肺中有水气及肺火有余者宜之。

附方

◎发髭堕落。桑白皮剉二升。以水淹浸，煮五六沸，去滓，频频洗沐，自不落也。（《圣惠方》）

◎发槁不泽。桑根白皮、柏叶各一斤，煎汁沐之即润。（《圣惠方》）

皮中白汁

主治

小儿口疮白漫，拭净涂之便愈。又涂金刃所伤燥痛，须臾血止，仍以白皮裹之。甚良。（苏颂）

取枝烧沥，治大风疮疥，生眉、发。（时珍）

附方

◎小儿鹅口。桑皮汁，和胡粉涂之。（《子母秘录》）

◎小儿唇肿。桑木汁涂之。即愈。（《圣惠方》）

桑椹

主治

利五脏关节，通血气。久服不饥，安魂镇神，令人聪明，变白不老。多收暴干为末。蜜丸日服。（藏器）

叶

气味

苦、甘，寒，有小毒。

主治

除寒热，出汗。（《本经》）

煎浓汁服，能除脚气水肿，利大小肠。（苏恭）

煎饮，利五脏，通关节，下气。嫩叶煎酒服，治一切风。（《大明》）

治劳热咳嗽，明目长发。（时珍）

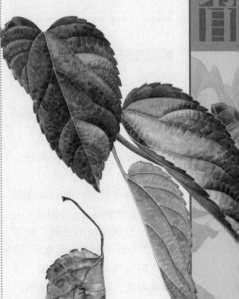

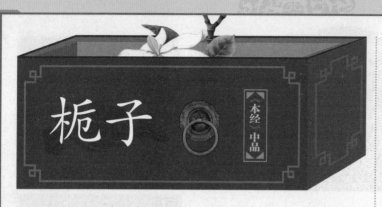

栀子

《本经·中品》

释名

木丹、越桃、鲜支，花名薝卜。[时珍曰]卮，酒器也。卮子象之，故名。俗作栀。

集解

[时珍曰]栀子叶如兔耳，厚而深绿，春荣秋瘁。入夏开花，大如酒杯，白瓣黄蕊，随即结实，薄皮细子有须，霜后收之。

气味

苦，寒，无毒。

主治

五内邪气，胃中热气，面赤酒疱齄鼻，白癞赤癞疮疡。（《本经》）

疗目赤热痛，胸心大小肠大热，心中烦闷。（《别录》）

治心烦懊憹不得眠，脐下血滞而小便不利。（元素）

泻三焦火，清胃脘血，治热厥心痛，解热郁，行结气。（震亨）

治吐血衄血，血痢下血血淋，损伤瘀血，及伤寒劳复，

热厥头痛，疝气，汤火伤。（时珍）

发明

[元素曰]栀子轻飘而象肺，色赤而象火，故能泻肺中之火。其用有四：心经客热，一也；除烦躁，二也；去上焦虚热，三也；治风，四也。

附方

◎热水肿疾。山栀子仁炒研，米饮服三钱。若上焦热者，连壳用。（《丹溪纂要》）

◎五脏诸气，益少阴血。用栀子炒黑研末，生姜同煎，饮之甚捷。（《丹溪纂要》）

◎风痰头痛不可忍。栀子末和蜜，浓傅舌上，吐即止。（《兵部手集》）

◎小便不通。栀子仁十四个，独头蒜一个，沧盐少许，捣贴脐及囊，良久即通。（《普济方》）

◎血淋涩痛。生山栀子末、滑石等分，葱汤下。（《经验良方》）

◎冷热腹痛，疠刺，不思饮食。山栀子、川乌头等分，生研为末，酒糊丸如梧子大。每服十五丸，生姜汤下。小腹痛，茴香汤下。（《博济方》）

◎胃脘火痛。大山栀子七枚或九枚炒焦，水一盏，煎七分，入生姜汁饮之，立止。复发者，必不效。用玄明粉一钱服，立止。（《丹溪纂要》）

◎折伤肿痛。栀子、白面同捣，涂之甚效。（《集简方》）

◎汤烫火烧。栀子末和鸡子清，浓扫之。（《救急方》）

花

主治

悦颜色。《千金翼》面膏用之。（时珍）

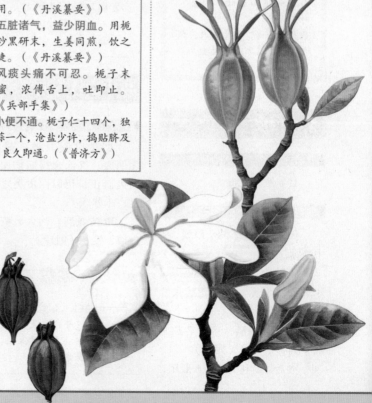

金樱子

《蜀本草》

释名

刺梨子、山石榴、山鸡头子。[时珍曰]金樱当作金罂，谓其子形如黄罂也。石榴、鸡头皆象形。

集解

[时珍曰]山林间甚多。花最白腻，其实大如指头，状如石榴而长。其核细碎而有白毛，如营实之核而味甚涩。

子

气味

酸，涩，平，无毒。

主治

脾泄下痢，止小便利，涩精气。久服，令人耐寒轻身。（《蜀本》）

发明

[慎微曰]沈存中《笔谈》云：金樱子止遗泄，取其温且涩也。世人待红熟时取汁熬膏，味甘，全断涩味，都失本性，大误也。唯当取半黄者，干捣末用之。

[震亨曰]经络隧道，以通畅为平和。而昧者取涩性为快，熬金樱为煎食之。自不作靖，咎将谁执？

[时珍曰]无故而服之，以取快欲则不可。若精气不固者服之，何咎之有？

附方

◎补血益精。金樱子（即山石榴，去刺及子，焙）四两，缩砂二两，为末。炼蜜和丸梧子大。每服五十九，空心温酒服。（《奇效良方》）

花

气味

同子。

主治

止冷热痢，杀寸白虫，和铁粉研匀，拔白发涂之，即生黑者。亦可染须。（《大明》）

叶

主治

痈肿，嫩叶研烂，入少盐涂之，留头泄气。（时珍）

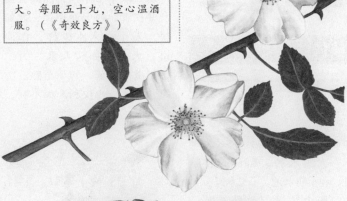

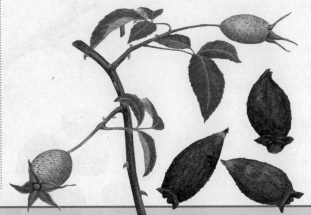

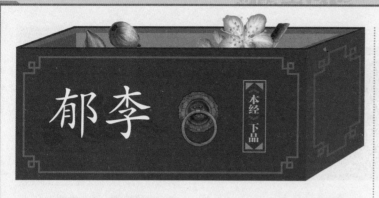

郁李

本经·下品

更食一饼，或饮热米汤，以利为度。利不止，以醋饭止之。利后当虚。若病未尽，一二日量力更进一服，以病尽为限。不得食酪及牛、马肉等。累试神验，但须量病轻重，以意加减，小儿亦可用。

释名

莫李、车下李、爵李、雀梅、棠棣。[时珍曰]郁，《山海经》作栯，馥郁也。花、实俱香，故以名之。

集解

[时珍曰]其花粉红色，实如小李。

核仁

气味

酸，平，无毒。

主治

大腹水肿，面目四肢浮肿，利小便水道。（《本经》）

肠中结气，关格不通。（甄权）

泄五脏膀胱急痛，宣腰胯冷脓，消宿食下气。（《大明》）

破癖气，下四肢水，酒服四十九粒，能泻结气。（孟诜）

破血润燥。（元素）

专治大肠气滞，燥涩不通。（李杲）

研和龙脑，点赤眼。（宗奭）

发明

[时珍曰]郁李仁甘苦而润，其性降，故能下气利水。按《宋史·钱乙传》云：一乳妇因悸而病，既愈，目张不得瞑。乙曰：煮郁李酒饮之使醉，即愈。所以然者，目系内连肝胆，恐则气结，胆横不下。郁李能去结，随酒入胆，结去胆下，则目能瞑矣。此盖得肯綮之妙者也。

[颂曰]《必效方》：疗癣。取车下李仁，汤润去皮及并仁者，与干面相拌，捣如饼。若干，入水少许，作面饼，大小一如病人掌。为二饼，微炙使黄，勿令至熟。空腹食一饼，当快利。如不利，

附方

◎小儿多热。熟汤研郁李仁如杏酪，一日服二合。（姚和众《至宝方》）

◎脚气浮肿，心腹满，大小便不通，气急喘息者。郁李仁十二分捣烂，水研绞汁，薏苡（捣如粟大）三合，同煮粥食之。（韦宙《独行方》）

根

气味

酸，凉，无毒。

主治

齿龈肿，龋齿，坚齿。（《本经》）

治风虫牙痛，浓煎含漱。治小儿身热，作汤浴之。（《大明》）

宣结气，破积聚。（甄权）

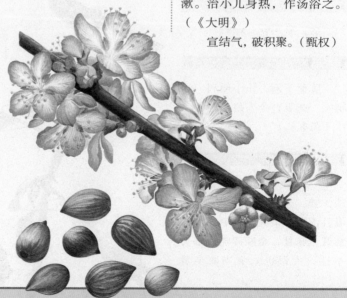

女贞

释名

贞木、冬青、蜡树。

[时珍曰] 此木凌冬青翠，有贞守之操，故以贞女状之。

集解

[时珍曰] 女贞、冬青、枸骨，三树也。女贞即今俗呼蜡树者，冬青即今俗呼冻青树者，枸骨即今俗呼猫儿刺者。东人因女贞茂盛，亦呼为冬青，与冬青同名异物，盖一类二种尔。

实

气味

苦，平，无毒。

主治

补中，安五脏，养精神，除百病。久服，肥健轻身不老。（《本经》）

强阴，健腰膝，变白发，明目。（时珍）

发明

[时珍曰] 女贞实乃上品

无毒妙药，而古方罕知用者，何哉？《典术》云：女贞木乃少阴之精，故冬不落叶。观此，则其益肾之功，尤可推矣。

附方

◎风热赤眼。冬青子不以多少，捣汁熬膏，净瓶收固，埋地中七日。每用点眼。（《济急仙方》）

叶

气味

微苦，平，无毒。

主治

除风散血，消肿定痛，治头目昏痛。诸恶疮肿，胕疮溃烂久者，以水煮乘热贴之，频频换易，米醋煮亦可。口舌生疮，舌肿胀出，捣汁含浸吐涎。（时珍）

附方

◎一切眼疾。冬青叶研烂，入朴消贴之。（《普济方》）

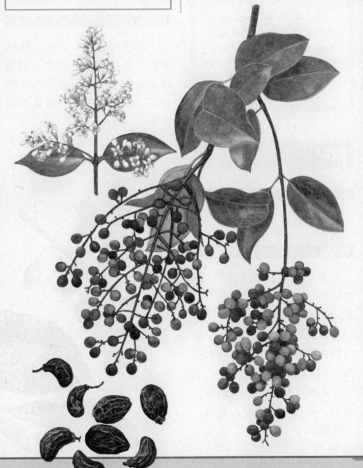

枸杞、地骨皮

《本经》上品

释名

枸檵（音计）、枸棘、苦杞、天精、地骨。[时珍曰] 枸、杞二树名。此物棘如枸之刺，茎如杞之条，故兼名之。

集解

[时珍曰] 古者枸杞、地骨取常山者为上，其他丘陵阪岸者皆可用。后世唯取陕西者良，而又以甘州者为绝品。

枸杞

气味

苦，寒，无毒。

主治

主五内邪气，热中消渴，周痹风湿。久服，坚筋骨，轻身不老，耐寒暑。（《本经》）

下胸胁气，客热头痛，补内伤大劳嘘吸，强阴，利大小肠。（《别录》）

补精气诸不足，易颜色，变白，明目安神，令人长寿。（甄权）

发明

[时珍曰] 此乃通指枸杞根、苗、花、实并用之功也。其单用之功，今列于下。

苗

气味

苦，寒。

主治

和羊肉作羹，益人，除风明目。作饮代茶，止渴，消热烦，益阳事，解面毒，与乳酪相恶。汁注目中，去风障赤膜昏痛。（甄权）

去上焦心肺客热。（时珍）

地骨皮

气味

苦，寒。

主治

细剉，拌面煮熟，吞之，去肾家风，益精气。（甄权）

解骨蒸肌热消渴，风湿痹，坚筋骨，凉血。（元素）

泻肾火，降肺中伏火，去胞中火。退热，补正气。（好古）

去下焦肝肾虚热。（时珍）

枸杞子

气味

苦，寒。

主治

坚筋骨，耐老，除风，去虚劳，补精气。（孟诜）

主心病嗌干心痛，渴而引饮，肾病消中。（好古）

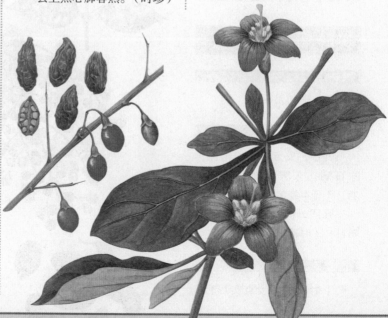

木槿

《日华》

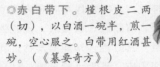

释名

椴、榇（音衬）、日及、朝开暮落花、藩篱草。

[时珍曰] 此花朝开暮落，故名日及。

集解

[时珍曰] 槿，小木也。可种可插，其木如李。其叶末尖而有桠齿。其花小而艳，或白或粉红，有单叶、千叶者。

皮并根

气味

甘，平，滑，无毒。

主治

止肠风泻血，痢后热渴，作饮服之，令人得睡，并炒用。（藏器）

治赤白带下，肿痛疥癣，洗目令明，润燥活血。（时珍）

发明

[时珍曰] 木槿皮及花，并滑如葵花，故能润燥。色如紫荆，故能活血。川中来者，气厚力优，故尤有效。

附方

◎赤白带下。槿根皮二两（切），以白酒一碗半，煎一碗，空心服之。白带用红酒甚妙。（《纂要奇方》）

◎癣疮有虫。川槿皮煎，入肥皂浸水，频频擦之。或以槿皮浸汁磨雄黄，尤妙。（《简便方》）

◎痔疮肿痛。藩篱草根煎汤，先熏后洗。（《直指方》）

◎牛皮风癣。川槿皮一两，大风子仁十五个，半夏五钱，剉，河水、井水各一碗，浸露七宿，入轻粉一钱，入水中，秃笔扫涂，覆以青衣，数日有臭涎出妙。忌浴澡。夏月用尤妙。（《扶寿方》）

◎大肠脱肛。槿皮或叶煎汤熏洗，后以白矾、五倍末傅之。（《救急方》）

◎头面钱癣。槿树皮为末，醋调，重汤顿如胶，内傅（疑为"服"）之。（王仲勉《经效方》）

花

气味

同皮。

主治

肠风泻血，赤白痢，并焙入药。作汤代茶，治风。（《大明》）

消疮肿，利小便，除湿热。（时珍）

附方

◎下痢噤口。红木槿花去蒂，阴干为末。先煎面饼二个，蘸末食之。（赵宜真《济急方》）

◎风痰拥逆。木槿花晒干焙研。每服一二匙，空心沸汤下。白花尤良。（《简便方》）

◎反胃吐食。千叶白槿花，阴干为末，陈糯米汤调送三五口。不转再服。（《袖珍方》）

子

气味

同皮。

主治

偏正头风，烧烟熏患处。又治黄水脓疮，烧存性，猪骨髓调涂之。（时珍）

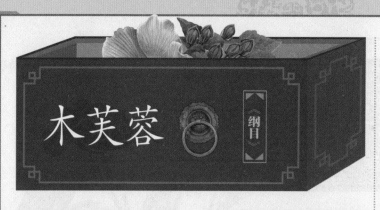

木芙蓉

纲目

释名

地芙蓉、木莲、华木、桃木（音化）、拒霜。[时珍曰]此花艳如荷花，故有芙蓉、木莲之名。

集解

[时珍曰]木芙蓉处处有之，插条即生，小木也。其干丛生如荆，高者丈许。其叶大如桐，有五尖及七尖者，冬凋夏茂。秋半始着花，花类牡丹、芍药，有红者、白者、黄者、千叶者，最耐寒而不落。不结实。山人取其皮为索。川、广有添色拒霜花，初开白色，次日稍红，又明日则深红，先后相间如数色。霜时采花，霜后采叶，阴干入药。

叶并花

气味

微辛，平，无毒。

主治

清肺凉血，散热解毒，治一切大小痈疽肿毒恶疮，消肿排脓止痛。（时珍）

发明

[时珍曰]芙蓉花并叶，气平而不寒不热，味微辛而性滑涎黏，其治痈肿之功，殊有神效。近时疡医秘其名为清凉膏、清露散、铁箍散，皆此物也。其方治一切痈疽发背，乳痈恶疮，不拘已成未成，已穿未穿。并用芙蓉叶，或根皮，或花，或生研，或干研末，以蜜调涂于肿处四围，中间留头，干则频换。初起者，即觉清凉，痛止肿消。已成者，即脓聚毒出。已穿者，即脓出易敛。妙不可言。或加生赤小豆末，尤妙。

 附方

◎久咳羸弱。九尖拒霜叶为末，以鱼酢蘸食，屡效。（《危氏得效方》）

◎赤眼肿痛。芙蓉叶末，水和，贴太阳穴。名清凉膏。（《鸿飞集》）

◎经血不止。拒霜花、莲蓬壳等分，为末。每用米饮下二钱。（《妇人良方》）

◎偏坠作痛。芙蓉叶、黄柏各三钱，为末。以木鳖子仁一个磨醋，调涂阴囊，其痛自止。（《简便方》）

◎杖疮肿痛。芙蓉花叶研末，入皂角末少许，鸡子清调，涂之。（方广《附余》）

◎疔疮恶肿。九月九日采芙蓉叶阴干为末，每以井水调贴。次日用蚰蜒螺一个，捣涂之。（《普济方》）

◎头上癞疮。芙蓉根皮为末，香油调傅。先以松毛、柳枝煎汤洗之。（傅滋《医学集成》）

◎汤火灼伤。油调芙蓉末，傅之。（《奇效方》）

◎一切疮肿。木芙蓉叶、菊花叶同煎水，频熏洗之。（《多能鄙事》）

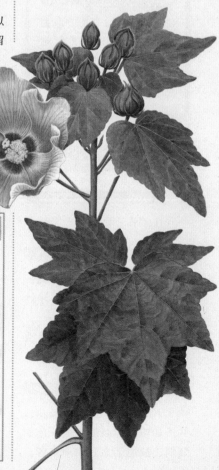

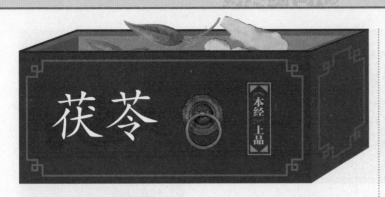

茯苓

《本经》上品

本草纲目

释名

伏灵、伏菟、松腴、不死面，抱根者名伏神。[时珍曰] 茯苓，《史记·龟策传》作伏灵。盖松之神灵之气，伏结而成，故谓之伏灵、伏神也。

集解

[时珍曰] 下有茯苓，则上有灵气如丝之状，山人亦时见之。茯苓有大如斗者，有坚如石者，绝胜。其轻虚者不佳，盖年浅未坚故尔。

气味

甘，平，无毒。

主治

止消渴好睡，大腹淋沥，膈中痰水，水肿淋结，开胸腑，调脏气，伐肾邪，长阴，益气力，保神气。（《别录》）

开胃止呕逆，善安心神，主肺痿痰壅，心腹胀满，小儿惊痫，女人热淋。（甄权）

补五劳七伤，开心益志，止健忘，暖腰膝，安胎。（《大明》）

止渴，利小便，除湿益燥，和中益气，利腰脐间血。（元素）

逐水缓脾，生津导气，平火止泄，除虚热，开腠理。（李杲）

泻膀胱，益脾胃，治肾积奔豚。（好古）

赤茯苓

主治

破结气。（甄权）

泻心、小肠、膀胱湿热，利窍行水。（时珍）

茯苓皮

主治

水肿肤胀，开水道，开腠理。（时珍）

发明

[时珍曰] 茯苓，《本草》又言利小便，伐肾邪。至李东垣、王海藏，乃言小便多者能止，涩者能通，同朱砂能秘真元。而朱丹溪又言阴虚者不宜用，义似相反，何哉？茯苓气味淡而渗，其性上行，生津液，开腠理，滋水之源而下降，利小便。故张洁古谓其属阳，浮而升，言其性也；东垣谓其为阳中之阴，降而下，言其功也。《素问》云：饮食入胃，游溢精气，上输于肺，通调水道，下输膀胱。观此，则知淡渗之药，俱皆上行而后下降，非直下行也。

神木

即茯神心内木也。又名黄松节。

主治

偏风，口面㖞斜，毒风，筋挛不语，心神惊掣，虚而健忘。（甄权）

治脚气痹痛，诸筋牵缩。（时珍）

发明

[弘景曰] 仙方止云茯苓而无茯神，为疗既同，用应无嫌。

[时珍曰] 《神农本草》止言茯苓，《名医别录》始添茯神，而主治皆同。后人治心病必用茯神。

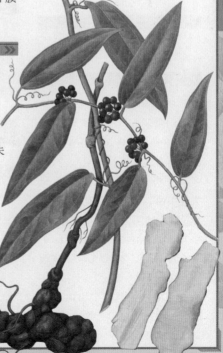

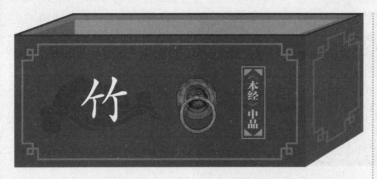

竹

《本经》中品

释名

[时珍曰] 竹字象形。许慎《说文》云：竹，冬生艸也。故字从倒艸。

集解

[时珍曰] 竹唯江河之南甚多，故曰九河鲜有，五岭实繁。

淡竹叶

气味

辛，平、大寒，无毒。

主治

胸中痰热，咳逆上气。（《别录》）

吐血，热毒风，止消渴，压丹石毒。（甄权）

消痰，治热狂烦闷，中风失音不语，壮热头痛头风，止惊悸，温疫迷闷，妊妇头旋倒地，小儿惊痫天吊。（《大明》）

凉心经，益元气，除热缓脾。（元素）

煎浓汁，漱齿中出血，洗脱肛不收。（时珍）

苦竹叶

气味

苦，冷，无毒。

主治

口疮目痛，明目利九窍。（《别录》）

治不睡，止消渴，解酒毒，除烦热，发汗，疗中风暗哑。（《大明》）

杀虫。烧末，和猪胆，涂小儿头疮耳疮疥癣；和鸡子白，涂一切恶疮，频用取效。（时珍）

发明

[杲曰] 竹叶辛苦寒，可升可降，阳中阴也。其用有二：除新久风邪之烦热，止喘促气胜之上冲。

淡竹根

主治

除烦热，解丹石发热渴，煮汁服。（藏器）

消痰祛风热，惊悸迷闷，小儿惊痫。（《大明》）

同叶煎汤，洗妇人子宫下脱。（时珍）

苦竹根

主治

下心肺五脏热毒气。剉一斤，水五升，煮汁一升，分三服。（孟诜）

淡竹茹

气味

甘，微寒，无毒。

主治

呕哕，温气寒热，吐血崩中。（《别录》）

止肺痿唾血鼻衄，治五痔。（甄权）

噎膈。（孟诜）

伤寒劳复，小儿热痫，妇人胎动。（时珍）

苦竹茹

主治

下热壅。（孟诜）

水煎服，止尿血。（时珍）

淡竹沥

气味

甘，大寒，无毒。

主治

暴中风风痹，胸中大热，止烦闷，消渴，劳复。（《别录》）

治子冒风痉，解射罔毒。（时珍）

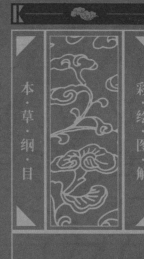

虫部

◎李

时珍曰：虫乃生物之微者，其类甚繁，故字从三虫会意。按《考工记》外骨、内骨、却行、仄行、连行、纡行、以脰鸣、注（咮同）鸣、旁鸣、翼鸣、腹鸣、胸鸣者，谓之小虫之属。其物虽微，不可与麟、凤、龟、龙为伍。然有羽、毛、鳞、介、倮之形、胎、卵、风、湿、化生之异，蠢动含灵，各具性气。明其毒，故圣人辨之。况蜩、蛮、蚁、蚳，可供馈食者，见于《礼记》；蜮、蚕、蟾、蝎，可供匕剂，载在方书。《周官》有庶氏除毒蛊、剪氏除蠹物，蝈氏去蛙黾、赤友拔氏除墙壁狸虫（蠨蛸之属），壶涿氏除水虫（狐蜮之属）。则圣人之于微琐，固不致慎。学者可不究夫物理而察其良毒乎？

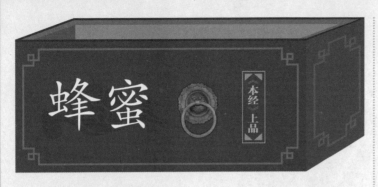

蜂蜜

《本经》上品

释名

蜂糖，生岩石者名石蜜、石饴、岩蜜。[时珍曰]蜜以密成，故谓之蜜。《本经》原作石蜜，盖以生岩石者为良耳，而诸家反致疑辩。今直题曰蜂蜜，正名也。

集解

[宗奭曰]山蜜多在石中木上，有经一二年者，气味醇厚。人家者，一岁二取，气味不足，故不及，且久收易酸也。

气味

甘，平，无毒。

主治

心腹邪气，诸惊痫痓，安五脏诸不足，益气补中，止痛解毒，除众病，和百药。久服，强志轻身，不饥不老，延年神仙。（《本经》）

养脾气，除心烦，饮食不下，止肠澼，肌中疼痛，口疮，明耳目。（《别录》）

牙齿疳䘌，唇口疮，

目肤赤障，杀虫。（藏器）

治卒心痛及赤白痢，水作蜜浆，顿服一碗止；或以姜汁同蜜各一合，水和顿服。常服，面如花红。（甄权）

治心腹血刺痛，及赤白痢，同生地黄汁各一匙服，即下。（孟诜）

同薤白捣，涂汤火伤，即时痛止。（宗奭）

和营卫，润脏腑，通三焦，调脾胃。（时珍）

发明

[时珍曰]蜂采无毒之花，酿以小便而成蜜，所谓臭腐生神奇也。其入药之功有

五：清热也，补中也，解毒也，润燥也，止痛也。生则性凉，故能清热；熟则性温，故能补中。甘而和平，故能解毒；柔而濡泽，故能润燥。缓可以去急，故能止心腹、肌肉、疮疡之痛；和可以致中，故能调和百药，而与甘草同功。张仲景治阳明结燥，大便不通，蜜煎导法，诚千古神方也。

[诜曰]但凡觉有热，四肢不和，即服蜜浆一碗，甚良。又点目中热膜，以家养白蜜为上，木蜜次之，崖蜜更次之也。与姜汁熬炼，治癞甚效。

附方

◎大便不通。阳明病，自汗，小便反利，大便硬者，津液内竭也，蜜煎导之。用蜜二合，铜器中微火煎之，候凝如饴状，至可丸，乘热捻作挺，令头锐，大如指，长寸半许。候冷即硬，纳便道中，少顷即通也。（张仲景《伤寒论》）

◎产后口渴。用炼过蜜，不计多少，熟水调服，即止。（《产书》）

◎瘾疹瘙痒。白蜜不以多少，好酒调下，有效。（《肘后》）

◎肛门生疮。肛门主肺，肺热即肛塞肿缩生疮。白蜜一升，猪胆汁一枚相和，微火煎令可丸，丸三寸长作挺，涂油纳下部，卧令后重，须臾通泄。（《梅师》）

◎热油烧痛。以白蜜涂之。（《梅师》）

◎拔白生黑，治年少发白。拔去白发，以白蜜涂毛孔中，即生黑发。不生，取梧桐子捣汁涂上，必生黑者。（《梅师方》）

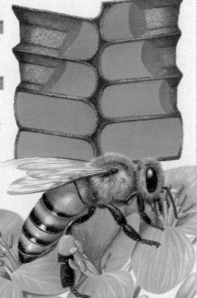

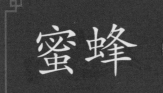

释名

蜡蜂。[时珍曰]蜂尾垂锋，故谓之蜂。蜂有礼范，故谓之蠚。《礼记》云：范则冠而蝉有緌。《化书》云：蜂有君臣之礼。是矣。

集解

[颂曰]今处处有之，即蜜蜂子也。在蜜脾中，如蚕蛹而白色。岭南人取头足未成者，油炒食之。

[时珍曰]蜂子，即蜜蜂子未成时白蛹也。《礼记》有雀、鷃、蜩、范，皆以供食，则自古食之矣。其蜂有三种：一种在林木或土穴中作房，为野蜂；一种人家以器收养者，为家蜂，并小而微黄，蜜皆浓美；一种在山岩高峻处作房，即石蜜也，其蜂黑色似牛虻。三者皆群居有王。王大于众蜂，而色青苍。皆一日两衙，应潮上下。凡蜂之雄者尾锐，雌者尾歧，相交则黄退。嗅花则以须代鼻，采花则以股抱之。按王元之《蜂记》云：蜂王无毒。窠之始营，必造一台，大如桃李。王居台上，生子于中。王之子尽复为王，岁分其族而去。

其分也，或铺如扇，或圆如罍，拥其王而去。王之所在，蜂不敢螫。若失其王，则众溃而死。其酿蜜如脾，谓之蜜脾。凡取其蜜不可多，多则蜂饥而不蓄；又不可少，少则蜂惰而不作。呜呼！王之无毒，似君德也。营巢如台，似建国也。子复为王，似分定也。拥王而行，似卫主也。王所不螫，似遵法也。王失则溃，守义节也。取唯得中，似什一而税也。山人贪其利，恐其分而刺其子，不仁甚矣。

蜂子

气味

甘，平、微寒，无毒。

主治

头疯，除蛊毒，补虚羸伤中。久服令人光泽，好颜色，不老。（《本经》）

轻身益气，治心腹痛，面目黄，大人小儿腹中五虫从口吐出者。（《别录》）

主丹毒风疹，腹内留热，利大小便涩，去浮血，下乳汁，妇人带下病。（藏器）

大风疠疾。（时珍）

酒渍傅面，令人悦白。（弘景）

发明

[时珍曰]蜂子，古人以充馔品，故《本经》《别录》著其功效。而《圣济总录》治大风疾，兼用诸蜂子，盖亦足阳明、太阴之药也。

附方

◎大风疠疾，须眉堕落，皮肉已烂成疮者。用蜜蜂子、胡蜂子、黄蜂子（并炒）各一分，白花蛇、乌蛇（并酒浸，去皮、骨，炙干）、全蝎（去土，炒）、白僵蚕（炒）各一两，地龙（去土，炒）半两，蝎虎（全者，炒）、赤足蜈蚣（全者，炒）各十五枚，丹砂一两，雄黄（醋熬）一分，龙脑半钱，右为末。每服一钱匕，温蜜汤调下，日三五服。（《总录》）

螳螂、桑螵蛸

释名

螗螂（音当郎）、刀螂、拒斧、不过，其子房名螵蛸（音飘绡）、蜱蛸（音皮）、致神、野狐鼻涕。[时珍曰]螳螂，两臂如斧，当辙避，故得当郎之名。

集解

[时珍曰]螳螂，骧首奋臂，修颈大腹，二手四足，善缘而捷，以须代鼻，喜食人发，能翳叶捕蝉。

螳螂

主治

小儿急惊风搐搦，又出箭镞。生者能食疣目。（时珍）

发明

[时珍曰]螳螂，古方不见用者，唯《普济方》治惊风，吹鼻定搐法中用之，盖亦蚕、蝎定搐之义。古方风药多用螵蛸，则螳螂

治风，同一理也。

附方

◎惊风定搐。中分散：用螳螂一个，蜥蜴一条，赤足蜈蚣一条，各中分之，随左右研末。记定男用左，女用右。每以一字吹鼻内，搐之。吹左即左定，吹右即右定也。（《普济》）

桑螵蛸

气味

咸、甘、平、无毒。

主治

伤中疝瘕阴痿，益精生子，女子血闭腰痛，通五淋，利小便水道。（《本经》）

疗男子虚损，五脏气微，梦寐失精遗溺。久服益气养神。（《别录》）

炮熟空心食之，止小便利。（甄权）

发明

[时珍曰]桑螵蛸，肝、肾、命门药也，古方盛用之。

[权曰]男子肾衰精自出，及虚而小便利者，加而用之。

[颂曰]古方漏精及风药中，多用之。

[宗奭曰]男女虚损，肾衰阴痿，梦中失精遗溺，白浊疝瘕，不可阙也。邻家一男子，小便日数十次，如稠米泔，心神恍惚，瘦瘁食减，得之女劳。令服桑螵蛸散药，未终一剂而愈。其药安神魂，定心志，治健忘，补心气，止小便数。用桑螵蛸、远志、龙骨、菖蒲、人参、茯神、当归、龟甲（醋炙）各一两，为末。卧时，人参汤调下二钱。如无桑上者，即用他树者，以炙桑白皮佐之。桑白皮行水，以接螵蛸就肾经也。

附方

◎遗精白浊，盗汗虚劳。桑螵蛸（炙）、白龙骨等分，为细末。每服二钱，空心用盐汤送下。（《外台》）

◎妊娠遗尿不禁。桑螵蛸十二枚，为末。分二服，米饮下。（《产乳书》）

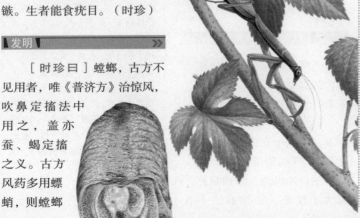

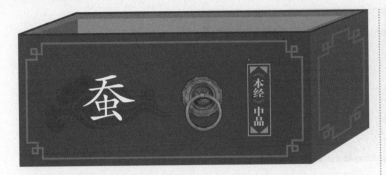

本经·中品

释名

自死者名白僵蚕。

集解

［时珍曰］蚕，孕丝虫也。种类甚多，有大、小、白、乌、斑色之异。其虫属阳，喜燥恶湿，食而不饮，三眠三起，二十七日而老。

白僵蚕

气味

咸、辛，平，无毒。

主治

小儿惊痫夜啼，去三虫，灭黑黯，令人面色好，男子阴疡病。（《本经》）

女子崩中赤白，产后腹痛，灭诸疮瘢痕。为末，封疔肿，拔根极效。（《别录》）

以七枚为末，酒服，治中风失音，并一切风疰。小儿客忤，男子阴痒痛，女子带下。（《日华》）

焙研姜汁调灌，治中风、喉痹欲绝，下喉立愈。（苏颂）

散风痰结核瘰疬，头风，风

虫齿痛，皮肤风疮，丹毒作痒，痰疟癥结，妇人乳汁不通，崩中下血，小儿疳蚀鳞体，一切金疮，疔肿风痔。（时珍）

发明

［时珍曰］僵蚕，蚕之病风者也。治风化痰，散结行经，所谓因其气相感，而以意使之者也。又人指甲软薄者，用此烧烟熏之则厚，亦是此义。盖厥阴、阳明之药，故又治诸血病、疟病、疳病也。

附方

◎面上黑黯。白僵蚕末，水和搽之。（《圣惠方》）

◎项上瘰疬。白僵蚕为末。水服五分，日三服。十日瘥。（《外台》）

◎乳汁不通。白僵蚕末二钱，酒服。少顷，以脂麻茶一盏投之，梳头数十遍，奶汁如泉也。（《经验方》）

蚕蛹

主治

炒食，治风及劳瘦。研傅瘑疮恶疮。（《大明》）

为末饮服，治小儿疳瘦，长肌退热，除蛔虫。煎汁饮，止消渴。（时珍）

蚕茧

已出蛾者。

气味

甘，温，无毒。

主治

烧灰酒服，治痈肿无头，次日即破。又疗诸疳疮，及下血血淋血崩。煮汁饮，止消渴反胃，除蛔虫。（时珍）

发明

［时珍曰］蚕茧方书多用，而诸家本草并不言及，诚缺文也。近世用治痈疽代针，用一枚即出一头，二枚即出二头，神效无比。煮汤治消渴，古方甚称之。丹溪朱氏言此物属火，有阴之用，能泻膀胱中相火，引清气上朝于口，故能止渴也。

本草纲目

一八九

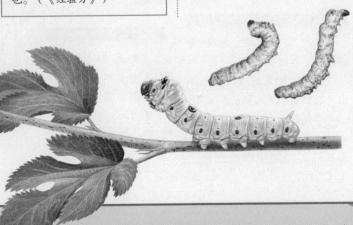

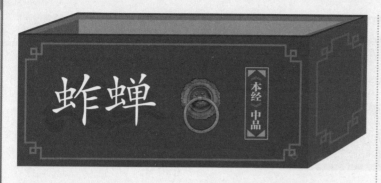

蚱蝉

《本经》中品

释名

蜩（音调）、齐女。

[时珍曰]蝉者，变化相禅也。蚱音窄，蝉声也。蜩，其音调也。

集解

[时珍曰]蝉，诸蜩总名也。皆自蛴螬、腹蜟变而为蝉（亦有转丸化成者），皆三十日而死。俱方首广额，两翼六足，以胁而鸣，吸风饮露，溺而不粪。夏月始鸣，大而色黑者，蚱蝉也。

蚱蝉

气味

咸、甘，寒，无毒。

主治

小儿惊痫夜啼，癫病寒热。（《本经》）

惊悸，妇人乳难，胞衣不出，能堕胎。（《别录》）

小儿痫绝不能言。（苏恭）

小儿惊哭不止，杀疳虫，去壮热，治肠中幽幽作声。（《药性》）

发明

[时珍曰]蝉主产难、下胞衣，亦取其能退蜕之义。《圣惠》治小儿发痫，有蚱蝉汤、蚱蝉散、蚱蝉丸等方。今人只知用蜕，而不知用蝉也。

蝉蜕

释名

蝉壳、枯蝉、金牛儿。

修治

[时珍曰]凡用蜕壳，沸汤洗去泥土、翅、足，浆水煮过，晒干用。

气味

咸、甘，寒，无毒。

主治

小儿惊痫，妇人生子不下。烧灰水服，治久痢。（《别录》）

小儿壮热惊痫，止渴。（《药性》）

研末一钱，井华水服，治

哑病。（藏器）

除目昏障翳。以水煎汁服，治小儿疮疹出不快，甚良。（宗奭）

治头风眩运，皮肤风热，痘疹作痒，破伤风及疔肿毒疮，大人失音，小儿噤风天吊，惊哭夜啼，阴肿。（时珍）

发明

[好古曰]蝉蜕去翳膜，取其蜕义也。蝉性蜕而退翳，蛇性窜而祛风，因其性而为用也。

[时珍曰]蝉乃土木余气所化，饮风吸露，其气清虚。故其主疗，皆一切风热之证。古人用身，后人用蜕，大抵治脏腑经络，当用蝉身；治皮肤疮疡风热，当用蝉蜕，各从其类也。又主哑病、夜啼者，取其昼鸣而夜息也。

附方

◎胃热吐食。清膈散：用蝉蜕五十个（去泥），滑石一两，为末。每服二钱，水一盏，入蜜调服。（《卫生家宝方》）

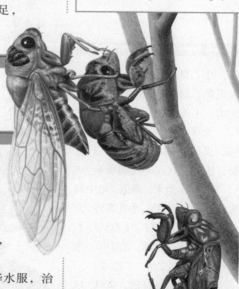

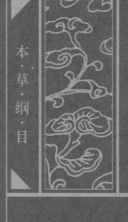

鳞部

◎李

时珍曰：鳞虫有水、陆二类，类虽不同，同为鳞也。是故龙蛇灵物，鱼乃水畜，种族虽别，变化相通，是盖质异而感同也。鳞属皆卵生，而蝮蛇胎产；水族皆不瞑，而河豚目眨。蓝蛇之尾，解其头毒；沙鱼之皮，还消鲙积。苟非知者，孰能察之。唐宋本草，虫鱼不分。今析为鳞部，凡九十四种，分为四类：曰龙，曰蛇，曰鱼，曰无鳞鱼。

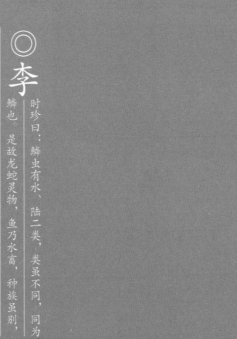

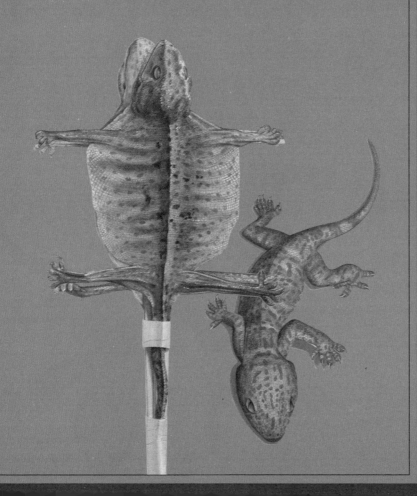

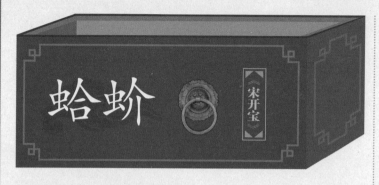

蛤蚧

《宋开宝》

刘纯云：气液衰、阴血竭者，宜用之。何大英云：定喘止嗽，莫佳于此。

释名

蛤蟹、仙蟾。[时珍曰]蛤蚧因声而名，仙蟾因形而名。

集解

[时珍曰]顾玠《海槎录》云：广西横州甚多蛤蚧，牝牡上下相呼，累日，情洽乃交，两相抱负，自堕于地。人往捕之，亦不知觉，以手分劈，虽死不开。乃用熟稿草细缠，蒸过曝干售之，炼为房中之药甚效。寻常捕者，不论牝牡，但可为杂药及兽医方中之用耳。

气味

咸，平，有小毒。

主治

久咳嗽，肺劳传尸，杀鬼物邪气，下淋沥，通水道。（《开宝》）

下石淋，通月经，治肺气，疗咳血。（《日华》）

肺痿咯血，咳嗽上气，治折伤。（《海药》）

补肺气，益精血，定喘止嗽，疗肺痈消渴，助阳道。（时珍）

发明

[宗奭曰]补肺虚劳嗽有功。

[时珍曰]昔人言补可去弱，人参羊肉之属。蛤蚧补肺气，定喘止渴，功同人参；益阴血，助精扶羸，功同羊肉。近世治劳损痿弱，许叔微治消渴，皆用之，俱取其滋补也。

附方

◎久嗽肺痈。久嗽不愈，肺积虚热成痈，咳出脓血，晓夕不止，喉中气塞，胸膈噎痛。用蛤蚧、阿胶、鹿角胶、生犀角、羚羊角各二钱半，用河水三升，银石器内火熬至半升，滤汁。时时仰卧细呷。日一服。张刑部子皋病此，田枢密况授方，服之遂愈。（宗奭）

◎喘嗽面浮并四肢浮者。蛤蚧一雌一雄，头尾全者，法酒和蜜涂之，炙熟，紫团人参似人形者，半两为末，化蜡四两，和作六饼。每煮糯米薄粥一盏，投入一饼搅化，细细热呷之。（《普济》）

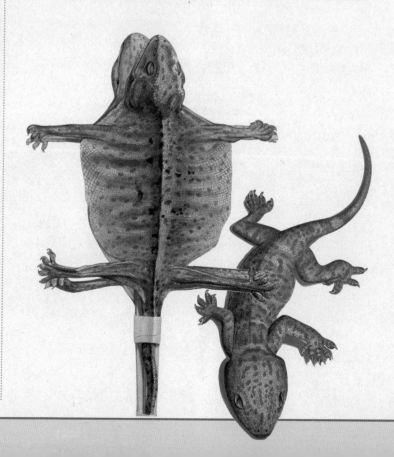

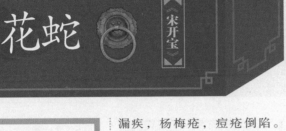

白花蛇

释名

薪蛇、褰鼻蛇。[宗奭曰]诸蛇鼻向下，独此鼻向上，背有方胜花文，以此得名。

集解

[时珍曰]花蛇，湖、蜀皆有，今唯以薪蛇擅名。其蛇龙头虎口，黑质白花，胁有二十四个方胜文，腹有念珠斑，口有四长牙，尾上有一佛指甲，长一二分，肠形如连珠。

肉

气味

甘、咸，温，有毒。

主治

中风湿痹不仁，筋脉拘急，口面㖞斜，半身不遂，骨节疼痛，脚弱不能久立，暴风瘙痒，大风疥癞。（《开宝》）

治肺风鼻塞，浮风瘾疹，身上生白癜风，病疬斑点。（甄权）

通治诸风，破伤风，小儿风热，急慢惊风搐搦，瘰疬漏疾，杨梅疮，痘疮倒陷。（时珍）

发明

[时珍曰]风善行数变，蛇亦善行数蜕，而花蛇又食石南，所以能透骨搜风，截惊定搐，为风痹惊搐、癫癣恶疮要药。取其内走脏腑，外彻皮肤，无处不到也。凡服蛇酒药，切忌见风。

附方

◎驱风膏。治风瘫疬风，遍身疥癣。用白花蛇肉四两，酒炙，天麻七钱半，薄荷、荆芥各二钱半，为末。好酒二升，蜜四两，石器熬成膏。每服一盏，温汤服，日三服。急于暖处出汗，十日效。（《医垒元戎》）

◎世传白花蛇酒，治诸风无新久，手足缓弱，口眼㖞斜，语言蹇涩，或筋脉挛急，肌肉顽痹，皮肤燥痒，骨节疼痛，或生恶疮、疥癞等疾。用白花蛇一条，温水洗净，头尾各去三寸，酒浸，去骨刺，取净肉一两。入全蝎（炒）、当归、防风、羌活各一钱，独活、白芷、天麻、赤芍药、甘草、升麻各五钱，剉碎，以绢袋盛贮。用糯米二斗蒸熟，如常造酒，以袋置缸中，待成，取酒同袋密封，煮熟，置阴地七日出毒。每温饮数杯，常令相续。此方乃薪人板印，以佑蛇馈送者，不知所始也。（《濒湖集简方》）

◎托痘花蛇散，治痘疮黑陷。白花蛇（连骨炙，勿令焦）三钱，大丁香七枚，为末。每服五分，以水和淡酒下，神效。移时身上发热，其疮顿出红活也。（《王氏手集》）

头

气味

有毒。

主治

瘫风毒癞。（时珍）

附方

◎紫癜风。除风散：以白花蛇头二枚（酒浸，炙），蝎梢一两（炒），防风一两。上为末。每服一钱，温酒下，日一服。（《圣济总录》）

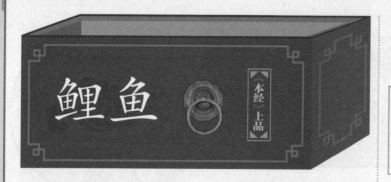

鲤鱼

《本经》上品

👍 释名

[时珍曰] 鲤鳞有十字文理，故名鲤。

👍 集解

[颂曰] 处处有之。其胁鳞一道，从头至尾，无大小，皆三十六鳞，每鳞有小黑点。诸鱼唯此最佳，故为食品上味。

肉

气味

甘，平，无毒。

主治

煮食，治咳逆上气，黄疸，止渴。治水肿脚满，下气。（《别录》）

治怀妊身肿，及胎气不安。（《日华》）

作鲙，温补，去冷气，痃癖气块，横关伏梁，结在心腹。（藏器）

治上气，咳嗽喘促。（《心镜》）

烧末，能发汗，定气喘咳嗽，下乳汁，消肿。米饮调服，治大人小儿暴痢。（时珍）

发明

[时珍曰] 鲤乃阴中之阳，其功长于利小便，故能消肿胀黄疸，脚气喘嗽，湿热之病。作鲙则性温，故能去痃结冷气之病。烧之则从火化，故能发散风寒，平肺通乳，解肠胃及肿毒之邪。按刘河间云：鲤之治水，鹜之利水，所谓因其气相感也。

附方

◎水肿。用大鲤鱼一头，醋三升，煮干食。一日一作。（范汪）
◎乳汁不通。用鲤鱼一头烧末。每服一钱，酒调下。（《产宝》）
◎咳嗽气喘。用鲤鱼一头去鳞，纸裹炮熟，去刺研末，同糯米煮粥，空心食。（《心镜》）
◎一切肿毒，已溃未溃者。用鲤鱼烧灰，醋和涂之，以愈为度。（《外台》）

胆

气味

苦，寒，无毒。

主治

目热赤痛，青盲，明目。久服强悍，益志气。（《本经》）

点眼，治赤肿翳痛。涂小儿热肿。（甄权）

点雀目，燥痛即明。（《肘后》）

滴耳，治聋。（藏器）

附方

◎小儿咽肿痹痛者。用鲤鱼胆二七枚，和灶底土，以涂咽外，立效。（《千金方》）

脑髓

主治

诸痫。（苏恭）

煮粥食，治暴聋。（《大明》）

和胆等分，频点目眦，治青盲。（时珍）

附方

◎耳卒聋。竹筒盛鲤鱼脑，于饭上蒸过，注入耳中。（《千金》）

鳞

主治

产妇滞血腹痛，烧灰酒服。亦治血气。（苏颂）

烧灰，治吐血，崩中漏下，带下痔瘘，鱼鲠。（时珍）

发明

[时珍曰] 古方多以皮、鳞烧灰，入崩漏、痔瘘药中，盖取其行滞血耳。治鱼鲠者，从其类也。

附方

◎鼻衄不止。鲤鱼鳞炒成灰。每冷水服二钱。（《普济方》）

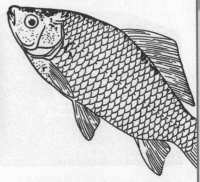

鲫鱼

释名

鲋鱼（音附）。[时珍曰]按陆佃《埤雅》云：鲫鱼旅行，以相即也，故谓之鲫；以相附也，故谓之鲋。

集解

[时珍曰]鲫喜偎泥，不食杂物，故能补胃。冬月肉厚子多，其味尤美。

肉

气味

甘，温，无毒。

主治

合五味煮食，主虚羸。（藏器）

温中下气。（《大明》）

止下痢肠痔。（保昇）

合莼作羹，主胃弱不下食，调中益五脏。合茭首作羹，主丹石发热。（孟诜）

合小豆煮汁服，消水肿。炙油，涂妇人阴疮诸疮，杀虫止痛。酿白矾烧研饮服，治肠风血痢。酿硫黄煅研，酿五倍子煅研，酒服，并治下血。酿茗叶煨服，治消渴。酿胡蒜煨研饮服，治膈气。酿绿矾煅研饮服，治反胃。酿盐花烧研，掺齿疼。酿当归烧研，揩牙乌髭止血。酿砒烧研，治急痔疮。酿白盐煨研，搽骨疽。酿附子炙焦，同油涂头疮白秃。（时珍）

发明

[震亨曰]诸鱼属火，独鲫属土，有调胃实肠之功。若多食，亦能动火。

附方

◎脾胃虚冷不下食。鹘突羹：以鲫鱼半斤切碎，用沸豉汁投之，入胡椒、荜萝、姜、橘皮等末，空心食之。（《心镜》）

◎恶疮似癞十余年者。鲫鱼烧研，和酱清傅之。（《千金方》）

头

主治

小儿头疮口疮，重舌目瞖。（苏恭）

烧研饮服，疗咳嗽。（藏器）

烧研饮服，治下痢。酒服，治脱肛及女人阴脱，仍以油调搽之。酱汁和，涂小儿面上黄水疮。（时珍）

子

主治

调中，益肝气。（张鼎）

骨

主治

蜃疮。烧灰傅，数次即愈。（张鼎）

胆

主治

取汁，涂痔疮、阴蚀疮，杀虫止痛。点喉中，治骨鲠竹刺不出。（时珍）

附方

◎小儿脑疳鼻痒，毛发作穗，黄瘦。用鲫鱼胆滴鼻中，三五日甚效。（《圣惠》）

◎消渴饮水。用浮石、蛤蚧、蝉蜕等分，为末。以鲫鱼胆七枚，调服三钱，神效。（《本事》）

脑

主治

耳聋。以竹筒蒸过，滴之。（《圣惠》）

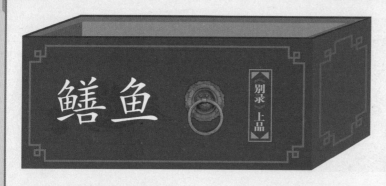

鳝鱼

别录·上品

释名

黄鲍。[宗奭曰] 鳝腹黄，故世称黄鳝。

集解

[保昇曰] 鳝鱼生水岸泥窟中。似鳗鲡而细长，亦似蛇而无鳞，有青、黄二色。

[时珍曰] 黄质黑章，体多涎沫，大者长二三尺，夏出冬蛰。一种蛇变者名蛇鳝，有毒害人。南人鬻鳝肆中，以缸贮水，畜数百头。夜以灯照之。其蛇化者，必项下有白点，通身浮水上，即弃之。或以蒜瓣投于缸中，则群鳝跳掷不已，亦物性相制也。

[藏器曰] 作臛，当重煮之。不可用桑柴，亦蛇类也。

[弘景曰] 鳝是荇苓根所化，又云死人发所化。今其腹中自有子，不必尽是变化也。

主治

补中益血，疗沈唇。（《别录》）

补虚损，妇人产后恶露淋沥，血气不调，羸瘦，止血，除腹中冷气肠鸣，及湿痹气。（藏器）

善补气，妇人产后宜食。（震亨）

补五脏，逐十二风邪，患湿风、恶气人，作臛空腹饱食，暖卧取汗出如胶，从腰脚中出，候汗干，暖五枝汤浴之。避风。三五日一作，甚妙。（孟诜）

专贴一切冷漏、痔瘘、臁疮引虫。（时珍）

附方

◎肉痔出血。鳝鱼煮食，其性凉也。（《便民食疗》）

◎臁疮蛀烂。用黄鳝鱼数条打死，香油抹腹，蟠疮上系定，顷则痛不可忍，然后取下看，腹有针眼皆虫也。未尽更作，后以人胫骨灰，油调搽之。（《奇效》）

肉

气味

甘，大温，无毒。

血

尾上取之。

主治

涂癣及瘘。（藏器）

疗口眼㖞斜，同麝香少许，左㖞涂右，右㖞涂左，正即洗去。治耳痛，滴数点入耳。治鼻衄，滴数点入鼻。治疹后生翳，点少许入目。治赤疵，同蒜汁、墨汁频涂之。又涂赤游风。（时珍）

发明

[时珍曰] 鳝善穿穴，无足而窜，与蛇同性，故能走经脉疗十二风邪，及口㖞、耳目诸窍之病。风中血脉，则口眼㖞斜，用血主之，从其类也。

头

五月五日收。

气味

甘，平，无毒。

主治

烧服，止痢，主消渴，去冷气，除痞癥，食不消。（《别录》）

同蛇头、地龙头烧灰酒服，治小肠痈有效。（《集成》）

百虫入耳，烧研，绵裹塞之，立出。（时珍）

皮

主治

妇人乳核硬疼，烧灰空心温酒服。（《圣惠》）

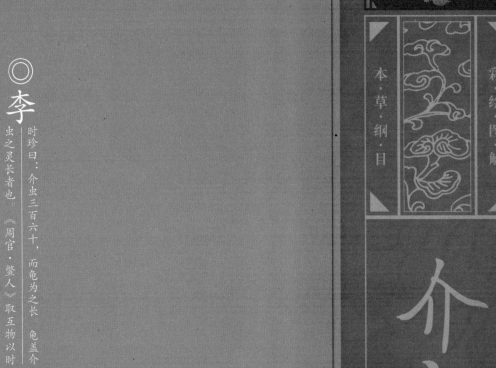

◎李

时珍曰：介虫三百六十，而龟为之长，龟盖介

虫之灵长者也。《周官·鳖人》取互物以时

籍（昌角切），春献鳖蜃，秋献龟鱼。祭祀供蠃（排）蠃

（螺）蚳（池）以授醢人。则介物亦圣世供馔之所不废者，

而况又可充药品乎？

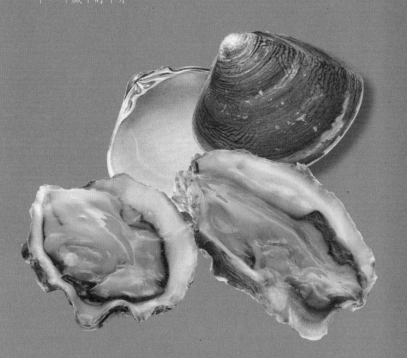

水龟

本经 上品

释名

玄衣督邮。时珍曰：按许慎《说文》云：龟头与蛇同。故字上从它，其下象甲、足、尾之形。它即古蛇字也。

集解

[时珍曰]甲虫百六十，而神龟为之长。龟形象离，其神在坎。上隆而文以法天，下平而理以法地。背阴向阳，蛇头龙颈。外骨内肉，肠属于首，通运任脉。广肩大腰，卵生思抱，其息以耳。雌雄尾交，亦与蛇匹。或云大腰无雄者，谬也。今人视其底甲，以辨雌雄。

龟甲

释名

神屋、败龟版、败将、漏天机。[时珍曰]并隐名也。

集解

[苏颂曰]今江湖间皆有之。入药须用神龟。神龟版当心前一处，四方透明，如琥珀色者最佳。其头方脚短，壳圆版白者，阳龟也；头尖脚长，壳长版黄者，阴龟也。阴人用阳，阳人用阴。今医家亦不知如此分别。

气味

甘，平，有毒。

主治

甲：治漏下赤白，破癥瘕痎疟，五痔阴蚀，湿痹四肢重弱，小儿囟不合。久服，轻身不饥。（《本经》）

惊恚气，心腹痛，不可久立，骨中寒热，伤寒劳复，或肌体寒热欲死，以作汤，良。久服，益气资智，使人能食。烧灰，治小儿头疮难燥，女子阴疮。（《别录》）

壳：炙末酒服，主风脚弱。（萧炳）

版：治血麻痹。（《日华》）

烧灰，治脱肛。（甄权）

下甲：补阴，主阴血不足，去瘀血，止血痢，续筋骨，

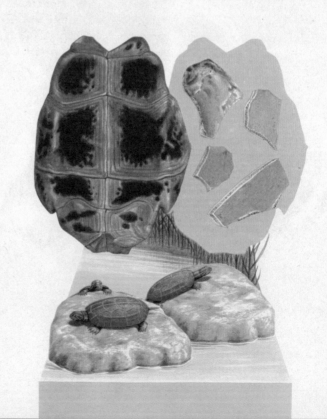

治劳倦，四肢无力。（震亨）

治腰脚酸痛，补心肾，益大肠，止久痢久泄，主难产，消痈肿。烧灰，傅臁疮。（时珍）

▌发明 ▌

[震亨曰]败龟版属金、水，大有补阴之功，而《本草》不言，惜哉！盖龟乃阴中至阴之物，禀北方之气而生，故能补阴、治血、治劳也。

[时珍曰]龟、鹿皆灵而有寿。龟首常藏向腹，能通任脉，故取其甲以补心、补肾、补血，皆以养阴也。鹿鼻常反向尾，能通督脉，故取其角以补命、补精、补气，皆以养阳也。乃物理之玄微，神工之能事。观龟甲所主诸病，皆属阴虚血弱，自可心解矣。

◎补阴丸。丹溪方：用龟下甲（酒炙）、熟地黄（九蒸九晒）各六两，黄柏（盐水浸炒）、知母（酒炒）各四两，石器为末，以猪脊髓和丸梧子大。每服百丸，空心温酒下。一方：去地黄，加五味子（炒）一两。

◎疟疾不止。龟壳烧存性，研末。酒服方寸匕。（《海上名方》）

◎小儿头疮。龟甲烧灰敷之。（《圣惠方》）

◎月蚀耳疮。同上。

◎口吻生疮。同上。

◎臁疮朽臭。生龟一枚取壳，醋炙黄，更煅存性，出火气，入轻粉、麝香。葱汤洗净，搽敷之。（《急救方》）

◎胎产下痢。用龟甲一枚，醋炙为末。米饮服一钱，日二。（《经验方》）

◎难产催生。《秘录》：用龟甲烧末，酒服方寸匕。《摘玄》：治产三五日不下，垂死，及矮小女子交骨不开者，用干龟壳一个（酥炙），妇人头发一握（烧灰），川芎、当归各一两。每服秤七钱，水煎服。如人行五里许，再一服。生胎、死胎俱下。

◎肿毒初起。败龟版一枚，烧研，酒服四钱。（《小山》）

◎妇人乳毒。方同上。

◎人咬伤疮。龟版骨、鳖肚骨各一片，烧研。油调搽之。（叶氏《摘玄》）

◎猪咬成疮。龟版烧研，香油调搽之。（叶氏《摘玄》）

肉

▌气味 ▌

甘、酸，温，无毒。

▌主治 ▌

酿酒，治大风缓急，四肢拘挛，或久瘫缓不收，皆瘥。（苏恭）

煮食，除湿痹风痹，身肿踒折。（孟诜）

治筋骨疼痛及一二十年寒嗽，止泻血、血痢。（时珍）

▌发明 ▌

[时珍曰]按《周处风土记》云：江南五月五日煮肥龟，入盐、豉、蒜、蓼食之，名曰葅龟。取阴内阳外之义也。

附方

◎热气湿痹，腹内积热。用龟肉同五味煮食之。微泄为效。（《普济方》）

◎筋骨疼痛。用乌龟一个，分作四脚。每用一脚，入天花粉、枸杞子各一钱二分，雄黄五分，麝香五分，槐花三钱，水一碗煎服。（《纂要奇方》）

◎十年咳嗽或二十年医不效者。生龟三枚，治如食法，去肠，以水五升，煮取三升浸曲，酿秫米四升如常法，饮之令尽，永不发。又方：用生龟一枚着坎中，令人溺之，浸至三日，烧研。以醇酒一升，和末如干饭，顿服。须史大吐，嗽囊出则愈，小儿减半。（《普济方》）

◎痢及泻血。乌龟肉，以砂糖水拌，椒和，炙煮食之。多度即愈。（《普济方》）

◎年久痔漏。田龟二三个，煮取肉，入茴香、葱、酱，常常食，累验。此疾大忌糟、醋等热物。（《便民食疗》）

◎劳瘵失血。田龟煮取肉，和葱、椒、酱、油煮食。补阴降火，治虚劳失血咯血，咳嗽寒热，累用经验。（吴球《便民食疗》）

血

▌气味 ▌

咸，寒，无毒。

▌主治 ▌

涂脱肛。（甄权）

治打扑伤损，和酒饮之，仍捣生龟肉涂之。（时珍）

胆汁

▌气味 ▌

苦，寒，无毒。

▌主治 ▌

痘后目肿，经月不开，取点之，良。（时珍）

鳖

【本经·中品】

释名

团鱼、神守。[时珍曰]鳖行蹩躃，故谓之鳖。

集解

[时珍曰]鳖，甲虫也。水居陆生，穿脊连胁，与龟同类。四缘有肉裙，故曰龟，甲里肉；鳖，肉里甲。无耳，以目为听。纯雌无雄，以蛇及鼋为匹。

鳖甲

气味

咸，平，无毒。

主治

心腹癥瘕，坚积寒热，去痞疾息肉，阴蚀痔核恶肉。（《本经》）

疗温疟，血瘕腰痛，小儿胁下坚。（《别录》）

去血气，破癥结恶血，堕胎。消疮肿肠痈，并扑损瘀血。（《日华》）

除老疟疟母，阴毒腹痛，劳复食复，斑痘烦喘，小儿惊痫，妇人经脉不通，难产，产后阴脱，丈夫阴疮石淋，敛溃痈。（时珍）

发明

[时珍曰]鳖甲乃厥阴肝经血分之药，肝主血也。试常思之，龟、鳖之属，功各有所主。鳖色青入肝，故所主者，疟劳寒热，痃瘕惊痫，经水痈肿阴疮，皆厥阴血分之病也。玳瑁色赤入心，故所主者，心风惊热，伤寒狂乱，痘毒肿毒，皆少阴血分之病也。秦龟色黄入脾，故所主者，顽风湿痹，身重蛊毒，皆太阴血分之病也。水龟色黑入肾，故所主者，阴虚精弱，腰脚酸痿，阴疟泻痢，皆少阴血分之病也。介虫阴类，故并主阴经血分之病，从其类也。

肉

气味

甘，平，无毒。

主治

热气湿痹，腹中激热，五味煮食，当微泄。（藏器）

作臛食，治久痢，长髭须。作丸服，治虚劳痃癖脚气。（时珍）

脂

主治

除日拔白发，取脂涂孔中，即不生。欲再生者，白犬乳汁涂之。（藏器）

头

阴干。

主治

烧灰，疗小儿诸疾，妇人产后阴脱下坠，尸疰心腹痛。（恭）

傅历年脱肛不愈。（《日华》）

头血

主治

涂脱肛。（甄权）

风中血脉，口眼㖞僻，小儿疳劳潮热。（时珍）

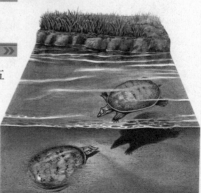

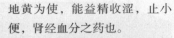

牡蛎

《本经》上品

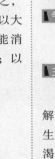

释名

牡蛤、蛎蛤、古贲、蠔。

[时珍曰]蛤蚌之属，皆有胎生、卵生。独此化生，纯雄无雌，故得牡名。曰蛎曰蠔，言其粗大也。

集解

[时珍曰]南海人以其蛎房砌墙，烧灰粉壁，食其肉谓之蛎黄。

气味

咸，平、微寒，无毒。

主治

伤寒寒热，温疟洒洒，惊恚怒气，除拘缓鼠瘘，女子带下赤白。久服，强骨节，杀邪鬼，延年。（《本经》）

除留热在关节营卫，虚热去来不定，烦满心痛气结，止汗止渴，除老血，疗泄精，涩大小肠，止大小便，治喉痹咳嗽，心胁下痞热。（《别录》）

粉身，止大人、小儿盗汗。同麻黄根、蛇床子、干姜为粉，去阴汗。（藏器）

治女子崩中，止痛，除风热温疟，鬼交精出。（孟诜）

男子虚劳，补肾安神，去烦热，小儿惊痫。（李珣）

去胁下坚满，瘰疬，一切疮。（好古）

化痰软坚，清热除湿，止心脾气痛，痢下赤白浊，消疝瘕积块，瘿疾结核。（时珍）

发明

[权曰]病虚而多热者，宜同地黄、小草用之。

[好古曰]牡蛎入足少阴，为软坚之剂。以柴胡引之，能去胁下硬；以茶引之，能消项上结核；以大黄引之，能消股间肿；以地黄为使，能益精收涩，止小便，肾经血分之药也。

[成无己曰]牡蛎之咸，以消胸膈之满，以泄水气，使痞者消，硬者软也。

[元素曰]壮水之主，以制阳光，则渴饮不思。故蛤蛎之类，能止渴也。

附方

◎心脾气痛，气实有痰者。牡蛎煅粉，酒服二钱。（《丹溪心法》）

◎虚劳盗汗。牡蛎粉、麻黄根、黄芪等分为末。每服二钱，水二盏，煎七分，温服，日一。（《本事方》）

◎病后常衄，小劳即作。牡蛎十分，石膏五分，为末，酒服方寸匕（亦可蜜丸），日三服。（《肘后方》）

◎小便数多。牡蛎五两烧灰，小便三升，煎二升，分三服。神效。（《乾坤生意》）

◎梦遗便溏。牡蛎粉，醋糊丸梧子大。每服三十丸，米饮下，日二服。（《丹溪方》）

◎面色黧黑。牡蛎粉研末，蜜丸梧子大。每服三十丸，白汤下，日一服。并炙其肉食之。（《普济方》）

肉

气味

甘，温，无毒。

主治

煮食，治虚损，调中，解丹毒，妇人血气。以姜、醋生食，治丹毒，酒后烦热，止渴。（藏器）

炙食甚美，令人细肌肤，美颜色。（苏颂）

蚌

《宋嘉祐》

释名

[时珍曰]蚌与蛤同类而异形。长者通曰蚌，圆者通曰蛤。故蚌从丰，蛤从合，皆象形也。

集解

[时珍曰]蚌类甚繁，今处处江湖中有之，唯洞庭、汉沔独多。大者长七寸，状如牡蛎辈；小者长三四寸，状如石决明辈。

肉

气味

甘、咸，冷，无毒。

主治

止渴除热，解酒毒，去眼赤。（孟诜）

明目除湿，主妇人劳损下血。（藏器）

除烦，解热毒，血崩带下，痔瘘，压丹石药毒。以黄连末纳入取汁，点赤眼、眼暗。（《日华》）

蚌粉

气味

咸，寒，无毒。

主治

诸疳，止痢并呕逆。醋调，涂痈肿。（《日华》）

烂壳粉：治反胃，心胸痰饮，用米饮服。（藏器）

解热燥湿，化痰消积，止白浊带下痢疾，除湿肿水嗽，明目，搽阴疮湿疮痱痒。（时珍）

发明

[时珍曰]蚌粉与海蛤粉同功，皆水产也。治病之要，只在清热行湿而已。《日华》言其治疳。近有一儿病疳，专食此粉，不复他食，亦一异也。

附方

◎反胃吐食。用真正蚌粉，每服称过二钱，捣生姜汁一盏，再入米醋同调送下。（《急救良方》）

◎痰饮咳嗽。用真蚌粉新瓦炒红，入青黛少许，用淡斋水滴麻油数点，调服二钱。《类编》云：徽宗时，李防御为入内医官时，有宠妃病痰嗽，终夕不寐，面浮如盘。徽宗呼李治之，诏令供状，三日不效当诛。李忧惶技穷，与妻泣别。忽闻外叫卖：咳嗽药一文一帖，吃了即得睡。李市一帖视之，其色浅碧。恐药性犷悍，并三服自试之，无他。乃取三帖为一，入内授妃服之。是夕嗽止，比晓面消。内侍走报，天颜大喜，赐金帛直万缗。李恐索方，乃寻访前卖药人，饮以酒，厚价求之，则此方也。云自少时从军，见主帅有此方，剽得以度余生耳。

◎雀目夜盲，遇夜不能视物。用建昌军螺儿蚌粉三钱，为末，水飞过，雄猪肝一叶，披开纳粉扎定，以第二米泔煮七分熟，仍别以蚌粉蘸食，以汁送下。一日一作。与夜明砂同功。（《直指方》）

◎积聚痰涎，结于胸膈之间，心腹疼痛，日夜不止，或干呕哕食者，炒粉丸主之。用蚌粉一两，以巴豆七粒同炒赤，去豆不用，醋和粉丸梧子大，每服二十九，姜酒下。丈夫脐腹痛，茴香汤下。女人血气痛，童便和酒下。（孙氏《仁存方》）

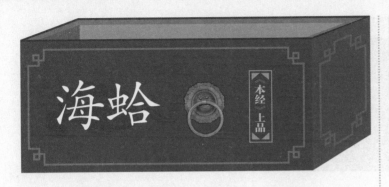

海蛤

《本经》上品

释名

[时珍曰]海蛤者，海中诸蛤烂壳之总称，不专指一蛤也。

集解

[时珍曰]按沈存中《笔谈》云：海蛤即海边沙泥中得之。

气味

苦、咸，平，无毒。

主治

咳逆上气，喘息烦满，胸痛寒热。（《本经》）

疗阴痿。（《别录》）

主十二水满急痛，利膀胱大小肠。（《唐注》）

治水气浮肿，下小便，治嗽逆上气，项下瘤瘿。（甄权）

疗呕逆，胸胁胀急，腰痛五痔，妇人崩中带下。（《日华》）

止消渴，润五脏，治服丹石人有疮。（萧炳）

清热利湿，化痰饮，消积聚。除血痢，妇人血结胸，伤寒反汗搐搦，中风瘫痪。（时珍）

附方

◎水肿发热，小便不通者，海蛤汤主之。海蛤、木通、猪苓、泽泻、滑石、黄葵子、桑白皮各一钱，灯心三分，水煎服，日二。（《圣惠方》）

◎石水肢瘦，其腹独大者，海蛤丸主之。海蛤（煅粉）、防己各七钱半，葶苈、赤茯苓、桑白皮各一两，陈橘皮、郁李仁各半两，为末，蜜丸如梧子大。每米饮下五十九，日二次。（《圣济总录》）

◎血痢内热。海蛤末，蜜水调服二钱，日二。（《传信》）

◎衄血不止。蛤粉一两（罗七遍），槐花半两（炒焦），研匀。每服一钱，新汲水调下。（《杨氏家藏方》）

◎水瘑肿满。用海蛤、杏仁、汉防己、枣肉各二两，葶苈六两，为末研，丸梧子大。一服十九，服至利下水为妙。（藏器）

◎气肿湿肿。用海蛤、海带、海藻、海螵蛸、海昆布、凫茨、荔枝壳等分，流水煎服，日二次。（何氏）

◎伤寒血结，胸胀痛不可近。仲景无方，宜海蛤散主之，并刺期门穴。用海蛤、滑石、甘草各一两，芒消半两，为末。每服二钱，鸡子清调服。更服桂枝红花汤，发其汗则愈。盖膻中血聚则小肠壅，小肠壅则血不行。服此则小肠通，血流行而胸膈利矣。（朱肱《活人书》）

◎伤寒搐搦。伤寒出汗不彻，手脚搐者。用海蛤、川乌头各一两，穿山甲二两，为末，酒丸如弹子大，捏扁，置所患足心下。别擘葱白盖药，以帛缠定。于暖室中热水浸脚至膝上，水冷又添，候遍身汗出为度。凡三日一作，以知为度。（宗奭）

◎中风瘫痪。方同上。

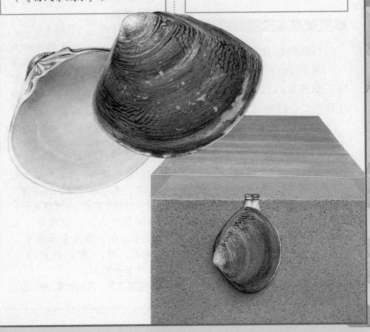

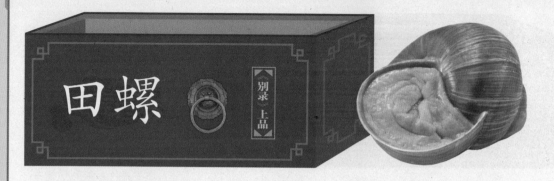

集解

[时珍曰] 螺，蚌属也。其壳旋文。其肉视月盈亏，故王充云：月毁于天，螺消于渊。《说卦》云：离为螺，为蚌，为龟，为鳖，为蟹。皆以其外刚而内柔也。

肉

气味

甘，大寒，无毒。

主治

目热赤痛，止渴。（《别录》）

煮汁，疗热醒酒。用真珠、黄连末内入，良久，取汁注目中，止目痛。（弘景）

煮食，利大小便，去腹中结热，目下黄，脚气冲上，小腹急硬，小便赤涩，手足浮肿。生浸取汁饮之，止消渴。捣肉，傅热疮。（藏器）

利湿热，治黄疸。捣烂贴脐，引热下行，止噤口痢，下水气淋闭。取水，搽痔疮狐臭。烧研，治瘰疬癣疮。（时珍）

附方

◎消渴饮水，日夜不止，小便数者。《心镜》：用田螺五升，水一斗，浸一夜，渴即饮之。每日一换水及螺。或煮食饮汁亦妙。《圣惠》：用糯米二升，煮稀粥一斗，冷定。入田中活螺三升在内，待食粥尽，吐沫出，乃收饮之，立效。

◎肝热目赤。用大田螺七枚洗净，新汲水养去泥秽，换水一升浸洗取起。于净器中，着少盐花于甲内，承取自然汁点目。逐个用了，放去之。（《药性论》）

◎小便不通，腹胀如鼓。用田螺一枚，盐半匕，生捣，傅脐下一寸三分，即通。熊彦诚曾得此疾，异人授此方果愈。（《类编》）

◎痔漏疼痛。《乾坤生意》：用田螺一个，入片脑一分在内，取水搽之。仍先以冬瓜汤洗净。孙氏：用田螺一枚，用针刺破，入白矾末同理一夜，取螺内水扫疮上，又善能止痛也，甚妙。《袖珍》：用马齿苋汤洗净，捣活螺蛳傅上，其病即愈。

◎脚气攻注。用生大田螺捣烂，傅两股上，便觉冷趋至足而安。又可傅丹田，利小便。董守约曾用有效。（《稗史》）

◎肠风下血，因酒毒者。大田螺五个，烧至壳白肉干，研末，作一服，热酒下。（《百一》）

◎酒醉不醒。用水中螺、蚌、葱、

豉煮食饮汁，即解。（《肘后》）

◎反胃呕噎。田螺洗净水养，待吐出泥，澄取晒半干，丸梧子大。每服三十九，藿香汤下。烂壳研服亦可。（《经验方》）

◎水气浮肿。用大田螺、大蒜、车前子等分，捣膏摊贴脐上，水从便旋而下。象山县民病此，得是方而愈。（仇远《稗史》）

◎风虫癣疮。用螺蛳十个，槿树皮末一两，同入碗内蒸熟，捣烂，入矾红三钱，以盐水调搽。（孙氏）

壳

气味

甘，平，无毒。

主治

烧研，主尸疰心腹痛，失精，止泻。（《别录》）

烂者烧研水服，止反胃，去卒心痛。（藏器）

烂壳研细末服之，止下血，小儿惊风有痰，疮疡脓水。（时珍）

附方

◎小儿头疮。田螺壳烧存性，清油调，掺之。（《圣惠》）

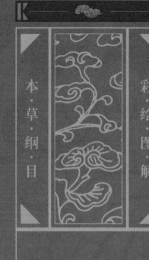

◎李

时珍曰：二足而羽曰禽。师旷《禽经》云：羽虫三百六十，毛

协四时，色合五方。山禽岩栖，原鸟地处。林鸟朝嘲，水鸟夜

唉。山禽味短而尾修，水禽味长而尾促。其交也，或以尾臎，或以睛睨，或

以声音，或合异类（雉、孔与蛇交之类）其生也，或以翼孚卵，或以同气变

（鹰化鸠之类），或以异类化（田鼠化鴽之类），或变入无情（雉入水为蜃之

类）。噫！物理万殊若此，学者其可不致知乎？五鸠九扈，少皞取以名官；

雄雄鸱鸮，诗人得之观感。厌旨徽矣。不妖夭，不覆巢，不殰卵，而庖人供

六禽，羿（音翅）氏攻猛鸟，蛞蝓覆天鸟之巢。圣人之于物也，用舍仁杀之

意，夫岂徒然哉？记曰：天产作阳。羽类则阳中之阳，大抵多养阳。

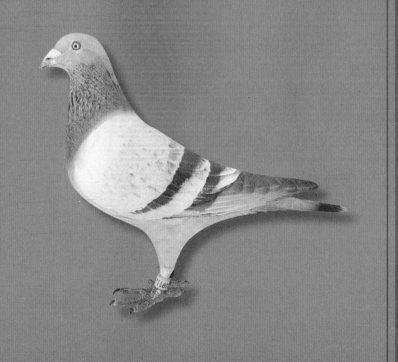

鹅

别录 上品

☞ 释名

家雁、舒雁。[时珍曰]鹅鸣自呼。江东谓之舒雁，似雁而舒迟也。

☞ 集解

[时珍曰]江淮以南多畜之。有苍、白二色，及大而垂胡者。并绿眼黄喙红掌，善斗，其夜鸣应更。

白鹅膏

腊月炼收。

气味

甘，微寒，无毒。

主治

灌耳，治卒聋。（《别录》）
润皮肤，可合面脂。（《日华》）
涂面急，令人悦白。唇渖，手足皲裂，消痈肿，解礜石毒。（时珍）

肉

气味

甘，平，无毒。

主治

利五脏。（《别录》）
解五脏热，服丹石人宜之。（孟诜）
煮汁，止消渴。（藏器）

发明

[时珍曰]鹅气味俱厚，发风发疮，莫此为甚，火熏者尤毒。

血

气味

咸，平，微毒。

主治

中射工毒者，饮之，并涂其身。（陶弘景）
解药毒。（时珍）

胆

气味

苦，寒，无毒。

主治

解热毒及痔疮初起，频涂抹之，自消。（时珍）

卵

气味

甘，温，无毒。

主治

补中益气。多食发痼疾。（孟诜）

毛

主治

射工水毒。（《别录》）
小儿惊痫。又烧灰酒服，治噎疾。（苏恭）

发明

[弘景曰]东川多溪毒，养鹅以辟之，毛羽亦佳，并饮其血。鹅未必食射工，盖以威相制耳。

[时珍曰]《岭南异物志》云：邕州蛮人选鹅腹毳毛为衣、被絮，柔暖而性冷。婴儿尤宜之，能辟惊痫。柳子厚诗云："鹅毛御腊缝山罽"，即此。盖毛与肉性不同也。

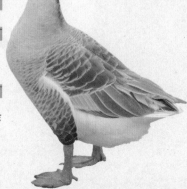

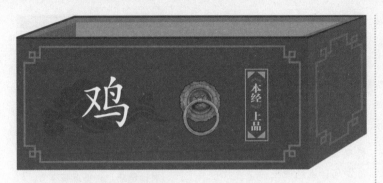

鸡 〔本经上品〕

释名

烛夜。〔时珍曰〕按
涂铭云：鸡者稽也，能稽
时也。

集解

〔时珍曰〕鸡类甚多，
五方所产，大小形色往往亦
异。鸡在卦属巽，在星应
昴，无外肾而亏小肠。

丹雄鸡肉

气味

甘，微温，无毒。

主治

女人崩中漏下赤白沃。
（《本经》）
补虚温中止血。能愈久伤
乏疮不瘥者。（《别录》）
补肺。（思邈）

发明

〔宗奭曰〕即朱鸡也。
〔时珍曰〕鸡虽属木，分
而配之，则丹雄鸡得离火阳明之
象，白雄鸡得庚金太白之象，故
辟邪恶者宜之；乌雄鸡属木，乌

雌鸡属水，故胎产宜之；黄雌鸡
属土，故脾胃宜之；而乌骨者，
又得水木之精气，故虚热者宜
之，各从其类也。

白雄鸡肉

气味

酸，微温，无毒。

主治

下气，疗狂邪，安五脏，
伤中消渴。（《别录》）
调中除邪，利小便，去丹
毒风。（《日华》）

附方

◎癫邪狂妄，自贤自圣，行走
不休。白雄鸡一只煮，以五味
和作羹粥食。（《心镜》）
◎水气浮肿。小豆一升，白雄
鸡一只，治如食法，以水三斗
煮熟食之，饮汁令尽。（《肘
后方》）

乌雄鸡肉

气味

甘，微温，无毒。

主治

补中止痛。（《别录》）

止肚痛，心腹恶气，除风
湿麻痹，补虚羸，安胎，治折
伤并痈疽。生捣，涂竹木刺入
肉。（《日华》）

附方

◎补益虚弱。〔诜曰〕虚弱人
用乌雄鸡一只治净，五味煮极
烂，食生即反损人。或五味淹
炙食，亦良。
◎脚气烦懑。用乌雄鸡一只，
治如食法，入米作羹食。
（《养老书》）

黑雌鸡肉

气味

甘、酸，温、平。无毒。

主治

作羹食，治风寒湿痹，五
缓六急，安胎。（《别录》）
安心定志，除邪辟恶气，
治血邪，破心中宿血，治痈
疽，排脓补新血，及产后虚
羸，益色助气。（《日华》）

附方

◎中风舌强不语。乌雌鸡
一只治净，以酒五升，煮取
二升去滓，分作三次，连服
之。食葱姜粥，暖卧，取小
汗。（《饮膳正要》）
◎虚损积劳。用乌雌鸡一头，
治如食法，以生地黄一斤
（切），饴糖一升，纳腹内缚
定，铜器贮，于瓶中蒸五升米
熟，取出，食肉饮汁，勿用
盐。一月一作，神效。（《姚
僧垣方》）

黄雌鸡肉

气味

甘、酸、咸，平，无毒。

主治

伤中消渴，小便数而不禁，肠澼泄痢，补益五脏绝伤，疗五劳，益气力。（《别录》）

治劳劣，添髓补精，助阳气，暖小肠，止泄精，补水气。（《日华》）

补丈夫阳气，治冷气疾着床者，渐渐食之，良。以光粉、诸石末和饭饲鸡，煮食甚补益。（孟诜）

治产后虚羸，煮汁煎药服，佳。（时珍）

附方

◎消渴饮水，小便数。以黄雌鸡煮汁冷饮，并作羹食肉。（《心镜》）
◎脾虚滑痢。用黄雌鸡一只炙，以盐、醋涂，煮熟食之。（《心镜》）
◎产后虚羸。黄雌鸡一只，去毛，背上开破，入生百合三枚，白粳米半升，缝合，入五味汁中煮熟，开腹取百合并饭，和汁作羹食之，并食肉。（《圣惠》）

乌骨鸡

气味

甘，平，无毒。

主治

补虚劳羸弱，治消渴，中恶鬼击心腹痛，益产妇，治女人崩中带下，一切虚损诸病，大人小儿下痢禁口，并煮食饮汁，亦可捣和丸药。（时珍）

发明

[时珍曰] 乌骨鸡，有白毛乌骨者，黑毛乌骨者，斑毛乌骨者，有骨肉俱乌者，肉白骨乌者；但观鸡舌黑者，则肉骨俱乌，入药更良。

附方

◎赤白带下。白果、莲肉、江米各五钱，胡椒一钱，为末。乌骨鸡一只，如常治净，装入鸡腹煮熟，空心食之。
◎脾虚滑泄。乌骨母鸡一只治净，用豆蔻一两，草果二枚，烧存性，掺入鸡腹内，扎定煮熟，空心食之。

鸡冠血

三年雄鸡者良。

气味

咸，平，无毒。

主治

乌鸡者，主乳难。（《别录》）

治目泪不止，日点三次，良。（孟诜）

亦点暴赤目。（时珍）

附方

◎对口毒疮。热鸡血频涂之，取散。（《皆效方》）
◎燥癣作痒。雄鸡冠血，频频涂之。（《范汪方》）

鸡子

即鸡卵也。黄雌者为上，乌雌者次之。

气味

甘，平，无毒。

主治

除热火灼烂疮、痫痉，可作虎魄神物。（《别录》）

镇心，安五脏，止惊安胎，治妊娠天行热疾狂走，男子阴囊湿痒，及开喉声失

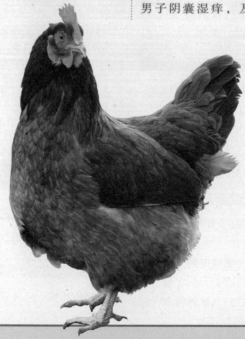

音。醋煮食之，治赤白久痢，及产后虚痢。光粉同炒干，止疳痢，及妇人阴疮。和豆淋酒服，治贼风麻痹，醋浸令坏，傅疣黯。作酒，止产后血运，暖水脏，缩小便，止耳鸣。和蜡炒，治耳鸣、聋，及疳痢。（《日华》）

小儿发热，以白蜜一合，和三颗搅服，立瘥。（孟诜）

[时珍曰]卵白象天，其气清，其性微寒；卵黄象地，其气浑，其性温；卵则兼黄白而用之，其性平。精不足者补之以气，故卵白能清气，治伏热、目赤、咽痛诸疾；形不足者补之以味，故卵黄能补血，治下痢、胎产诸疾；卵则兼理气血，故治上列诸疾也。

附方

◎雀卵面疮。鸡卵醋浸令坏，取出傅之。（《圣惠》）
◎产后血多不止。乌鸡子三枚，醋半升，酒二升，和搅，煮取一升，分四服。（《拾遗》）
◎妇人白带。用酒及艾叶煮鸡卵，日日食之。（《袖珍方》）
◎头风白屑。新下乌鸡子三枚，沸汤五升搅，作三度沐之，甚良。（《集验》）

卵白

气味

甘，微寒，无毒。

主治

目热赤痛，除心下伏热，

止烦满咳逆，小儿下泄，妇人产难，胞衣不出，并生吞之。醋浸一宿，疗黄疸，破大烦热。（《别录》）

和赤小豆末，涂一切热毒、丹肿、腮痛神效。冬月以新生者酒渍之，密封七日取出，每夜涂面，去黯鼾皯疱，令人悦色。（时珍）

附方

◎面生疮疱。鸡子，以三岁苦酒浸之三宿，待软，取白涂之。（《肘后》）
◎汤火烧灼。鸡子清和酒调洗，勤洗即易生肌。忌发物。或生傅之亦可。（《经验秘方》）
◎面黑令白。鸡子三枚，酒浸，密封四七日。每夜以白傅面，如雪白也。（《普济》）
◎下痢赤白。生鸡子一个，取白摊连纸上日干，折作四重，包肥乌梅十个，安熨斗中，以白炭烧存性，取出碗覆，冷定研末，入水银粉少许。大人分二服，小儿三服，空心井华水调之。如觉微利，不须再服。（《证类》）
◎咽塞鼻疮及干呕头痛，食不下。用鸡子一枚，开一窍，去黄留白，着米醋，煻火顿沸，取下更顿，如此三次。乘热饮之，不过一二度即愈。（《普济方》）

卵黄

气味

甘，温，无毒。

主治

醋煮，治产后虚痢，小儿发热。煎食，除烦热。炼过，

治呕逆。（《药性》）

补阴血，解热毒，治下痢，甚验。（时珍）

[时珍曰]鸡子黄，气味俱厚，阴中之阴，故能补形。昔人谓其与阿胶同功，正此意也。其治呕逆诸疮，则取其除热引虫而已。

附方

◎小肠疝气。鸡子黄搅，温水服之。三服效。（《普济》）
◎小儿痫疾。鸡子黄和乳汁搅服。不过三两枚，自定。（《普济》）
◎消灭瘢痕。鸡子五七枚煮熟，取黄炒黑，拭涂，日三。久久自灭。（《圣惠方》）
◎赤白下痢。鸡卵一枚，取黄去白，入胡粉满壳，烧存性。以酒服一钱匕。（葛氏方）
◎妊娠下痢绞痛。用乌鸡子一枚，开孔去白留黄，入黄丹一钱在内，厚纸裹定，泥固煨干为末。每服三钱，米饮下。一服愈者是男，两服愈者是女。（《三因方》）
◎小儿头疮。煮熟鸡子黄，炒令油出，以麻油、腻粉搽之。（《事林广记》）
◎汤火伤疮。熟鸡子十个，取黄炒取油，入腻粉十文搅匀，扫上，三五日永除瘢痕。（《集验方》）
◎杖疮已破。鸡子黄熬油搽之，甚效。（唐瑶《经验方》）
◎天泡水疮。方同上。
◎妊娠胎漏，血下不止，血尽则子死。用鸡子黄十四枚，以好酒二升，煮如饧服之。未瘥再作，以瘥为度。（《普济方》）
◎耳疮出汁。鸡子黄炒油涂之，甚妙。（《谈野翁方》）

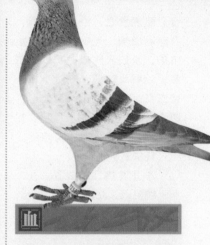

鸽 《宋嘉祐》

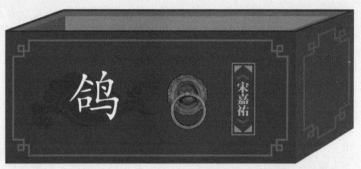

释名

鹁鸽、飞奴。［时珍曰］鸽性淫而易合，故名。

集解

［时珍曰］处处人家畜之，亦有野鸽。名品虽多，大要毛羽不过青、白、皂、绿、鹊斑数色。眼目有大小，黄、赤、绿色而已。亦与鸠为匹偶。

白鸽肉

气味

咸，平，无毒。

主治

解诸药毒，及人、马久患疥，食之立愈。（《嘉祐》）

调精益气，治恶疮疥癣，风疮白癜，疬疡风，炒熟酒服。虽益人，食多恐减药力。（孟诜）

血

主治

解诸药、百蛊毒。（时珍。出《事林广记》）

卵

主治

解疮毒、痘毒。（时珍）

寒号虫 《宋开宝》

释名

鹖鴠、独春，屎名五灵脂。

集解

［时珍曰］鹖旦乃候时之鸟也，五台诸山甚多。其状如小鸡，四足有肉翅。

肉

气味

甘，温，无毒。

主治

食之，补益人。（汪颖）

五灵脂

气味

甘，温，无毒。

主治

心腹冷气，小儿五疳，辟疫，治肠风，通利气脉，女子血闭。（《开宝》）

附方

◎骨折肿痛。五灵脂、白及各一两，乳香、没药各三钱，为末，熟水同香油调，涂患处。（《乾坤秘韫》）

兽部

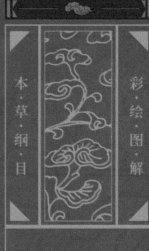

◎李

时珍曰：兽者四足而毛之总称，地产也。拳养者谓之畜。《素问》曰：五畜为益，是矣。周制庖人供六畜（马、牛、鸡、羊、犬、豕）六兽（麋、鹿、狼、麇、兔、野豕也），辨其死生鲜薨之物。兽人辨其名物。凡祭祀宾客，供其死兽生兽。皮毛筋骨，入于玉府。冥氏攻猛兽，穴氏攻蛰兽。呜呼！圣人之于养生事死、辨物用物之道，可谓慎且备矣。后世如黄羊黄鼠，今为御供；鼲羊之问，宣父独知；鼩鼠之对，终军能究。山獭之异，狗宝之功，皆服食所须，而典籍失载。羱羊之问，宣父独知，鼢鼠之对，终军能究。地生之羊，彭侯之肉，非博雅君子，孰能别之？况物之性理万殊，人之用舍宜慎，盖不但多识其名而已也。于是集诸兽之可供膳食、药物、服器者为兽类。

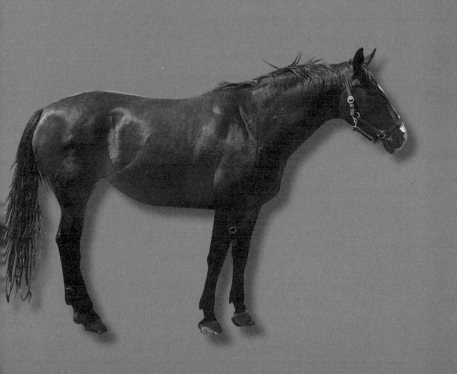

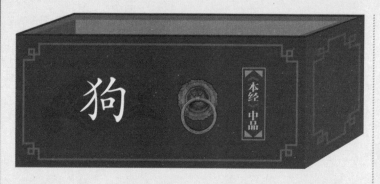

狗

本经 中品

立说，矫枉过偏矣。《济生》治真阳虚惫诸虚证，有黄犬肉丸，药多不载。

释名

犬、地羊。［时珍曰］狗，叩也。吠声有节，如叩物也。或云为物苟且，故谓之狗，韩非云"蝇营狗苟"是矣。

集解

［时珍曰］狗类甚多，其用有三：田犬长喙善猎，吠犬短喙善守，食犬体肥供馔。凡《本草》所用，皆食犬也。

肉

气味

咸、酸，温，无毒。

主治

安五脏，补绝伤，轻身益气。（《别录》）

宜肾。（思邈）

补胃气，壮阳道，暖腰膝，益气力。（《日华》）

补五劳七伤，益阳事，补血脉，厚肠胃，实下焦，填精髓，和五味煮，空心食之。凡食犬不可去血，则力少不益人。（孟诜）

发明

［弘景曰］白狗、乌狗入药用。黄狗肉大补虚劳，牡者尤胜。

［《大明》曰］黄犬大补益人，余色微补。古言薯蓣凉而能补，犬肉暖而不补。虽有此言，服终有益。但因食秽，不食者众。

［震亨曰］世言犬能治劳损阳虚之疾，然人病多是阴虚。若阳果虚，其死甚易，亦安能措手哉？

［时珍曰］脾胃属土，喜暖恶寒。犬性温暖，能治脾胃虚寒之疾。脾胃温和，而腰肾受荫矣。若素常气壮多火之人，则宜忌之。丹溪独指阴虚

附方

◎戊戌酒。大补元气。用黄犬肉一只，煮一伏时，捣如泥，和汁拌炊糯米三斗，入曲如常酿酒。候熟，每旦空心饮之。（《养老方》）

◎戊戌丸。治男子、妇人一应诸虚不足，骨蒸潮热等证。用黄童子狗一只，去皮毛肠肚外肾，于砂锅内用酒醋八分，水二升，入地骨皮一斤，前胡、黄芪、肉苁蓉各四两，同煮一日。去药，再煮一夜。去骨，再煮肉如泥，擂滤。入当归末四两，莲肉、苍术末各一斤，厚朴、橘皮末十两，甘草末八两，和杵千下，丸梧子大。每空心盐酒下五七十丸。（《乾坤秘韫》）

◎脾胃虚冷，腹满刺痛。肥狗肉半斤。以水同盐、豉煮粥，频食一两顿。（《心镜》）

◎虚寒疟疾。黄犬肉煮臛，入五味，食之。（《心镜》）

◎气水鼓胀。狗肉一斤切，和米煮粥，空腹食之。（《心镜》）

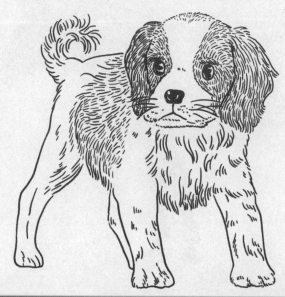

蹄肉

气味

酸，平。

主治

煮汁饮之，能下乳汁。（《别录》）

血

白狗者良。

气味

咸，温，无毒。

主治

白狗血：治癫疾发作。乌狗血：治产难横生，血上抢心，和酒服之。（《别录》）

补安五脏。（《日华》）

热饮，治虚劳吐血，又解射罔毒。点眼，治痘疮入目。又治伤寒热病发狂见鬼及鬼击病，辟诸邪魅。（时珍）

发明

〔时珍曰〕术家以犬为地厌，能禳辟一切邪魅妖术。按《史记》云秦时杀狗磔四门以御灾，杀白犬血题门以辟不祥，则自古已然矣。又《华陀别传》云：琅琊有女子，右股病疮，痒而不痛，愈而复作。陀取稻糠色犬一只系马，马走五十里，乃断头向痒处合之。须臾一蛇在皮中动，以钩引出，长三尺许，七日而愈。此亦怪证，取狗之血腥，以引其虫耳。

附方

◎小儿卒痫。刺白犬血一升，含之。并涂身上。（《葛氏方》）

◎卒得病疮，常时生两脚间。用白犬血涂之，立愈。（《肘后方》）

◎两脚癣疮。白犬血涂之，立瘥。（《奇效》）

◎疗疮恶肿。取白犬血频涂之，有效。（《肘后》）

心血

主治

心痹心痛。取和蜀椒末，丸梧子大。每服五丸，日五服。（时珍。出《肘后》）

脑

主治

头风痹，鼻中瘜肉，下部蜃疮。（《别录》）

附方

◎眉发火瘢不生者：蒲灰，以正月狗脑和敷，日三，则生。（《圣惠方》）

心

主治

忧恚气，除邪。（《别录》）

治风痹鼻衄，及下部疮，狂犬咬。（《日华》）

肾

气味

平，微毒。

主治

妇人产后肾劳如疟者。妇人体热用猪肾，体冷用犬肾。（藏器）

肝

主治

肝同心、肾捣，涂狂犬咬。又治脚气攻心，切生，以姜、醋进之，取泄。先泄者勿用。（藏器）

附方

◎下痢腹痛。狗肝一具切，入米一升煮粥，合五味食。（《心镜》）

◎心风发狂。黄石散：用狗肝一具批开，以黄丹、消石各一钱半，研匀擦在肝内，用麻缚定，水一升煮熟。细嚼，以本汁送下。（《杨氏家藏》）

胆

青犬、白犬者良。

气味

苦，平，有小毒。

主治

明目。（《本经》）

敷痂疡恶疮。（《别录》）

疗鼻齆，鼻中瘜肉。（甄权）

主鼻衄聹耳，止消渴，杀虫除积，能破血。凡血气痛及伤损者，热酒服半个，瘀血尽下。（时珍）

治刀箭疮。（《日华》）

发明

〔慎微曰〕按《魏志》云：

河内太守刘勋女病左膝疮痒。华陀视之，用绳系犬后足不得行，断犬腹取胆向疮口，须臾有虫若蛇着疮上出，长三尺，病愈也。

附方

◎眼赤涩痒。犬胆汁注目中，效。（《圣惠》）

◎拔白换黑。狗胆汁涂之。（《千金》）

◎肝虚目暗。白犬胆一枚，萤火虫二七枚，阴干为末，点之。（《圣惠》）

◎聤耳出脓。用狗胆一枚，枯矾一钱，调匀。绵裹塞耳内，三四次即瘥。（《奇效良方》）

牡狗阴茎

释名

狗精六月上伏日聚，阴干百日。（《别录》）

气味

咸，平，无毒。

主治

伤中，阴痿不起，令强热大，生子，除女子带下十二疾。（《本经》）

治绝阳及妇人阴痿。（《日华》）

补精髓。（孟诜）

皮

主治

腰痛，炙热黄狗皮裹之。频用取瘥。烧灰，治诸风。（时珍）

发明

［时珍曰］《淮南万毕术》云：黑犬皮毛烧灰扬之，止天风。则治风之义，有取乎此也。

毛

主治

产难。（苏恭）

颈下毛：主小儿夜啼，绛囊盛，系儿背上。（藏器）

烧灰汤服一钱，治邪疟。尾：烧灰，敷犬伤。（时珍）

附方

◎汤火伤疮。狗毛细剪，以煤胶和毛敷之。痂落即瘥。（《梅师》）

齿

气味

平，微毒。

主治

癫痫寒热，卒风痱，伏日取之。（《别录》）

磨汁，治犬痫。烧研醋和，敷发背及马鞍疮。同人齿烧灰汤服，治痘疮倒陷，有效。（时珍）

头骨

黄狗者良。

气味

甘、酸，平，无毒。

主治

金疮止血。（《别录》）

烧灰，治久痢、劳痢。和干姜、莨菪炒见烟，为丸，空心白饮服十丸，极效。（甄权）

烧灰，壮阳止疟。（《日华》）

治痈疽恶疮，解颅，女人崩中带下。（时珍）

颔骨：主小儿诸痫、诸瘘，烧灰酒服。（苏恭）

附方

◎小儿久痢。狗头烧灰，白汤服。（《千金》）

◎小儿解颅。黄狗头骨炙为末，鸡子白和，涂之。（《直指》）

◎赤白带下不止者。狗头烧灰，为末。每酒服一钱，日三服。（《圣惠》）

骨

白狗者良。

气味

甘，平，无毒。

主治

烧灰，生肌，敷马疮。（《别录》）

烧灰，疗诸疮瘘，及妒乳痈肿。（弘景）

烧灰，补虚，理小儿惊痫客忤。（《蜀本》）

煎汁，同米煮粥，补妇人，令有子。（藏器）

烧灰，米饮日服，治休息久痢。猪脂调，敷鼻中疮。（时珍）

附方

◎产后烦懑不食者。白犬骨烧研，水服方寸匕。（《千金翼》）

羊

释名

羬、羝、羯。[时珍曰]《说文》云：羊字象头角足尾之形。

集解

[时珍曰]生江南者为吴羊，头身相等而毛短。生秦晋者为夏羊，头小身大而毛长。土人二岁而剪其毛，以为毡物，谓之绵羊。

羊肉

气味

苦、甘，大热，无毒。

主治

暖中，字乳余疾，及头脑大风汗出，虚劳寒冷，补中益气，安心止惊。（《别录》）

止痛，利产妇。（思邈）

治风眩瘦病，丈夫五劳七伤，小儿惊痫。（孟诜）

开胃健力。（《日华》）

发明

[颂曰]肉多入汤剂。

《胡洽方》有大羊肉汤，治妇人产后大虚，心腹绞痛厥逆，医家通用大方也。

[李杲曰]羊肉有形之物，能补有形肌肉之气。故曰补可去弱，人参、羊肉之属。人参补气，羊肉补形。凡味同羊肉者，皆补血虚，盖阳生则阴长也。

[时珍曰]按《开河记》云：隋大总管麻叔谋病风逆，起坐不得。炀帝命太医令巢元方视之。曰：风入腠理，病在胸臆。须用嫩肥羊蒸熟，掺药食之，则瘥。如其言，未尽剂而瘥。自后每杀羊羔，同杏酪、五味日食数枚。观此则羊肉补虚之功，益可证矣。

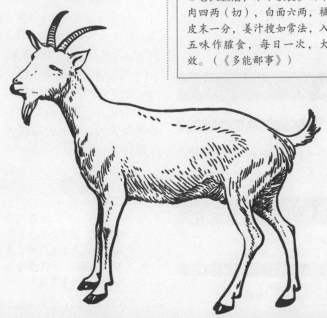

附方

◎羊肉汤。张仲景治寒劳虚羸，及产后心腹疞痛。肥羊肉一斤，水一斗，煮汁八升，入当归五两，黄芪八两，生姜六两，煮取二升，分四服。（《金匮要略》）

◎产后虚羸腹痛，冷气不调，及脑中风汗自出。白羊肉一斤，切治如常，调和食之。（《心镜》）

◎壮阳益肾。用白羊肉半斤切生，以蒜、薤食之。三日一度，甚妙。（《心镜》）

◎五劳七伤虚冷。用肥羊肉一腿，密盖煮烂，绞取汁服，并食肉。（《饮膳正要》）

◎骨蒸久冷。羊肉一斤，山药一斤，各烂煮研如泥，下米煮粥食之。（《饮膳正要》）

◎虚冷反胃。羊肉去脂作生，以蒜薤空腹食之，立效。（《外台》）

◎脾虚吐食。羊肉半斤作生，以蒜、薤、酱、豉、五味和拌，空腹食之。（《心镜》）

◎壮胃健脾。羊肉三斤切，梁米二升同煮，下五味作粥食。（《饮膳正要》）

◎老人膈痞，不下饮食。用羊肉四两（切），白面六两，橘皮末一分，姜汁搜如常法，入五味作臛食，每日一次，大效。（《多能鄙事》）

头、蹄

白羊者良。

气味

甘，平，无毒。

主治

风眩瘦疾，小儿惊痫。（苏恭）

脑热头眩。（《日华》）

安心止惊，缓中止汗补胃，治丈夫五劳骨热，热病后宜食之，冷病人勿多食。（孟诜）

疗肾虚精竭。

附方

◎老人风眩。用白羊头一具，如常治，食之。（《千金》）

◎五劳七伤。白羊头、蹄一具净治，更以稻草烧烟，熏令黄色，水煮半熟，纳胡椒、毕拨、干姜各一两，葱、豉各一升，再煮去药食。日一具，七日即愈。（《千金》）

◎虚寒腰痛。用羊头、蹄一具，草果四枚，桂一两，姜半斤，哈昔泥一豆许，胡椒煮食。（《正要》）

皮

主治

一切风，及脚中虚风，补虚劳，去毛作羹、臞食。（孟诜）

脂

青羊者良。

气味

甘，热，无毒。

主治

生脂：止下痢脱肛，去风毒，妇人产后腹中绞痛。（思邈）

熟脂：主贼风痿痹飞尸，辟瘟气，止劳痢，润肌肤，杀虫治疮癣。入膏药，透肌肉经络，彻风热毒气。（时珍）

附方

◎产后虚羸，令人肥白健壮。羊脂二斤，生地黄汁一斗，姜汁五升，白蜜三升，煎如饴。温酒服一杯，日三。（《小品》）

◎发背初起。羊脂、猪脂切片，冷水浸贴，热则易之。数日瘥。（《外台》）

乳

气味

甘，温，无毒。

主治

补寒冷虚乏。（《别录》）

润心肺，治消渴。（甄权）

疗虚劳，益精气，补肺、肾气，和小肠气。合脂作羹食，补肾虚，及男女中风。（张鼎）

利大肠，治小儿惊痫。含之，治口疮。（《日华》）

治大人干呕及反胃，小儿哕哕及舌肿，并时时温饮之。（时珍）

附方

◎小儿口疮。羊乳细滤入含之，数次愈。（《小品方》）

◎面黑令白。白羊乳三斤，羊胰三副，和捣。每夜洗净涂之，旦洗去。（《总录》）

脑

气味

有毒。

主治

入面脂手膏，润皮肤，去黜黯，涂损伤、丹瘤、肉刺。（时珍）

附方

◎发丹如瘤。生绵羊脑，同朴消研，涂之。（《瑞竹堂方》）

髓

气味

甘，温，无毒。

主治

男子女人伤中、阴阳气不足，利血脉，益经气，以酒服之。（《别录》）

却风热，止毒。久服不损人。（孙思邈）

和酒服，补血。主女人血虚风闷。（孟诜）

润肺气，泽皮毛，灭瘢痕。（时珍。《删繁》治肺虚毛悴，酥髓汤中用之。）

附方

◎白秃头疮。生羊骨髓，调轻粉搽之。先以泔水洗净。一日二次，数日愈。（《经验方》）

心

气味

甘，温，无毒。

◤主治◢

止忧恚膈气。(《别录》)

补心。(藏器)

肺

◤气味◢

同心。

◤主治◢

补肺,止咳嗽。(《别录》)

伤中,补不足,去风邪。(思邈)

治渴,止小便数,同小豆叶煮食之。(苏恭)

通肺气,利小便,行水解蛊。(时珍)

◤附方◢

◎小便频数,下焦虚冷。羊肺一具(切)作羹,入少羊肉,和盐、豉食。不过三具。(《集验方》)

◎渴利不止。羊肺一具,入少肉和盐、豉作羹食。不过三具愈。(《普济方》)

◎鼻中瘜肉。羊肺汤:用干羊肺一具,白术一两,肉苁蓉、通草、干姜、芎劳各二两,为末。食后米饮服五两。(《千金方》)

肾

◤气味◢

同心。

◤主治◢

补肾气虚弱,益精髓。(《别录》)

补肾虚耳聋阴弱,壮阳益胃,止小便,治虚损盗汗。(《日华》)

合脂作羹,疗劳痢甚效。蒜、薤食之一升,疗癥瘕。(苏恭)

◤附方◢

◎肾虚精竭。羊肾一双切,于豉汁中,以五味、米糁作羹、粥食。(《心镜》)

羊石子

即羊外肾也。

◤主治◢

肾虚精滑。(时珍。《本事》金锁丹用之)

肝

青羖羊者良。

◤气味◢

苦,寒,无毒。[颂曰]温。

◤主治◢

补肝,治肝风虚热,目赤暗痛,热病后失明,并用子肝七枚,作生食,神效。亦切片水浸贴之。(苏恭)

◤附方◢

◎肝虚目赤。青羊肝,薄切水浸,吞之极效。(《龙木论》)

◎青盲内障。白羊子肝一具,黄连一两,熟地黄二两,同捣,丸梧子大。食远茶服七十丸,日三服。崔承元病内障丧明,有人惠此方报德,服之遂明。(《传信方》)

胆

青羖羊者良。

◤气味◢

苦,寒,无毒。

◤主治◢

青盲,明目。(《别录》)

点赤障、白翳、风泪眼,解蛊毒。(甄权)

疗疳湿、时行热燸疮,和醋服之,良。(苏恭)

同蜜蒸九次,点赤风眼,有效。(朱震亨)

◤发明◢

[时珍曰]肝开窍于目,胆汁减则目暗。目者,肝之外候,胆之精华也。故诸胆皆治目病。

◤附方◢

◎大便秘塞。羊胆汁灌入即通。(《千金》)

◎面黑皯疱。羖羊胆、牛胆各一个,醇酒三升,煮三沸,夜夜涂之。(《肘后》)

胃

一名羊膍胵。

◤气味◢

甘,温,无毒。

◤主治◢

胃反,止虚汗,治虚羸,小便数,作羹食,三五瘥。(孟诜)

菇，糟姜，作羹、肉汁食之）

附方

◎中风虚弱。羊肚一具，粳米二合，和椒、姜、豉、葱作羹食之。（《正要》）

◎胃虚消渴。羊肚烂煮，空腹食之。（《古今录验》）

◎下虚尿床。羊肚盛水令满，线缚两头，煮熟，空腹食，四五顿瘥。（《千金》）

脬

主治

下虚遗溺。以水盛入，炙熟，空腹食之，四五次愈。（思邈）

胰

白羊者良。

主治

润肺燥，诸疮疡。入面脂，玄黓䵟，泽肌肤，灭瘢痕。（时珍）

附方

◎远年咳嗽。羊胰三具，大枣百枚，酒五升，渍七日，饮之。（《肘后方》）

◎痘疮瘢痕。羊胰二具，羊乳一升，甘草末二两，和匀涂之。明旦，以猪蹄汤洗去。（《千金》）

舌

主治

补中益气。（《正要》：用羊舌二枚，羊皮二具，蘑

头骨

已下并用羖羊者良。

气味

甘，平，无毒。

主治

风眩瘦疾，小儿惊痫。（苏恭）

脊骨

气味

甘，热，无毒。

主治

虚劳寒中羸瘦。（《别录》）

补肾虚，通督脉，治腰痛下痢。（时珍）

附方

◎老人虚弱。白羊脊骨一具锉碎，水煮取汁，枸杞根（剉）一斗，水五斗，煮汁一斗五升，合汁同骨煮至五升，去骨，瓷盒盛之。每以一合，和温酒一盏调服。（《多能鄙事》）

◎虚劳白浊。羊骨为末，酒服方寸匕，日三。（《千金》）

◎小便膏淋。羊骨烧研，榆白皮煎汤，服二钱。（《圣惠方》）

尾骨

主治

益肾明目，补下焦虚冷。（《正要》）

附方

◎虚损昏聋。大羊尾骨一条，水五碗，煮减半，入葱白五茎，荆芥一握，陈皮一两，面三两，煮熟，取汁搜面作索饼，同羊肉四两煮熟，和五味食。（《多能鄙事》）

胫骨

气味

甘，温，无毒。

主治

虚冷劳。（孟诜）

脾弱，肾虚不能摄精，白浊，除湿热，健腰脚，固牙齿。（时珍）

附方

◎面体鼾黑，皮厚状丑。用羖羊胫骨为末，鸡子白和敷，旦以白粱米泔洗之。三日如素，神效。（《肘后》）

◎擦牙固齿。《食鉴》：用火煅羊胫骨为末，入飞盐二钱，同研匀，日用。又方：烧白羊胫骨灰一两，升麻一两，黄连五钱，为末，日用。濒湖方：用羊胫骨（烧过）、香附子（烧黑）各一两，青盐（煅过）、生地黄（烧黑）各五钱，研用。

◎湿热牙疼。用羊胫骨灰二钱，白芷、当归、牙皂、青盐各一钱，为末，擦之。（东垣方）

◎脾虚白浊。过虑伤脾，脾不能摄精，遂成此疾。以羊胫骨灰一两，姜制厚朴末二两，面糊丸梧子大。米饮下百丸，日二服。一加茯苓一两半。（《济生方》）

◎咽喉骨哽。羊胫骨灰，米饮服一钱。（《圣惠》）

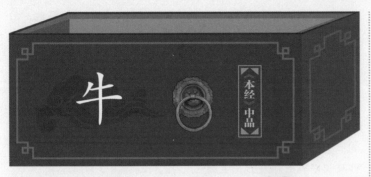

补虚壮健，强筋骨，消水肿，除湿气。（藏器）

附方

◎水肿尿涩。牛肉一斤熟蒸，以姜、醋空心食之。（《心镜》）
◎手足肿痛。伤寒时气，毒攻手足，肿痛欲断。牛肉裹之，肿消痛止。（《范汪方》）

头蹄

水牛者良。

气味

凉。

主治

下热风。（孟诜）

附方

◎水肿胀满，小便涩者。用水牛蹄一具去毛，煮汁作羹，切食之。或以水牛尾条切作腊食。或煮食亦佳。（《食医心镜》）

牛

《本经》中品

释名

[时珍曰]按许慎云：牛，件也。牛为大牲，可以件事分理也。其文象角头三、封及尾之形。

集解

[藏器曰]牛有数种，《本经》不言黄牛、乌牛、水牛，但言牛尔。南人以水牛为牛，北人以黄牛、乌牛为牛。牛种既殊，入用当别。

附方

◎腹中痞积。牛肉四两切片，以风化石灰一钱擦上，蒸熟食。常食痞积自下。（《经验秘方》）
◎牛皮风癣。每五更炙牛肉一片食，以酒调轻粉敷之。（《直指方》）

水牛肉

气味

甘，平，无毒。

主治

消渴，止哕泄，安中益气，养脾胃。（《别录》）

黄牛肉

气味

甘，温，无毒。

主治

安中益气，养脾胃。（《别录》）
补益腰脚，止消渴及唾涎。（孙思邈）

发明

[时珍曰]韩懋言：牛肉补气，与黄芪同功。

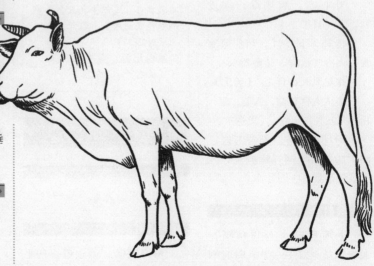

鼻

水牛者良。

主治

治妇人无乳，作羹食之，不过两日，乳下无限，气壮人尤效。（孟诜）

疗口眼㖞斜。不拘干湿者，以火炙热，于不患处一边熨之，即渐正。（宗奭）

皮

水牛者良。

主治

水气浮肿、小便涩少。以皮蒸熟，切入豉汁食之。（《心镜》）

乳

气味

甘，微寒，无毒。

主治

补虚羸，止渴。（《别录》）

养心肺，解热毒，润皮肤。（《日华》）

冷补，下热气。和蒜煎沸食，去冷气痃癖。（藏器）

患热风人宜食之。（孟诜）

老人煮食有益。入姜、葱，止小儿吐乳，补劳。（思邈）

治反胃热哕，补益劳损，润大肠，治气痢，除疸黄，老人煮粥甚宜。（时珍）

发明

［震亨曰］反胃噎膈，大便燥结，宜牛、羊乳时时咽

之，并服四物汤为上策。不可用人乳，人乳有饮食之毒，七情之火也。

［时珍曰］乳煎荜茇，治痢有效。盖一寒一热，能和阴阳耳。按《独异志》云：唐太宗苦气痢，众医不效，下诏访问。金吾长张宝藏曾困此疾，即具疏以乳煎荜茇方，上服之立愈。宣下宰臣与五品官。魏征难之，逾月不拟。上疾复发，复进之又平。因问左右曰：进方人有功，未见除授何也？征惧曰：未知文武二吏。上怒曰：治得宰相，不妨授三品，我岂不及汝耶？即命与三品文官，授鸿胪寺卿。其方用牛乳半斤，荜茇三钱，同煎减半，空腹顿服。

附方

◎风热毒气。煎过牛乳一升，生牛乳一升，和匀。空腹服之，日三服。（《千金方》）

◎下虚消渴，心脾中热，下焦虚冷，小便多者。牛羊乳，每饮三四合。（《广利方》）

◎脚气痹弱。牛乳五升，硫黄三两，煎取三升，每服三合。羊乳亦可。或以牛乳五合，煎调硫黄末一两服，取汗尤良。（《肘后》）

◎重舌出涎。特牛乳饮之。（《圣惠》）

血

气味

咸，平，无毒。

主治

解毒利肠，治金疮折伤垂

死，又下水蛭。煮拌醋食，治血痢便血。（时珍）

发明

［时珍曰］按《元史》云：布智儿从太祖征回回，身中数矢，血流满体，闷仆几绝。太祖命取一牛剖其腹，纳之牛腹中，浸热血中，移时遂苏。

脂

黄牛者良，炼过用。

气味

甘，温，微毒。

主治

诸疮疥癣白秃，亦入面脂。（时珍）

附方

◎消渴不止。栝楼根煎：用生栝楼根（切）十片，以水三斗，煮至一斗，滤净，入炼净黄牛脂一合，慢火熬成膏，瓶收。每酒服一杯，日三。（《总录》）

◎腋下狐臭。牛脂和胡粉涂之，三度永瘥。（姚氏）

髓

黑牛、黄牛者良，炼过用。

气味

甘，温，无毒。

主治

补中，填骨髓。久服增年。（《本经》）

安五脏，平三焦，续绝伤，

益气力，止泄利，去消渴，皆以清酒暖服之。（《别录》）

平胃气，通十二经脉。（思邈）

治瘦病，以黑牛髓、地黄汁、白蜜等分，煎服。（孟诜）

润肺补肾，泽肌悦面，理折伤，擦损痛，甚妙。（时珍）

附方

◎补精润肺，壮阳助胃。用炼牛髓四两，胡桃肉四两，杏仁泥四两，山药末半斤，炼蜜一斤，同捣成膏，以瓶盛汤煮一日。每服一匙，空心服之。（《瑞竹方》）

◎劳损风湿。陆抗膏：用牛髓、羊脂各二升，白蜜、姜汁、酥各三升，煎三上三下，令成膏。随意以温酒和服之。（《经心录》）

脑

水牛、黄牛者良。

气味

甘，温，微毒。

主治

风眩消渴。（苏恭）

脾积痞气。润皲裂，入面脂用。（时珍）

附方

◎吐血咯血，五劳七伤。用水牛脑一枚（涂纸上阴干），杏仁（煮去皮）、胡桃仁、白蜜各一斤，香油四两，同熬干为末。每空心烧酒服二钱匕。（《乾坤秘韫》）

心

已下黄牛者良。

主治

虚忘，补心。（《别录》）

脾

主治

补脾。（藏器）

腊月淡煮，日食一度，治痔瘘。和朴消作脯食，消痞块。（时珍。出《千金》《医通》）

肺

已下水牛者良。

主治

补肺。（藏器）

肝

主治

补肝，明目。（《别录》）

治疟及痢，醋煮食之。（孟诜）

肾

主治

补肾气，益精。（《别录》）

治湿痹。（思邈）

胃

黄牛、水牛俱良。

气味

甘，温，无毒。

主治

消渴风眩，补五脏，醋煮食之。（孟诜）

补中益气，解毒，养脾胃。（时珍）

朘

一名百叶。

主治

热气水气，治痢，解酒毒药毒、丹石毒发热，同肝作生，以姜、醋食之。（藏器）

胆

腊月黄牛、青牛者良。

［弘景曰］胆原附黄条中，今拔出于此，以类相从耳。

气味

苦，大寒，无毒。

主治

除心腹热渴，止下痢及口焦燥，益目精。（《别录》）

腊月酿槐子服，明目，治疳湿弥佳。（苏恭）

除黄杀虫，治痈肿。（时珍）

角

气味

苦，寒，无毒。

主治

水牛者燔之，治时气寒热头痛。（《别录》）

二二一

煎汁，治热毒风及壮热。（《日华》）

治淋破血。（时珍）

◎石淋破血。牛角烧灰，酒服方寸匕，日五服。（《总录》）

◎赤秃发落。牛角、羊角烧灰等分，猪脂调涂。（《圣惠方》）

骨

气味

甘，温，无毒。

主治

烧灰，治吐血鼻洪，崩中带下，肠风泻血，水泻。（《日华》）

治邪疟。烧灰同猪脂，涂疳疮蚀人口鼻，有效。（时珍。出《十便》）

发明

[时珍曰]东夷以牛骨占卜吉凶，无往不中。牛非含智之物，骨有先事之灵，宜其可入药治病也。

附方

◎鼻中生疮。牛骨、狗骨烧灰，腊猪脂和敷。（《千金》）

阴茎

黄牛、乌牛、水牛并良。

主治

妇人漏下赤白，无子。（苏恭）

毛

主治

脐毛，治小儿久不行。（苏恭）

耳毛、尾毛、阴毛，并主通淋闭。（时珍）

发明

[时珍曰]古方牛耳毛、阴毛、尾毛，治淋多用之，岂以牛性顺而毛性下行耶？又治疟病，盖禳之之义耳。

附方

◎卒患淋疾。牛耳中毛烧取半钱，水服。尾毛亦可。（《集验方》）

◎小儿石淋。特牛阴头毛烧灰，浆水服一刀圭，日再。（《张文仲方》）

◎邪气疟疾。用黑牛尾烧末，酒服方寸匕，日三服。一用牯牛阴毛七根，黄荆叶七片，缚内关上，亦效。（《外台》）

口涎

[《日华》曰]以水洗老牛口，用盐涂之，少顷即出。或以荷叶包牛口使耕，力乏涎出，取之。

主治

反胃呕吐。（《日华》）

水服二匙，终身不噎。（思邈）

呔小儿，治客忤。灌一合，治小儿霍乱。入盐少许，顿服一盏，治喉闭口噤。（时珍）

附方

◎噎膈反胃。用糯米末，以牛涎拌作小丸，煮熟食。（《集成》）

◎香牛饮。用牛涎一盏，入麝香少许，银盏顿热。先以帛紧来胃脘，令气喘，解开，乘热饮之。仍以丁香汁入粥与食。（《危氏得效》）

◎小儿流涎。取东行牛口中涎沫，涂口中及颐上，自愈。（《外台方》）

◎小儿口噤，身热吐沫不能乳。方同上。（《圣惠方》）

◎损目破睛。牛口涎日点二次，避风。（《肘后》）

◎身面疣目。牛口涎频涂之，自落。（《千金》）

鼻津

主治

小儿中客忤，水和少许灌之。又涂小儿鼻疮及湿癣。（时珍。出《外台》诸方）

耳垢

乌牛者良。

[时珍曰]以盐少许入牛耳中，痒即易取。

主治

蛇伤，恶蚝毒。（苏恭）

治痈肿未成脓，封之即散。疳虫蚀鼻生疮，及毒蛇螫人，并敷之。（时珍）

附方

◎疔疮恶肿。黑牛耳垢敷之。（《圣惠方》）

◎鼻衄不止。牛耳中垢、车前子末等分和匀，塞之良。（《总录》）

马

本经·中品

释名

[时珍曰]按许慎云：马，武也。其字象头、髦、尾、足之形。

集解

[时珍曰]《别录》以云中马为良。云中，今大同府也。大抵马以西北方者为胜，东南者劣弱不及。马应月，故十二月而生。其年以齿别之。在畜属火，在辰属午。

附方

◎豌豆疮毒。马肉煮清汁，洗之。（《兵部手集》）

乳

气味

甘，冷，无毒。

主治

止渴治热。（《别录》）

作酪，性温，饮之消肉。（苏恭）

肉

以纯白牡马者为良。

气味

辛、苦，冷，有毒。

主治

伤中，除热下气，长筋骨，强腰脊，壮健，强志轻身，不饥。作脯，治寒热痿痹。（《别录》）

煮汁，洗头疮白秃。（时珍。出《圣惠》）

眼

白马者，生杀取之。

气味

平，无毒。

主治

惊痫腹满疟疾。（《别录》）

牙齿

已下并用白马者良。

气味

甘，平，有小毒。

主治

小儿马痫。水磨服。（《别录》）

烧灰唾和，涂痈疽疔肿，出根效。（藏器）

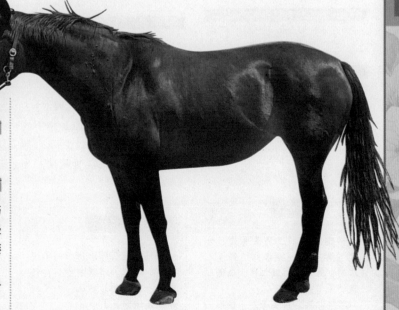

本草纲目 二三一

附方

◎肠痈未成。马牙烧灰，鸡子白和，涂之。（《千金方》）
◎疗肿未破。白马齿烧灰，先以针刺破乃封之，用湿面围肿处，醋洗去之，根出大验。（《肘后》）

骨

气味

有毒。

主治

烧灰和醋，敷小儿头疮及身上疮。（孟诜）

烧灰和油，敷小儿耳疮、头疮、阴疮、瘭疽有浆如火灼。敷乳头饮儿，止夜啼。（时珍。出《小品》《外台》诸方）

头骨

气味

甘，微寒，有小毒。

主治

喜眠，令人不睡。烧灰，水服方寸匕，日三夜一。作枕亦良。（《别录》）

治齿痛。烧灰，敷头、耳疮。（《日华》）

附方

◎胆虚不眠。用马头骨灰、乳香各一两，酸枣仁（炒）二两，为末。每服二钱，温酒服。（《圣惠》）
◎胆热多眠。马头骨灰、铁粉

各一两，朱砂半两，龙脑半分，为末，炼蜜丸梧子大。每服三十九，竹叶汤下。（《圣惠方》）
◎瘰疬溃烂三四年。马牙匡骨烧研，先以土窖过，小便洗数次，搽之。

胫骨

气味

甘，寒，无毒。

主治

煅存性，降阴火，中气不足者用之，可代黄芩、黄连。（震亨）

悬蹄

赤、白马俱入用。

气味

甘，平，无毒。

主治

止衄内漏，龋齿。赤马者治妇人赤崩，白马者治漏下白崩。（《别录》）

主癫痫、齿痛。（《蜀本》）

疗肠痈，下瘀血，带下，杀虫。又烧灰入盐少许，掺走马疳蚀，甚良。（时珍。出《钩玄》诸方）

附方

◎损伤瘀血在腹。用白马蹄烧烟尽，研末。酒服方寸匕，日三夜一，血化为水也。（《刘涓子鬼遗方》）

◎妇人血病。方同上。
◎肠痈腹痛。其状两耳轮甲错，腹痛，或绕脐有疮如粟，下脓血。用马蹄灰和鸡子白涂，即拔毒气出。（《千金》）
◎龋齿疼痛。削白马蹄塞之，不过三度。（《千金方》）
◎赤秃头疮出脓，昼开夜合。马蹄烧灰，生油调涂。《圣惠方》。
◎小儿夜啼。马蹄末，敷乳上饮之。（《总录》）

皮

主治

妇人临产，赤马皮催生，良。（孟诜）

治小儿赤秃，以赤马皮、白马蹄烧灰，和腊猪脂敷之，良。（时珍。出《圣惠》）

尾

主治

女人崩中，小儿客忤。（时珍）

发明

[时珍曰]马尾，《济生方》治崩中，十灰散中用之。又《延寿书》云：刷牙用马尾，令齿疏损。近人多用烧灰揩拭，最腐齿龈。不可不知。

脑

气味

有毒。

主治

断酒。腊月者温酒服之。（思邈）

驴

《唐本草》

●释名

[时珍曰]驴，胪也。胪，腹前也。马力在膊，驴力在胪也。

●集解

[时珍曰]驴，长颊广额，磔耳修尾，夜鸣应更，性善驮负。有褐、黑、白三色，入药以黑者为良。

血

[时珍曰]热血，以麻油一盏，和搅去沫，煮熟即成白色。此亦可异，昔无言及者。

气味

咸，凉，无毒。

主治

利大小肠，润燥结，下热气。（时珍）

乳

气味

甘，冷利，无毒。

主治

小儿热急黄。多服使利。（《唐本》）

疗大热，止消渴。（孙思邈）

小儿热急惊邪赤痢。（萧炳）

小儿痫疾，客忤天吊风疾。（《日华》）

卒心痛连腰脐者，热服三升。（孟诜）

蜘蛛咬疮，器盛浸之。蚰蜒及飞虫入耳，滴之当化成水。（藏器）

频热饮之，治气郁，解小儿热毒，不生痘疹。浸黄连取汁，点风热赤眼。（时珍。出《千金》诸方）

附方

◎心热气痫。黑驴乳，暖服三合，日再服。（《广利方》）

◎小儿口噤。驴乳、猪乳各二升，煎一升五合服。（《千金》）

◎重舌出涎。方同上。

◎撮口胎风。先灸两乳中三壮，后用此方大验。用乌驴乳一合，以东引槐枝（三寸长）十根，火煨，一头出津，拭净，浸乳中。取乳滴口中甚妙。（《圣惠方》）

阴茎

气味

甘，温，无毒。

主治

强阴壮筋。（时珍）

皮

主治

煎胶食之，治一切风毒，

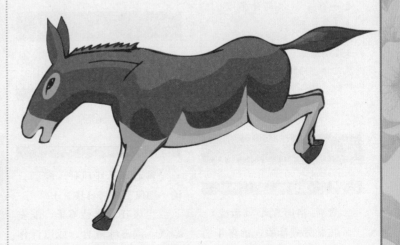

骨节痛，呻吟不止。和酒服更良。（孟诜）

煎胶食，主鼻洪吐血，肠风血痢，崩中带下。其生皮，覆疟疾人，良。（《日华》）

附方

◎中风㖞僻，骨疼烦躁者。用乌驴皮焯毛，如常治净蒸熟，入豉汁中，和五味煮食。（《心镜》）

◎牛皮风癣。生驴皮一块，以朴消腌过，烧灰，油调搽之。名一扫光。（李楼《奇方》）

毛

主治

头中一切风病，用一斤炒黄，投一斗酒中，渍三日。空心细饮令醉，暖卧取汗。明日更饮如前。忌陈仓米、面。（孟诜）

附方

◎小儿客忤。剪驴膊上旋毛一弹子，以乳汁煎饮。（《外台》）

◎褯褓中风。取驴背前交脊中毛一拇指大，入麝香豆许，以乳汁和，铜器中慢炒为末。乳汁和，灌之。（《千金》）

骨

主治

煮汤，浴历节风。（孟诜）

牝驴骨煮汁服，治多年消渴，极效。（时珍）

头骨

主治

烧灰和油，涂小儿颅解。（时珍）

悬蹄

主治

烧灰，傅痈疽，散脓水。和油，傅小儿解颅，以瘥为度。（时珍）

附方

◎肾风下注生疮。用驴蹄二十片烧灰，密陀僧、轻粉各一钱，麝香半钱，为末，傅之。（《奇效方》）

◎天柱毒疮生脊大椎上，大如钱，赤色，出水。驴蹄二片，胡粉（熬）一分，麝香少许，为末。醋和涂之。干则掺之。（《圣惠》）

◎饮酒穿肠。饮酒过度，欲至穿肠者。用驴蹄硬处削下，水煮浓汁，冷饮之。襄州散将乐小蛮，得此方有效。（《经验方》）

肉

已下通用乌驴者良。

气味

甘，凉，无毒。

主治

解心烦，止风狂。酿酒，治一切风。（《日华》）

主风狂，忧愁不乐，能安心气。同五味煮食，或以汁作粥食。（孟诜）

补血益气，治远年劳损，煮汁空心饮。疗痔引虫。（时珍）

发明

[宗奭曰]驴肉食之动风，脂肥尤甚，屡试屡验。《日华子》以为止一切风狂，未可凭也。

头肉

主治

煮汁，服二三升，治多年消渴，无不瘥者。又以渍曲酝酒服，去大风动摇不休者。（孟诜）

亦洗头风风屑。（《日华》）

同姜韲煮汁日服，治黄疸百药不治者。（时珍。出《张文仲方》）

附方

◎中风头眩。心肺浮热，肢软骨疼，语塞身颤。用乌驴头一枚，如食法，豉汁煮食。（《心镜》）

脂

主治

敷恶疮疥癣及风肿。（《日华》）

和酒等分服，治卒咳嗽。和盐，涂身体手足风肿。（时珍。出《千金》）

附方

◎滴耳治聋。乌驴脂少许，鲫鱼胆一个，生油半两，和匀，纳楼葱管中，七日取滴耳中，日二。（《圣惠》）

阿胶

释名

傅致胶。[弘景曰]出东阿，故名阿胶。

集解

[时珍曰]凡造诸胶，自十月至二三月间，用水牛、驴皮者为上，猪、马、骡、驼皮者次之，其旧皮、鞋、履等物者为下。俱取生皮，水浸四五日，洗刮极净。熬煮，时时搅之，恒添水。至烂，滤汁再熬成胶，倾盆内待凝，近盆底者名凳胶，煎胶水以咸苦者为妙。大抵古方所用多是牛皮，后世乃贵驴皮。

气味

甘，平，无毒。

主治

心腹内崩，劳极洒洒。如疟状，腰腹痛，四肢酸痛，女子下血，安胎。久服，轻身益气。（《本经》）

丈夫小腹痛，虚劳羸瘦，阴气不足，脚酸不能久立，养肝气。（《别录》）

坚筋骨，益气止痢。（《药性》）

男女一切风病，骨节疼痛，水气浮肿，虚劳咳嗽喘急，肺痿唾脓血，及痈疽肿毒。和血滋阴，除风润燥，化痰清肺，利小便，调大肠，圣药也。（时珍）

发明

[藏器曰]诸胶皆主风、止泄、补虚，而驴皮主风为最。

[宗奭曰]驴皮煎胶，取其发散皮肤之外也。用乌者，取乌色属水，以制热则生风之义，如乌蛇、乌鸦、乌鸡之类皆然。

[时珍曰]阿胶大要只是补血与液，故能清肺益阴而治诸证。按陈自明云：补虚用牛皮胶，去风用驴皮胶。成无己云：阴不足者补之以味，阿胶之甘以补阴血。杨士瀛云：凡治喘嗽，不论肺虚肺实，可下可温，须用阿胶以安肺润肺。其性和平，为肺经要药。小儿惊风后瞳仁不正者，以阿胶倍人参煎服最良。阿胶育神，人参益气也。又痢疾多因伤暑伏热而成，阿胶乃大肠之要药。有

热毒留滞者，则能疏导；无热毒留滞者，则能平安。数说足以发明阿胶之蕴矣。

附方

◎老人虚秘。阿胶（炒）二钱，葱白三根，水煎化，入蜜二匙，温服。（《千金方》）

◎月水不调。阿胶一钱，蛤粉炒成珠，研末，热酒服即安。（《秘韫》）

◎月水不止。阿胶炒焦为末，酒服二钱。（《秘韫》）

◎妊娠尿血。阿胶炒黄为末，食前粥饮下二钱。（《圣惠》）

◎妊娠胎动。用阿胶（炙研）二两，香豉一升，葱一升，水三升，煮取一升，入胶化服。（《删繁》）

◎久嗽经年。阿胶（炒）、人参各二两，为末。每用三钱，豉汤一盏，葱白少许，煎服，日三次。（《圣济总录》）

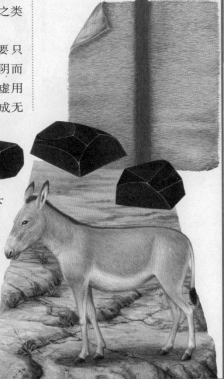

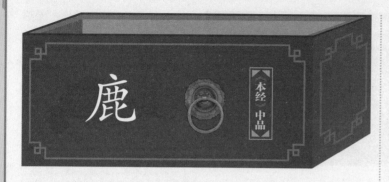

鹿

《本经》中品

物，久服耐老。不可近丈夫阴，令痿。（《别录》）

补男子腰肾虚冷，脚膝无力，夜梦鬼交，精溢自出，女人崩中漏血，赤白带下，炙末，空心酒服方寸匕。（甄权）

生精补髓，养血益阳，强筋健骨，治一切虚损，耳聋目暗，眩运虚痢。（时珍）

发明

[时珍曰] 按《澹寮方》

云：昔西蜀市中，尝有一道人货斑龙丸，一名茸珠丹。每大醉高歌曰：尾闾不禁沧海竭，九转灵丹都谩说。唯有斑龙顶上珠，能补玉堂关下穴。朝野遍传之。其方盖用鹿茸、鹿角胶、鹿角霜也。又戴原礼《证治要诀》：治头眩运，甚则屋转眼黑，或如物飞，或见一为二，用茸珠丹甚效。或用鹿茸半两，无灰酒三盏，煎一盏，入麝香少许，温服亦效。云茸生于头，类之相从也。

附方

◎鹿茸酒。治阳事虚痿，小便频数，面色无光。用嫩鹿茸一两（去毛切片），山药（末）一两，绢袋裹，置酒坛中，七日开瓶，日饮三盏。将茸焙作丸服。（《普济方》）

◎阴虚腰痛不能反侧。鹿茸（炙）、菟丝子各一两，舶茴香半两，为末，以羊肾二对，去酒煮烂，捣泥和，丸梧子大，阴干。每服三五十丸，温酒下，日三服。（《本事方》）

◎精血耗涸，耳聋，口渴腰痛，白浊，上燥下寒，不受峻补者。鹿茸（酒蒸）、当归（酒浸）各一两，焙为末，乌梅肉煮膏捣，丸梧子大。每米饮服五十丸。（《济生方》）

释名

斑龙。[时珍曰] 鹿字篆文，象其头、角、身、足之形。

集解

[时珍曰] 鹿，处处山林中有之。马身羊尾，头侧而长，高脚而行速。牡者有角，夏至则解，大如小马，黄质白斑，俗称马鹿。牝者无角，小而无斑，毛杂黄白色，俗称麀鹿。孕六月而生子。

鹿茸

气味

甘，温，无毒。

主治

漏下恶血，寒热惊痫，益气强志，生齿不老。（《本经》）

疗虚劳，洒洒如疟，羸瘦，四肢酸疼，腰脊痛，小便数利，泄精溺血，破瘀血在腹，散石淋痈肿，骨中热疽，养骨，安胎下气，杀鬼精

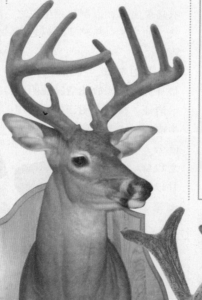

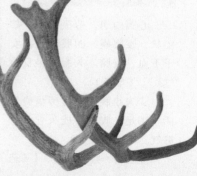

角

气味 »

咸，温，无毒。

主治

恶疮痈肿，逐邪恶气，留血在阴中。除少腹血痛，腰脊痛，折伤恶血，益气。（《别录》）

水磨汁服，治脱精尿血，夜梦鬼交。醋磨汁涂疮疡痈肿热毒。火炙热，熨小儿重舌、鹅口疮。（《日华》）

蜜炙研末酒服，轻身强骨髓，补阳道绝伤。又治妇人梦与鬼交者，清酒服一撮，即出鬼精。烧灰，治女子胞中余血不尽欲死，以酒服方寸匕，日三，甚妙。（孟诜）

发明

[时珍曰] 鹿角，生用则散热行血，消肿辟邪；熟用则益肾补虚，强精活血；炼霜熬膏，则专于滋补矣。

附方

◎肾消尿数。鹿角一具，炙捣筛，温酒每服方寸匕，日二。（《外台》）
◎妇人白浊滑数虚冷者。鹿角屑炒黄为末，酒服二钱。（《妇人良方》）
◎面上风疮。鹿角尖磨酒涂之。（《圣惠》）

骨

气味

甘，微热，无毒。

主治

安胎下气，杀鬼精物，久服耐老，可酒浸服之。（孟诜）

作酒，主内虚，续绝伤，补骨除风。（思邈）

烧灰水服，治小儿洞注下痢。（时珍）

附方

◎补益虚羸。鹿骨煎：用鹿骨一具，枸杞根二升，各以水一斗，煎汁五升，和匀，共煎五升，日二服。（《千金》）

肉

气味

甘，温，无毒。

主治

补中，益气力，强五脏。生者疗中风口僻，割片薄之。（《别录》）

补虚瘦弱，调血脉。（孟诜）

养血生容，治产后风虚邪僻。（时珍）

发明

[时珍曰] 邵氏言：鹿之一身皆益人，或煮，或蒸，或脯，同酒食之良。大抵鹿乃仙兽，纯阳多寿之物，能通督脉，又食良草，故其肉、角有益无损。

头肉

气味

平。

主治

消渴，夜梦鬼物，煎汁服，作胶弥善。（苏恭）

附方

◎老人消渴。鹿头一个，去毛煮烂，和五味，空心食，以汁咽之。（《鄙事》）

血

主治

阴痿，补虚，止腰痛、鼻衄，折伤，狂犬伤。（苏恭）

和酒服，治肺痿吐血，及崩中带下。（《日华》）

大补虚损，益精血，解痘毒、药毒。（时珍）

发明

[颂曰] 近世有服鹿血酒者，云得于射生者，因采捕入山失道，数日饥渴将委顿。唯获一生鹿，刺血数升饮之，饥渴顿除。及归，遂觉血气充盛异人。有效而服之者，刺鹿头角间血，酒和饮之更佳。

附方

◎阴阳二血丸。治小儿痘疮，未出者稀，已出者减。用鹿血、兔血（各以青纸盛，置灰上，晒干）、乳香、没药各一两，雄黄、黄连各五钱，朱砂、麝香各一钱，为末。炼蜜丸绿豆大。每服十九，空心酒下。儿小者减之。（《孙氏集效方》）

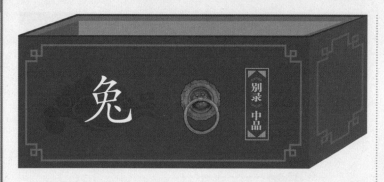

兔

别录 中品

释名

明视。[时珍曰]按魏子才《六书精要》云：兔字篆文象形。一云：吐而生子，故曰兔。《礼记》谓之明视，言其目不瞬而了然也。

集解

[时珍曰]按《事类合璧》云：兔大如狸而毛褐，形如鼠而尾短，耳大而锐。上唇缺而无脾，长须而前足短。尻有九孔，趺居，矫捷善走。舐雄豪而孕，五月而吐子。

肉

气味

辛，平，无毒。

主治

补中益气。（《别录》）

热气湿痹，止渴健脾。炙食，压丹石毒。（《日华》）

凉血，解热毒，利大肠。（时珍）

发明

[宗奭曰]兔者，明月之精。有白毛者，得金之气，入药尤效。凡兔至秋深时可食，金气全也，至春、夏则味变矣。然作酱必用五味，既患豌豆疮，又食此物，发毒太甚，恐斑烂损人。

[时珍曰]兔至冬月龁木皮，已得金气而气内实，故味美；至春食草麦，而金气衰，故不美也。今俗以饲小儿，云令出痘稀，盖亦因其性寒而解热耳。故又能治消渴，压丹石毒。若痘已出，及虚寒者宜戒之。刘纯《治例》云：反胃，结肠甚者难治，常食兔肉则便自行。又可证其性之寒利矣。

附方

◎消渴羸瘦。用兔一只，去皮、爪、五脏，以水一斗半煎稠，去滓澄冷，渴即饮之。极重者不过二兔。（崔元亮《海上方》）

血

气味

咸，寒，无毒。

主治

凉血活血，解胎中热毒，催生易产。（时珍）

附方

◎蟾宫丸。治小儿胎毒，遇风寒即发痘疹，服此可免，虽出亦稀。用兔二只，腊月八日刺血于漆盘内，以细面炒熟和，丸绿豆大。每服三十九，绿豆汤下。每一儿食一剂，永安甚效。（《乾坤秘韫》）

◎心气痛。《瑞竹堂方》：用腊兔血和茶末四两，乳香末二两，捣丸芡子大。每温醋化服一九。《谈野翁方》：腊月八日，取活兔血和面，丸梧子大。每白汤下二十一九。

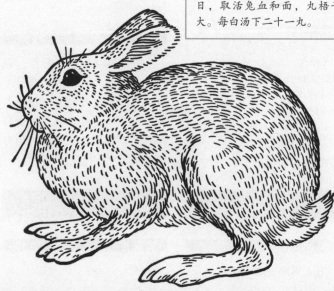

脑

主治

涂冻疮。（《别录》）

催生滑胎。（时珍）

同髓，治耳聋。（苏恭）

附方

◎手足皲裂。用兔脑髓生涂之。（《圣惠》）

◎发脑发背及痈疽热疖恶疮。用腊月兔头捣烂，入瓶内密封，唯久愈佳。每用涂帛上厚封之，热痛即如水也。频换取瘥乃止。（《胜金》）

骨

主治

热中，消渴，煮汁服。（《别录》）

止霍乱吐痢。（时珍。《外台》用之）

头骨

腊月收之。

气味

甘、酸，平，无毒。

主治

头眩痛，癫疾。（《别录》）

连皮毛烧存性，米饮服方寸匕，治天行呕吐不止，以瘥为度。（苏颂。出《必效方》）

连毛烧灰酒服，治产难下胎，及产后余血不下。（《日华》。陆氏用葱汤下。）

烧末，傅妇人产后阴脱，痛疽恶疮。水服，治小儿疳

痢。煮汁服，治消渴不止。（时珍）

附方

◎预解痘毒。十二月取兔头煎汤浴小儿，凉热去毒，令出痘稀。（《饮膳正要》）

◎产后腹痛。兔头炙热摩之，即定。（《必效》）

肝

主治

目暗。（《别录》）

明目补劳，治头旋眼眩。（《日华》）

和决明子作丸服，甚明目。切洗生食如羊肝法，治丹石毒发上冲，目暗不见物。（孟诜）

发明

[时珍曰] 按刘守真云：兔肝明目，因其气有余，以补不足也。《眼科书》云：兔肝能泻肝热。盖兔目瞭而性冷故也。

附方

◎风热目暗，肝肾气虚，风热上攻，目肿暗。用兔肝一具，米三合，和豉汁，如常煮粥食。（《普济》）

皮毛

腊月收之。

主治

烧灰，酒服方寸匕，治产难后胞衣不出，余血抢心，胀刺欲死者，极验。（苏恭）

煎汤，洗豌豆疮。（《药性》）

头皮灰：主鼠瘘，及鬼疰毒气在皮中如针刺者。毛灰：主灸疮不瘥。（藏器）

皮灰：治妇人带下。毛灰：治小便不利。（时珍）

附方

◎妇人带下。兔皮烧烟尽，为末。酒服方寸匕，以瘥为度。（《外台》）

◎火烧成疮。兔腹下白毛贴之。候毛落即瘥。（《百一方》）

屎

腊月收之。

释名

明目砂、玩月砂、兔蕈。

主治

目中浮翳，劳瘵五疳，痔疮痔瘘，杀虫解毒。（时珍）

发明

[时珍曰] 兔屎能解毒杀虫，故治目疾、疳劳、疮痔方中往往用之。诸家本草并不言及，亦缺漏也。

附方

◎大小便秘。明月砂一匙安脐中，冷水滴之令透，自通也。（《圣惠》）